怀孕怎么吃

每日一读

王 琪◎主编

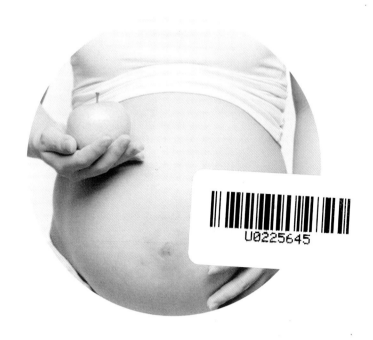

U0225645

中国妇女出版社

图书在版编目（CIP）数据

怀孕怎么吃每日一读 / 王琪主编.--北京：中国
妇女出版社，2017.1
ISBN 978-7-5127-1336-9

Ⅰ.①怀… Ⅱ.①王… Ⅲ.①孕妇—营养卫生 Ⅳ.
①R153.1

中国版本图书馆CIP数据核字（2016）第222853号

怀孕怎么吃每日一读

作　　者：王　琪　主编	
策划编辑：王晓晨	
责任编辑：肖玲玲	
装帧设计：尚世视觉	
责任印制：王卫东	
出版发行：中国妇女出版社	
地　　址：北京市东城区史家胡同甲24号	邮政编码：100010
电　　话：（010）65133160（发行部）	65133161（邮购）
网　　址：www.womenbooks.com.cn	
经　　销：各地新华书店	
印　　刷：北京中科印刷有限公司	
开　　本：170×240　1/16	
印　　张：20	
字　　数：320千字	
版　　次：2017年1月第1版	
印　　次：2017年1月第1次	
书　　号：ISBN 978-7-5127-1336-9	
定　　价：49.80元	

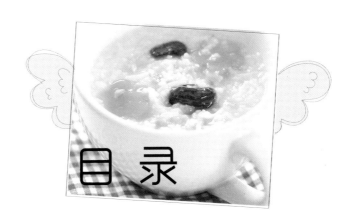

目 录

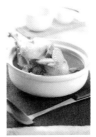
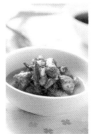

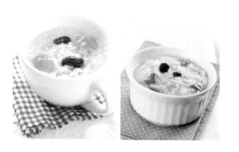

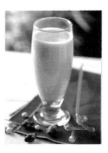
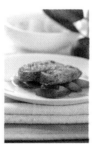

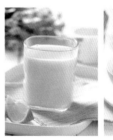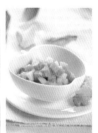

孕 **4** 月　骨骼增长期，注意补钙 ························· 93

孕 5 月　注意补铁，预防孕期贫血 ·························· 125

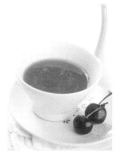
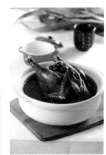

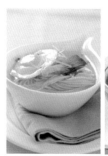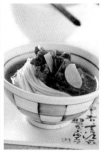

孕**6**月　饮食多样化，预防妊娠糖尿病 ·················· 157

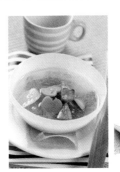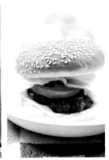

孕 **7** 月　摄取足够的蛋白质和维生素·····················191

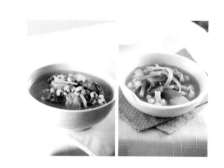

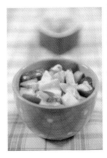
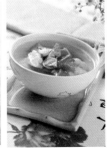

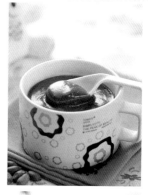

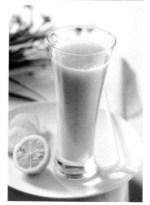

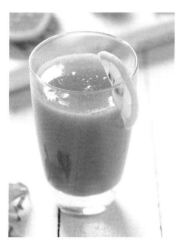
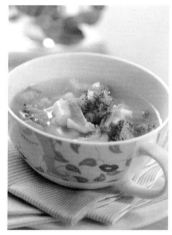

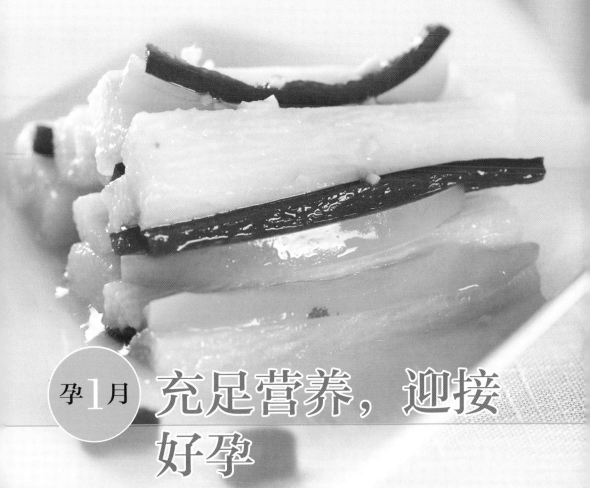

孕1月 充足营养，迎接好孕

第 1 周
孕前补足营养，助力"好孕"

✽尚未怀孕的"准妈妈"

实际上，此时的准妈妈尚未怀孕，这一周正是准妈妈的月经期。几乎所有准妈妈都是在停经以后确知怀孕的，连医生也不能确定胚胎诞生的精确时间，这就给怀孕的时间计算带来了麻烦。为了方便计算，怀孕期一般都以准妈妈末次月经的第一天为起始时间。孕1周，也就是准妈妈还处于月经期。这一周准妈妈在饮食方面还是应该遵循孕前饮食的健康准则，注意补充营养，以备怀孕。

✽孕期营养的重大意义

宝宝营养促进应从孕前准备开始。宝宝的早期营养与青少年期能力行为密切相关。调查发现，宝宝自出生至6个月的生长速度与9～11岁的学习成绩相关；液体食物营养与社交能力、社会性有关；换乳期喂养与泥糊状食物营养衔接跟学习能力、竞争力、社会适应能力相关。为了宝宝的健康，准妈妈最好从孕前3个月开始补足营养。而且孕前营养计划应针对夫妻双方进行。

✽给备孕女性的贴心建议

月经来潮前3～5天应进食易于消化吸收的食物，不宜吃得过饱，尤其应避免进食生冷食物。

月经来潮时，则更应避免一切生冷及不易消化和具有刺激性的食物，如辣椒、生葱、生蒜、烈酒等。

有痛经症状的女性平时应经常食用一些具有理气活血作用的蔬菜和水果，如荠菜、香菜、胡萝卜、橘子、佛手等。身体虚弱、气虚不足者，宜常吃补气、补血、补肝肾的食物，如鸡肉、鸭肉、鸡蛋、牛奶、动物肝肾、鱼类、豆类等。

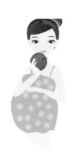

第 1 天
做好营养储备，孕育健康宝宝

*优质受精卵需要的营养

孕前饮食主要是为夫妻双方提供合格的精子和卵子服务，并为女性做好营养储备服务。怀孕前夫妻双方的身体健康和精子、卵子的健壮，可以为胎儿的孕育提供一个良好的基础。因为只有健康的精子和健康的卵子相遇，才能形成健康的受精卵。所以孕前合理地摄取膳食营养不仅是孕育优质受精卵的基础，而且是使后代优良因子遗传潜力得到充分发挥的保障。

*胎宝宝的营养需求

孕前的饮食要注意加强营养，特别是保证蛋白质、无机盐等的摄入。

摄取足够的蛋白质和脂肪：蛋白质是制造精子和卵子的基本原料，孕前女性每天需补充60克～80克蛋白质；脂肪是优生的必需物质，也是女性孕育胎儿的能源基地。

摄取足够的无机盐：如钙离子可提高受孕率；铁是人体造血的主要原料，女性孕前缺铁，不但自己贫血，更会影响到以后胎宝宝的健康。

摄取足够的维生素E：维生素E与性的发育、生精、排卵、怀孕关系密切，它可促进卵泡和黄体增大，起到增加黄体酮的作用，促使女性怀孕。

*提升孕力的饮食习惯

多吃富含维生素C的食物：如果在准备怀孕时，女性多吃些富含维生素C的食物，可以大大提高卵子受精的能力。

多吃含锌、硒的食物：因偏食或挑食的不良习惯引起体内缺锌、硒，往往会影响受孕。

不要节食：如果卵子的活力下降，就会难以受孕，且孕前营养不足还会影响胚胎的发育，所以女性孕前需要储备各种营养，不要节食。

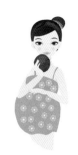

第 2 天
补足钙、铁、锌、碘

*孕前要保持体内营养素的均衡

准备怀孕的女性应对自己的营养状况做一个全面了解，有的放矢地调整饮食，积极储存体内含量偏低的营养素，注意平衡膳食，不要节食减肥。

孕前需补钙

钙摄入不足，会直接影响怀孕后准妈妈的身体与胎儿的发育。在孕期，钙缺乏将会影响胎儿乳牙、恒牙的钙化和骨骼的发育，宝宝出生后易患佝偻病，也会导致准妈妈出现小腿抽筋、疲乏、倦怠，产后出现骨软化和牙齿疏松或牙齿脱落等现象。

孕前需补铁

铁是人体生成红细胞的主要原料之一，缺铁可导致胎儿宫内缺氧，发育迟缓，出生后智力发育障碍。

孕前需补锌

锌在生命活动过程中起着转运物质和交换能量的作用。它是整个孕期时时刻刻都要注意补充的营养素，对胎儿和准妈妈自身都至关重要。锌如果摄入不足，会使胎儿脑细胞总数减少，分化异常，新生儿出生体重低，甚至出现发育畸形。而准妈妈后期的顺利分娩也有赖于锌的充分补充。

孕前需补碘

碘，堪称"智力营养素"，孕前补碘比孕期补碘对胎儿脑发育的促进作用更为显著。孕期碘充足的胎儿，出生后其体重、身高和智力水平均高于碘补充不足的宝宝。

*富含钙、铁、锌、碘的食物

营养素	含量丰富的食物
钙	奶制品类、黄豆、腐竹、海带、海参、牡蛎、黑木耳、鱼、虾
铁	动物血、肝脏、瘦肉、绿豆、海带、芹菜、木耳、黄豆、黑豆
锌	牡蛎、山核桃、蚌肉、乌梅、芝麻、猪肝、牛奶、黄豆、绿豆、蚕豆、腰果、开心果、花生
碘	裙带菜、紫菜、海带、开心果、乌鸡蛋

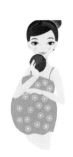

第 ③~④ 天
补充叶酸，预防胎儿神经管缺损

叶酸是一种水溶性B族维生素，是促进胎儿神经系统和大脑发育的重要物质。准妈妈补充叶酸可以有效防止胎儿神经管畸形，还可降低胎儿眼、口、唇、腭、胃肠道等器官的畸形率。

备孕女性在备孕期就应该开始补充叶酸，可以多吃些富含叶酸的食物，比如绿色蔬菜、水果和动物肝脏等，也可以在医生指导下服用叶酸增补剂。

最好从怀孕前3个月开始补充叶酸。当然，如果是意外怀孕，准妈妈没有来得及提前补充叶酸也不要着急，如果备孕夫妻身体都很健康，从知道怀孕的那一天起开始补充叶酸，同样有利于胎儿的生长发育。

✳富含叶酸的食物

种类	叶酸含量多的食物
蔬菜类	莴笋、菠菜、番茄、胡萝卜、芦笋、花椰菜、油菜、小白菜、扁豆、蘑菇等

水果类	橘子、草莓、樱桃、香蕉、柠檬、桃子、李子、杏、杨梅、海棠、酸枣、石榴、葡萄、猕猴桃、梨等
动物食品类	猪肝、鸡肉、牛肉、羊肉、鸡蛋等
谷物类	大麦、米糠、小麦胚芽、糙米等
豆类	黄豆、豆腐等豆制品
坚果类	核桃、腰果、栗子、杏仁、松子等

✳补充叶酸可以这样吃

芦笋

芦笋性微温、味苦、甘。有健脾益气、滋阴润燥、生津止渴、抗癌解毒等作用。芦笋味道鲜美，膳食纤维柔软可口，能增进食欲，帮助消化。现代营养学分析，芦笋富含多种氨基酸、蛋白质和维生素，其含量均高于一般水果和蔬菜，特别是芦笋中的天冬酰胺和微量元素硒、钼、铬、锰等，具有调节机体代谢、提高身体免疫力的功效。

芦笋鸡柳

【材料】芦笋300克，鸡胸肉150克，胡萝卜50克，姜末3克。

【调料】料酒1茶匙，生抽1茶匙，水淀粉1茶匙，盐少许。

【做法】

1.将芦笋洗净，切段；胡萝卜切条；鸡胸肉切条，用料酒和生抽腌5分钟。

2.锅中放入少许油烧热，放入鸡柳炒至变色后盛出备用。

3.用锅中底油爆香姜末，放入胡萝卜条、芦笋段翻炒均匀，再放入炒好的鸡柳，淋入少许水，翻炒均匀，下盐调味，用水淀粉勾芡即可。

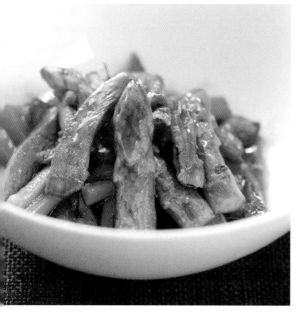

菠菜

菠菜含有丰富的叶酸，每100克菠菜的叶酸含量高达50微克，名列蔬菜之榜首。叶酸的最大功能在于保护胎宝宝免受神经管发育缺陷，避免裂脑儿、无脑儿的发生。同时，菠菜中的大量B族维生素还可防止准妈妈盆腔感染、精神抑郁、失眠等常见的孕期并发症。不足的是菠菜含草酸较多，而草酸可干扰人体对铁、锌等微量元素的吸收，烹调时可先将菠菜放入开水中余烫一下，把大部分草酸破坏掉。

花生菠菜

【材料】花生仁100克，菠菜250克，蒜末20克。

【调料】盐、香油各少许。

【做法】

1.锅中放入少许油，凉锅凉油，倒入花生仁，慢慢炒熟，盛出，凉凉。

2.菠菜择洗干净，入沸水中焯30秒，捞出，凉凉，沥干水分，切段。

3.菠菜段放入盘中，倒上花生仁、蒜末、盐、香油拌匀即可。

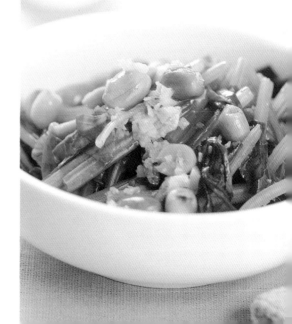

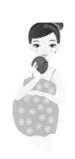

营养与性生活和孕力息息相关

饮食与性健康有紧密的关系，合理的饮食关系到性功能能否正常与持久。而且，性健康状态也与能否孕育一个健康的胎儿息息相关，甚至具有决定性的意义。

饮食对性生活和谐与否有独特的功效，某些食物与营养素能够促进性欲、调节性功能。所以，科学地从饮食中摄取某些营养物质可以使准备怀孕时的性生活达到理想境界。

✳ 备孕女性在性生活中的营养需求

选择具有特殊功效的饮食，可以达到补肾强身的目的。

优质蛋白质具有增强性功能和消除疲劳的作用。备孕女性宜多吃一些含有丰富蛋白质的黄豆、牛奶和瘦肉制品，以满足机体对蛋白质的需要。

肉类、鱼类、禽蛋类中含有较多的胆固醇，适量摄入有利于性激素的合成。

锌是维持夫妻性生活和谐的微量元素。锌可增加血中性激素的合成，促进性腺分泌。缺锌的女性容易出现闭经，缺锌孕妇的胎儿易出现畸形。此外，要摄取足量的维生素。B族维生素参与人体的代谢，缺乏B族维生素的女性可出现外阴瘙痒、性生活障碍。乳类、蛋类、动物肝及鳝鱼中B族维生素含量丰富。

热量方面，最好在每天正常成年人需要量的基础上再有所增加，以保证性生活的消耗，同时也为受孕积蓄一部分能量。

多吃新鲜水产品，可以保证生殖细胞的健康发育。所以，平时应多吃一些鳝鱼、泥鳅、牡蛎等。

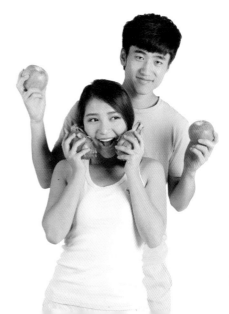

第 **2** 周
优质营养，保障精子和卵子的健康

只有优质的卵子和精子结合，才能孕育出健康的胎儿，只有充足的营养才能保障优质卵子和精子的产生，因此，准备要孩子的夫妻从孕前半年甚至更早就要注重调整饮食，养成健康的饮食习惯，为身体提供最好的营养。

❋排卵与生育的秘密

一般女性的排卵时间为30年左右，从青春期开始，每一个月经周期，通常会有数以百计的卵子在卵泡中竞相成熟，但是，最后只有成长最迅速的1个卵子可以顺利从卵泡中排出，而剩余的卵子会相继退化，从月经中排出。这个卵子排出后可存活1~2天，这段时间里它会沿着输卵管行进，若是遇到精子就会成为受精卵，若是没有遇到，它会独自到达子宫。

精子的产生是男性性发育成熟的标志，男性在整个成年期，都会有精子产生。精子是繁衍后代不可缺少的遗传物质，而培育最优质的精子则是男性的优生任务。

❋培育最优质的精子和卵子

受孕前1个月或更早，备孕男女都应多吃些富含蛋白质的食物，特别是富含优质蛋白质的食物，如瘦肉、深海鱼类，还要多吃新鲜蔬菜和水果。

不良的生活起居习惯会导致精子活力下降，不利于优生。所以备孕男性应戒烟忌酒，不要长时间久坐，控制体重，不洗桑拿、蒸汽浴。

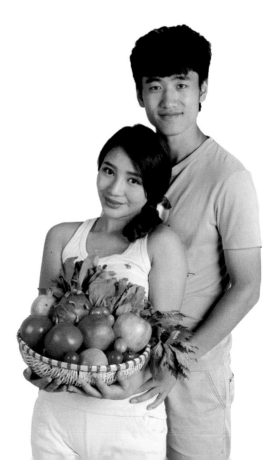

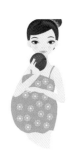

准备生育的男性应从孕前
开始补充营养

✳要多吃抗辐射的食物

准备生育的男性要多吃富含优质蛋白质、磷脂以及B族维生素的食物，以增强抗辐射能力，保护生殖器官的功能。

✳要常吃含镁的食物

镁是维持人体生命活动的必需元素，具有调节神经和肌肉活动、增强耐久力的神奇功能。镁还可以增强精子活力，从而增加受孕成功的概率，提高男性的生育能力。绿叶蔬菜、粗粮、坚果等食物中都含镁较多，如葵花子、西瓜子、南瓜子、山核桃、松子、榛子、花生、荞麦、豆类和苋菜、菠菜等。此外，多喝水能起到促进镁吸收的作用。

枸杞松子爆鸡丁

【材料】鸡肉250克，松子、核桃仁各20克，枸杞子10克，鸡蛋1个（取蛋清），姜末、葱末各2克。

【调料】盐、生抽、料酒、胡椒粉、淀粉、鸡汤各少许。

【做法】

1.将鸡肉洗净，切丁，用鸡蛋清、淀粉抓匀，用油滑炒，沥油；核桃仁、松子分别炒熟；枸杞子用水泡软；葱末、姜末、盐、生抽、料酒、胡椒粉、淀粉、鸡汤兑成汁，备用。

2.锅置火上，放调料汁煮至黏稠，倒入鸡丁、核桃仁、松子、枸杞子翻炒均匀即可。

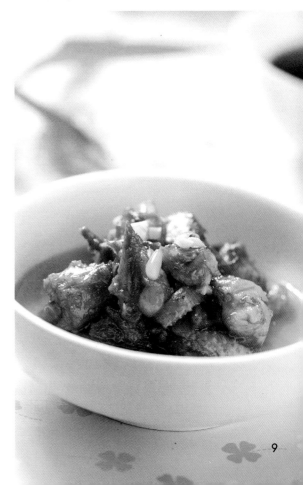

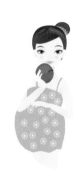

第 **9~10** 天

充足营养让男性"精力"十足

准备生育的男性孕前需要补充的营养素主要有几种：

维生素C：维生素C可以增加精子数量并提升活力，减少精子受损的危险。备育男性每天应摄取100毫克维生素C。橘类水果、草莓、猕猴桃、木瓜、绿叶蔬菜等及其果蔬汁富含维生素C。

维生素A：维生素A是生成雄性激素所必需的物质。备育男性每天需要补充800微克维生素A。备育男性可以每天摄入100克鳗鱼、70克鸡肝、85克胡萝卜或125克圆白菜。

维生素E：维生素E又称生育酚，如果缺乏维生素E和必需的脂肪，会导致不孕症。充足的维生素E可以使男性体内雄性激素水平提高，精子活力和数量显著增加。一般建议每日摄入量为14毫克。大多数人可以由饮食中摄取充足的维生素E，无须额外补充。

钙和维生素D：每天服用1000毫克钙和10微克维生素D能保持男性的骨密度，使备育男性精力旺盛。

富含钙质的食物：牛奶、奶酪、虾皮、芝麻酱、大豆及豆制品等，鲑鱼中维生素D含量较高。

锌：备育男性在饮食中增加锌含量，每天至少摄入12毫克。牡蛎中的锌含量最为丰富，小麦胚粉、山核桃、乌梅、芝麻、猪肝、牛奶的含锌量也很高。

❋富含维生素、钙、锌的食物

营养素	含量丰富的食物
维生素C	橘类水果及其果汁、草莓、猕猴桃、木瓜、绿叶蔬菜、菜花
维生素A	动物肝脏、奶制品、蛋黄、黄色及红色水果、红黄绿色蔬菜
维生素E	植物油、绿色蔬菜、坚果、豆类、全谷类、肉、奶油、鸡蛋
钙	牛奶、鲑鱼、虾皮、奶酪、芝麻酱、大豆及豆制品
锌	牡蛎、小麦胚粉、山核桃、乌梅、芝麻、猪肝、牛奶

泥鳅炖虾仁

【材料】泥鳅250克,鲜虾150克,姜丝10克。

【调料】料酒1汤匙,香油、盐各少许。

【做法】

1.将泥鳅收拾干净,虾去壳、去肠线,分别放入容器淋入料酒腌20分钟。

2.锅中倒入少许油烧热,放入泥鳅、鲜虾仁翻炒,倒入适量水大火煮沸,转中火煮5分钟,淋入香油,下盐调味即可。

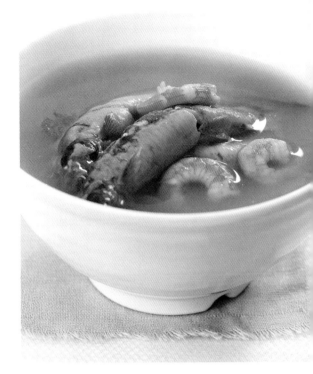

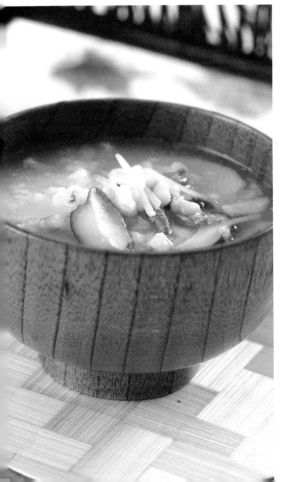

香菇山药牛肉粥

【材料】香菇5朵,山药100克,牛肉100克,薏米30克,粳米80克,葱丝、姜丝各适量。

【调料】生抽2茶匙,料酒1茶匙,盐少许。

【做法】

1.粳米、薏米分别淘洗干净,泡水备用;香菇浸软切条;山药去皮,切片。

2.牛肉洗净,切丝,放入生抽、料酒腌10分钟。

3.锅中放入少许油烧热,爆香葱丝、姜丝,放入牛肉丝炒至变色盛出。

4.另起锅,放入适量水煮沸,放入薏米、粳米大火煮沸,再放入山药片、香菇条、炒好的牛肉丝小火煮30分钟,下盐调味即可。

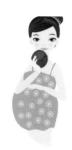

第11天
身体瘦弱者要加强饮食调理

只有维持正常的月经周期，女性才具备生殖能力。如果身体过瘦，体内脂肪过少，就会造成排卵停止或出现症状明显的停经现象，受孕就会变得困难。此外，身体消瘦的女性患妊娠并发症的可能性较大；过瘦也会引起贫血、低钙和营养不良等并发症，增加流产、早产、胎儿发育不良的危险；身体过瘦还可能会加重孕期生活负担，因为过瘦的女性往往肌肉力量弱，而支撑孕期增加的体重、分娩时的用力等都需要足够的力量来完成，所以一名身体强壮的准妈妈总比弱不禁风者更轻松。过瘦的备孕女性在饮食方面有不少都存在挑食和偏食现象。女性如果准备怀孕，就需要改掉这个坏习惯，均衡合理的营养非常重要。

＊如何计算体重指数

你的身体是不是属于瘦弱型呢？你可以根据身体质量指数BMI（Body Mass Index）来计算体重指数。这个指数是目前常用的判断胖瘦的依据，它是用身高和体重的比例来估算一个人体重是否合理。对于亚洲人来说，BMI在18.5～23.9即是健康体重的范围。

计算公式为：BMI＝体重（千克）／［身高（米）］^{2}

＊BMI指数与体重的衡量

分级	孕前身体质量指数（BMI）
体重过轻	18.5以下
正常范围	18.5≤BMI＜24
过重	24≤BMI≤27
轻度肥胖	27≤BMI＜30
中度肥胖	30≤BMI＜35
重度肥胖	BMI≥35

＊肥胖型备孕女性的饮食管理

肥胖型备孕女性是指超过标准体重20%的显著肥胖者，必须认真增强孕前的自我保健，合理减肥，但也不可急于求成，减得过快会妨碍正常受孕。对于单纯性肥胖，应进行饮食控制，每日热量限制在1200千卡～1500千卡（1千卡＝4.189千焦耳）为宜。在饮食品种上，宜多吃蔬菜、水果和一些杂粮，少吃动物脂肪。主食减半，并停止吃零食，注意补充各种维生素和矿物质，定期测量体重。

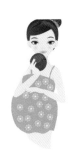

第 12 天
身体瘦弱者如何加强饮食调理

身体瘦弱的备孕女性应该对自己的健康状况进行一次全面、系统的检查。如瘦弱是由疾病引起的，则必须认真治疗疾病，治愈后方可怀孕。如属瘦弱型身体，应加强营养，怀孕后要比一般的准妈妈更重视营养的补充，除了保证食物的质量，满足优质蛋白质和钙、磷、铁等无机盐及多种维生素外，还要提高烹饪水平，变换食品花样。身体过于瘦弱者，应在医生指导下适量吃一些营养药物和补品。

此外，身体瘦弱的女性相当一部分为阴虚火旺的体质，她们除了体形较瘦外，一般来说，皮肤较干燥、唇舌较红、易头晕耳鸣、晚上睡觉易盗汗、月经常提前且量不定、不易发胖……这种阴虚火旺的体质宜以凉补的方式来调整，少吃油炸、辛辣刺激性的食物，可多吃薏米、莲子、甘蔗汁、菊花茶、西洋参等，勿食当归、人参、十全大补汤、四物汤等，以免火气上升。

豉汁小排饭

【材料】热米饭150克，小排骨200克，大蒜2瓣，豆豉10克。

【调料】料酒、生抽、淀粉各2匙，糖1匙。

【做法】

1.将小排骨洗净，剁成小块；大蒜去皮，切末；豆豉洗净切碎。

2.将小排骨块、蒜末、豆豉放入一个蒸碗中，加入料酒、生抽、糖、淀粉调匀，腌15分钟，然后上蒸锅大火蒸30分钟左右，待排骨熟烂后关火。

3.将蒸好的小排骨连同汤汁一起浇在热米饭上即可。

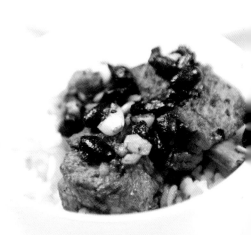

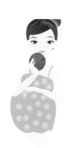

第 **13** 天
备孕女性的排毒方案

很多女性在准备怀孕的时候都知道要适当增加营养，但是有一点却往往被忽略，那就是给身体排毒。正如我们每天都会呵护自己的皮肤一样，身体内部的环境也需要细心打理。把那些"垃圾"从体内清扫出去，才能给胎儿一个健康的生存空间。

＊改掉不良饮食习惯，减少毒素来源

备孕女性首先要改变挑食、偏食的饮食习惯，增加食物种类，注意荤素搭配，调整自己的饮食。

食物排毒

新鲜的蔬果汁、动物血、海带、紫菜、红薯、豆芽、韭菜、糙米、木耳都是很好的排毒食物，多摄入这些食物，可以帮助清除体内垃圾、排出毒素。另外，适当吃些苦味的蔬菜如苦瓜等，对身体排毒很有好处。

运动排毒

运动是排毒最原始、最有效的方法，通过运动让身体出汗，皮肤上的汗腺和皮脂腺，能够通过出汗等方式排出其他器官无法清除的毒素。准备

怀孕的女性一定要养成经常、运动的好习惯，坚持每周3次让身体出汗。

苦瓜橙子汁

【材料】苦瓜100克，柠檬1/4个，橙子1个，圆白菜100克。
【调料】蜂蜜适量。
【做法】
1.苦瓜洗净，去除中间的籽与膜，切成块状；橙子去皮，切块；圆白菜洗净，掰成小片。
2.将苦瓜块、圆白菜片、橙子块一起放进榨汁机，加入适量冷开水搅打均匀后，盛入杯中，最后调入蜂蜜、挤入柠檬汁搅拌即可。

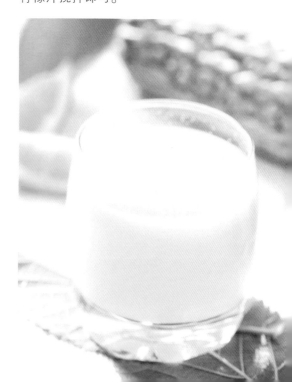

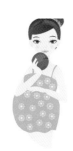

第 **14** 天

排毒明星：黑木耳

黑木耳具有较高的营养价值，被称为"素中之荤"。黑木耳含铁量很高，是肉类含铁量的100倍。经常食用黑木耳能补气益智、滋养强壮、止血活血，可滋阴润燥、养胃润肠。

黑木耳所含的植物胶质可将残留在人体消化系统内的灰尘杂质等吸附出来，排出体外，帮助排出纤维类物质，从而净化胃肠；每100克黑木耳中含有27.1克的膳食纤维，经常食用木耳能减肥，还能通便；黑木耳所含的硒具有极佳的抗氧化作用，能减低血液黏稠度，抑制血小板凝集，有助于预防血栓，对冠心病和血管疾病患者都很有好处。经常食用黑木耳可预防缺铁性贫血，使肌肤红润、容光焕发；对胆结石、肾结石、膀胱结石等内源性异物有比较显著的化解功能。

葱爆黑木耳

【材料】黑木耳20克，葱100克，姜5克。

【调料】花椒1茶匙，盐少许。

【做法】

1.黑木耳用温水泡开，洗净后用手撕成小朵；姜切末，葱切段。

2.锅中适量水煮沸，放入黑木耳煮5分钟后盛出，冲净，备用。

3.锅内放油烧至五成热，倒入姜末、花椒，煸出香味，放入黑木耳，快速翻炒2分钟，再放入葱段大火翻炒，撒盐调味即可。

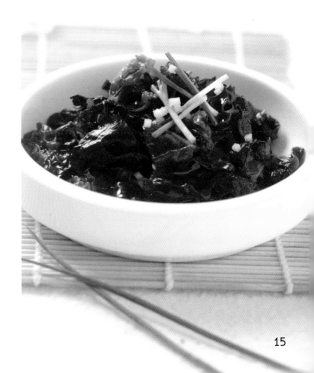

第 3 周
进入排卵期，保证均衡营养

❋受精卵的形成

在月经周期的第14天前后，会有一个卵子从卵巢的一侧释放出来，被输卵管末端的输卵管伞抓住并放入输卵管内。此后，它会慢慢靠近子宫，并期待着精子的到来。

精子们经过艰苦的探索，最后能到达卵子周围的已不足200个，当胜出的那个精子与卵子相遇后，它们期待已久的幸福旅程即将开始。

❋受孕成功的必备条件

正常的精子：一般一次射出的精液量为2毫升~6毫升，每毫升精液中的精子数应在6000万以上，有活动能力的精子应达60%以上，否则，女性不易受孕。

成熟的卵子：卵巢功能不全或月经不正常的女性不易受孕。

排卵期要有性生活：精子和卵子单独存活的时间均不超过48小时，因此，在排卵前后几天内同房才有受孕的可能。

女性输卵管和生殖道、男性输精管畅通无阻，才能顺利受精，受精卵才可以顺利进入宫腔。

子宫内环境必须适合受精卵着床和发育，如受精卵提前或推迟进入宫腔，子宫内膜就不适合受精卵着床和继续发育，不容易受孕。

❋准备生育的男性宜多吃补精食物

引起不育的原因较为复杂，男性如果精子较少，并已经查明属功能性障碍，可在日常生活中通过饮食来调养。

形成精子的必要成分是精氨酸：精氨酸含量较高的食物有鳝鱼、泥鳅、鱿鱼、带鱼、鳗鱼、海参、墨鱼、章鱼、蜗牛等；此外山药、银杏、冻豆腐、豆腐皮等食物中精氨酸成分也比较高。

多食富含锌的食物：男性体内缺锌容易使性欲下降、精子减少。牡蛎、牛肉、鸡肉、鸡蛋、鸡肝、花生仁、猪肉等含锌量比较高。

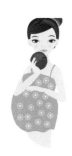

第 **15** 天

平衡膳食宝塔

为了让备孕女性科学地选择食物并合理搭配，从而获得均衡的营养，宜参考下图"平衡膳食宝塔"来安排日常饮食。平衡膳食宝塔共分5层，包含每天应吃的主要食物种类。宝塔各层的位置和面积不同，这在一定程度上反映出各类食物在膳食中的地位和应占的比重。

备孕女性每天除了摄取塔中每一层的食物外，食物种类也最好在20种以上。

第5类：油脂类。包括植物油等，主要提供能量、维生素E和必需脂肪酸等。

第4类：奶类和豆类。奶类是天然钙质的极好来源。豆类含丰富的优质蛋白质、不饱和脂肪酸、钙及B族维生素等。

第3类：鱼、虾、肉、蛋类。其中，肉类包括畜肉、禽肉及内脏。它们同鱼、虾、蛋主要提供人体所需的优质蛋白质、脂肪、无机盐、维生素A和B族维生素等。

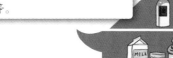

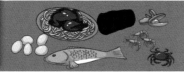

第2类：蔬菜和水果。主要提供膳食纤维、无机盐、维生素。一般来说，红、绿、黄色蔬菜和水果含营养素比较丰富，所以应多选用深色蔬菜和水果。

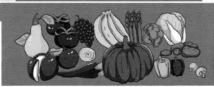

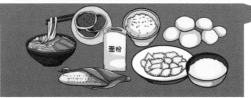

第1类：谷类。包括米、面、杂粮，是膳食中能量的主要来源。

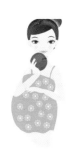

保质保量补充蛋白质

蛋白质是组成人体组织、器官的基本物质，准妈妈补充蛋白质对胎儿大脑的发育具有重要作用，如果缺乏还会造成胎儿生长缓慢、发育不良。

蛋白质是准妈妈免疫系统防御功能的物质基础，乳清蛋白中含丰富的活性免疫球蛋白、乳铁蛋白等免疫物质，能有效增强准妈妈自身免疫能力，抵抗流感等各种疾病，还可通过胎盘传递给胎儿，增强胎儿的先天免疫能力。

✳蛋白质的食物来源

对于准妈妈来说，蛋白质的供给不仅要充足，还要优质，每天在饮食中应摄取蛋白质60克~80克，其中应包括来自鱼、肉、蛋、奶、豆制品等食物的优质蛋白质40克~60克，以保证受精卵的正常发育。选择易消化吸收、利用率高的优质蛋白质，如鱼类、乳类、蛋类、肉类及豆制品等。每周吃1~2次鱼；每天保证1~2个鸡蛋、250毫升牛奶和100克~200克肉类的摄入。

蛋白质可分为动物蛋白质和植物蛋白质，动物蛋白质主要来源于鱼虾类、畜类、禽类、牛奶、鸡蛋等。

植物蛋白质，主要来源于豆类、根茎类、坚果等。

所谓优质蛋白质，主要是指食物中的蛋白质所含人体必需氨基酸多，在人体内吸收利用率高。

*优质蛋白质食物包括鱼、瘦肉、牛奶、鸡蛋、豆腐及豆制品。

*动物蛋白质的营养价值最高，高于植物蛋白质。

*动物蛋白中鱼类蛋白质最好，植物蛋白质中大豆蛋白质最好。

清蒸三文鱼

【材料】三文鱼肉200克，葱丝、姜丝各10克。

【调料】蒸鱼豉油2茶匙，盐少许。

【做法】

1.将三文鱼肉均匀撒上盐，腌制30分钟，冲水沥干；将一半的葱丝、姜丝铺在鱼肉上。

2.锅里加水煮开后，将鱼放在笼屉上蒸8分钟，将葱丝、姜丝拣出不用。

3.把剩下的一半葱丝、姜丝铺在鱼肉上，淋上蒸鱼豉油。

4.热锅，倒入油，油冒烟后迅速倒在鱼上面即可。

栗子炖鸡

【材料】童子鸡1只，鲜栗子10颗，火腿50克，鲜香菇5朵，姜片、葱段各10克。

【调料】黄酒2茶匙，盐少许。

【做法】

1.将童子鸡洗净，收拾干净，入沸水中汆烫3分钟取出冲净备用；火腿切成粒，放入沸水锅内滚约半分钟，捞出备用。

2.将鲜栗子煮熟，去壳和衣膜；鲜香菇洗净，去蒂备用。

3.取砂锅，按顺序放入火腿粒、鲜香菇、童子鸡、栗子、姜片、葱段、黄酒和适量水，大火煮沸，中火炖至鸡肉软烂，下盐调味即可。

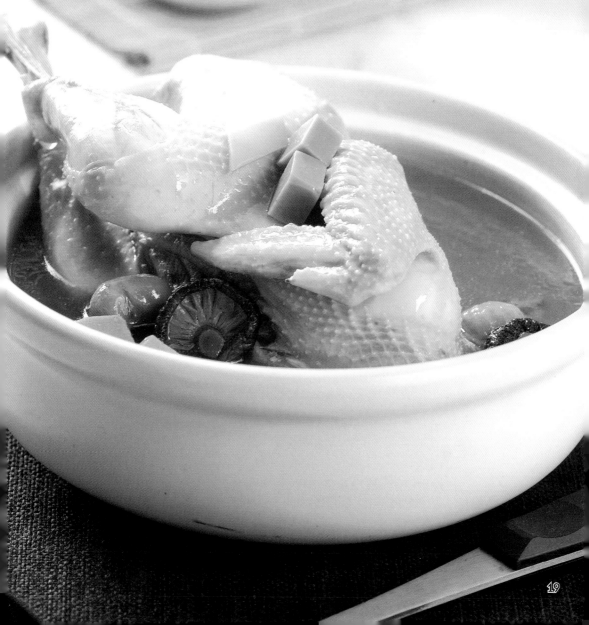

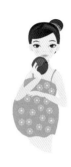

第18天
继续补充叶酸

叶酸是胎儿神经发育的关键营养素，它是蛋白质和核酸合成的必需因子，血红蛋白、红细胞、白细胞快速增生，氨基酸代谢，大脑中长链脂肪酸的代谢都少不了它。

孕早期是胎儿中枢神经系统生长发育的关键期，脑细胞增殖迅速，最易受致畸因素的影响。如果在此关键期补充叶酸，可使胎儿患神经管畸形的危险性减少。

✽叶酸并非补得越多越好

怀孕早期补充叶酸非常重要。但是，过量摄入叶酸会导致某些进行性的、未知的神经损害的危险增加。临床显示，准妈妈对叶酸的日摄入量可耐受上限为1000微克，每天摄入400微克~800微克的叶酸对预防神经管畸形和其他生理缺陷非常有效。

✽不要用"叶酸片"代替"小剂量叶酸增补剂"

备孕女性服用的叶酸增补剂每片中仅含0.4毫克，而市场上有一种专门用于治疗贫血用的叶酸片，每片叶酸含量为5毫克，不适合备孕女性服用。购买时一定要注意看看所购产品的叶酸含量，切忌服用这种大剂量的叶酸片。

✽改变烹调习惯

由于天然的叶酸极不稳定，长时间烹调可被破坏，所以准妈妈们要改变一些烹制习惯，尽可能减少叶酸流失，还要加强富含叶酸食物的摄入。故对绿色的蔬菜不宜烹煮得过烂，制作时应先洗后切，现时炒制，一次吃完。炒菜时应急火快炒，3~5分钟即可。煮菜时应等水开后再放菜，可以防止维生素的丢失。做馅时挤出的菜水含有丰富营养，可做成汤。此外，新鲜蔬菜不宜久放，应及时食用。

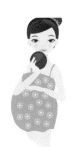

第 **19** 天
补充叶酸食谱推荐

酸甜莴笋

【材料】莴笋、番茄各100克。

【调料】柠檬汁少许，白糖5克，盐少许。

【做法】

1. 将莴笋去皮、叶，洗净，切成丁，用开水氽一下，捞出沥干。

2. 番茄用开水烫一下，去皮，切成块。

3. 将莴笋丁、番茄块加柠檬汁、白糖、盐拌匀即可。

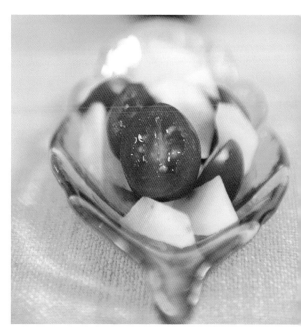

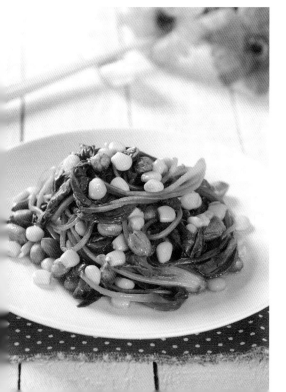

果仁菠菜

【材料】菠菜100克，玉米粒、花生米各30克。

【调料】盐、香油各少许。

【做法】

1. 将菠菜洗净，氽烫，切段；玉米粒、花生米分别煮熟。

2. 将菠菜段、花生米、玉米粒放入盘中，放少许盐、香油拌匀即可。

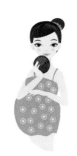
明星食材：西蓝花

孕早期，准妈妈每周宜吃两三次西蓝花，每次吃100克，能提高机体免疫力，预防感冒，避免发热、感冒引起的流产。

西蓝花营养丰富，钙、磷、铁、钾、锌、锰等含量都很高，每100克西蓝花含维生素C51毫克，含钙67毫克，对于增强准妈妈的免疫力、保证胎儿不受病菌感染、促进铁质的吸收等功不可没。因此，准妈妈在孕期要经常吃西蓝花。

营养学家研究，从西蓝花含有多种吲哚衍生物，此化合物有降低人体内雌激素水平的作用，可预防乳腺癌的发生。此外，研究表明，从西蓝花中提取的一种叫萝卜子素的酶有提高致癌物解毒酶活性的作用，能预防癌症。

西蓝花还含有丰富的抗坏血酸，能增强肝脏的解毒能力，提高机体免疫力。而其中一定量的类黄酮物质，则对高血压、心脏病有调节和预防的功用。同时，西蓝花属于高纤维蔬菜，能有效降低肠胃对葡萄糖的吸收，进而降低血糖，有效预防和控制妊娠期糖尿病。

西蓝花适合与其他蔬菜搭配食用，焯水后与虾仁、胡萝卜、甘蓝等混合在一起食用，同时摄入不同十字花科的蔬菜，更有利于其中营养元素的吸收。焯水时可在水中加入少许盐，能使其颜色更加鲜艳，还能使得营养成分不被破坏。西蓝花焯水后，应放入凉开水内过凉，捞出沥净水再用。

西蓝花炒蟹味菇

【材料】蟹味菇、西蓝花各100克。

【调料】蒜汁2茶匙，盐少许。

【做法】

1.蟹味菇掰开，西蓝花掰成小朵，分别用盐水浸泡一会儿后，彻底洗净。

2.烧开水，将蟹味菇和西蓝花先后焯一下，捞出。

3.热锅倒油，倒入蟹味菇翻炒，倒入蒜汁炒匀，倒入焯好的西蓝花，加盐调味即可。

凉拌什锦

【材料】鲜香菇、鲜口蘑、黄瓜、胡萝卜、番茄、西蓝花、荸荠、莴笋各50克。

【调料】糖、花椒、生抽各1茶匙，盐、香油各少许。

【做法】

1.将全部材料清洗干净，黄瓜、胡萝卜、莴笋切成寸段；鲜香菇、鲜口蘑、荸荠、番茄切片；西蓝花掰成小朵。

2.将所有材料分别焯熟（黄瓜和番茄除外），放入盘中，加盐、糖、生抽拌匀。

3.锅中入油，下花椒炸出香味后拣出，热油淋入盘中，撒盐、淋香油拌匀即成。

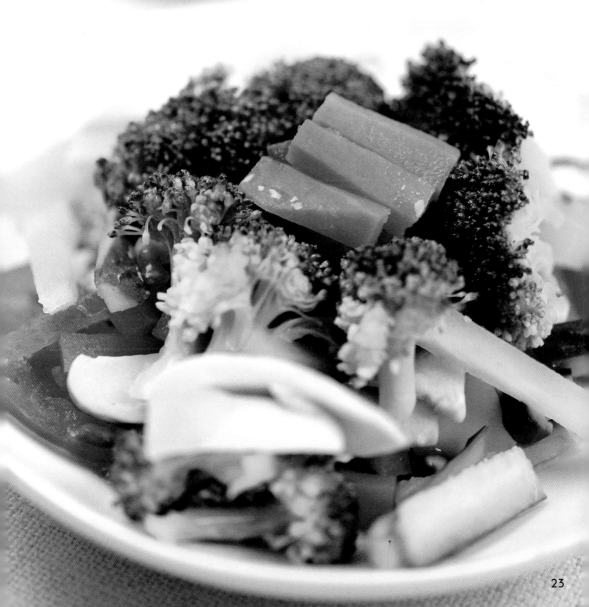

第 4 周
受精卵开始发育，提高准妈妈抵抗力

✲胚胎细胞正在不断发育

此时准妈妈可能还没有什么感觉，但胚芽已经悄悄地在子宫里成长了。由最优质的精子与卵子结合而成的受精卵不断分裂细胞，一部分形成大脑，另一部分则形成神经组织，这时胚胎大约长25毫米，它的外形就像一颗小小的松子。现在与未来的几周内，准妈妈体内的胚胎细胞将以惊人的速度分裂。

这时的胎儿还只是一个小小的胚胎，其所需要的营养是十分有限的。因此准妈妈完全可以按照孕前的饮食习惯，该吃什么就吃什么，以全面补充营养为主，包括蛋白质、脂肪、糖类、无机盐和微量元素。继续补充叶酸，每天服用0.4毫克的叶酸增补剂要坚持到怀孕第3个月。准妈妈应少吃刺激性食物，不宜喝茶和咖啡。

✲准妈妈的变化

从这一周起，胎宝宝就开始有生命的体征了，有了头和尾，还有原始的心脏和血管。这一周后期，子宫会比平常增大一点儿，因为要给胎宝宝提供住所，子宫增厚了很多，并由扁形变为圆形，大小有如鸭蛋。

平时细心的准妈妈，在这一周一般会意识到自己已经怀孕。如果一向准时的月经该来时还没来且基础体温连续14天处于高温期，那很可能意味着已经怀孕了。

不能确定是否怀孕时，可以购买测孕试纸进行检查，或者到医院的妇产科检查是否怀孕。怀孕后，体内的黄体酮分泌发生变化，在黄体酮的作用下，从食管到胃的括约肌松弛。这时一些准妈妈会出现孕吐，同时伴有肚子不适或者下腹部隐痛等症状。

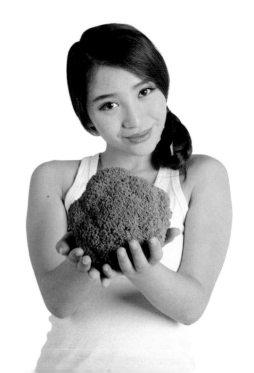

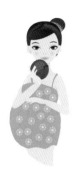

适合孕1月的滋补粥

芹菜海参粥

【材料】即食海参1根，芹菜1根，姜1小块，粳米100克。

【调料】盐少许。

【做法】

1.粳米洗净后浸泡30分钟；芹菜洗净，切粒；海参切薄片；姜切丝。

2.锅中倒入清水大火煮沸，放入粳米，中火煮30分钟。

3.放入姜丝、海参片和芹菜粒，搅拌均匀后，改成大火继续煮3分钟，最后下盐调味即可。

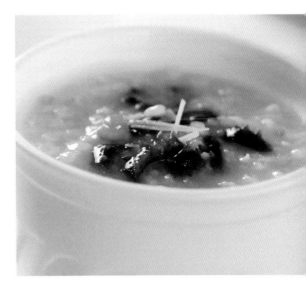

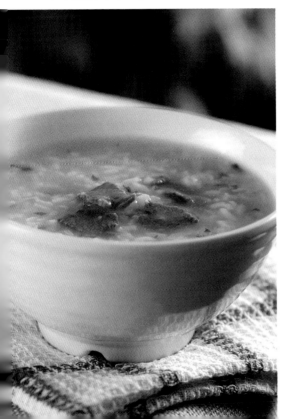

茼蒿牛肉粥

【材料】粳米80克，茼蒿100克，牛肉100克，蒜1头。

【调料】生抽1汤匙，盐适量。

【做法】

1.粳米淘洗干净，浸泡30分钟；茼蒿洗净，切碎；牛肉切片，用生抽腌30分钟。

2.大蒜洗净，去皮，沥干；锅中放入1汤匙食用油，三成热时放入蒜瓣，小火炸至金黄色，蒜瓣不要，蒜油倒入小碗中备用。

3.锅中放入适量水煮沸，放入粳米，大火煮沸后改小火煮30分钟，放入牛肉片，搅拌均匀，煮10分钟，中火煮沸后放入切碎的茼蒿，淋入蒜油拌匀、下盐调味即可。

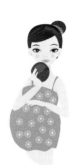

第 23 天
适合孕1月的美味汤

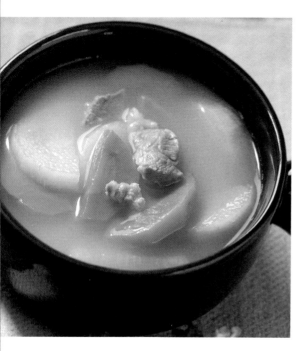

山药羊肉汤

【材料】山药、胡萝卜各100克，羊肉250克，枸杞子10克。

【调料】盐适量。

【做法】

1.山药、胡萝卜洗净、去皮，切块；羊肉切块，氽烫备用；枸杞子用水泡软。

2.把羊肉块放入锅中，加水烧开后，改小火煮30分钟，放入山药块、枸杞子、胡萝卜块煮软，出锅前，下盐调味即可。

豆腐苦瓜汤

【材料】苦瓜150克，豆腐100克，海米10克，葱、姜丝各5克。

【调料】盐、香油各少许。

【做法】

1.苦瓜清洗干净，去瓤，切斜丝，豆腐切成小块；海米泡软。

2.锅内放油加热至四成热，放入豆腐块，煎至两面呈金黄色，加入水、海米，葱、姜丝煮沸，汤开撇去浮沫，放入苦瓜丝，见汤汁烧开、苦瓜变绿色时，下盐、淋香油即成。

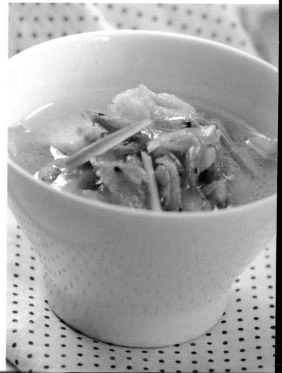

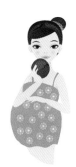

适合孕1月的花样主食

打卤面

【材料】五花肉200克，切面100克，干香菇、干黄花菜各20克，木耳10克，黄瓜半根，葱、姜、蒜各5克。

【调料】八角1粒，生抽、绍酒各15克，白糖5克，盐适量。

【做法】

1.将干香菇、干黄花菜、木耳用温水泡发后洗净，切丁；五花肉去皮切丁；葱、姜、蒜切末，黄瓜切丁。

2.锅内放入适量油，烧至三成热时，放八角煸香后盛出不用，煸香葱、姜、蒜末；放入五花肉丁煸炒到水干，略吐油；放入绍酒、生抽、白糖，煸炒至完全上色；加入香菇丁、黄花菜丁、木耳丁翻炒均匀；加入开水，水再开后，改小火焖20分钟后下盐调味，起锅时加入黄瓜丁与葱末。

3.面条煮好后，浇入做好的卤汁即成。

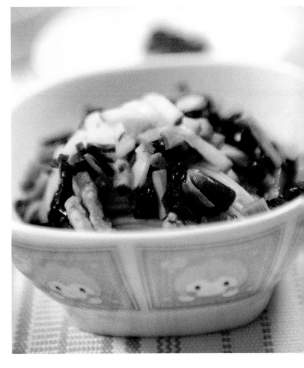

红薯饭

【材料】红薯150克，大米100克，南瓜50克。

【做法】

1.红薯洗净，去皮，切小块；南瓜洗净，切小块。

2.大米淘洗干净，放入电饭煲中，加适量水浸泡30分钟；将切好的红薯、南瓜放入锅中，一起煲熟即可

3.待饭煮好后焖一会儿再开盖，味道更香。

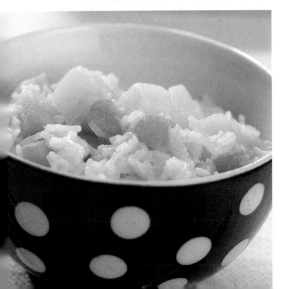

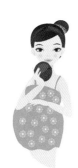

第 25 天
适合孕1月的营养热炒

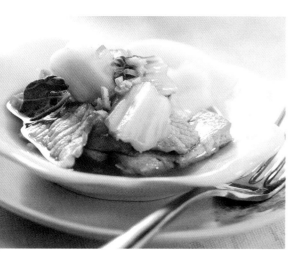

胡萝卜冬笋炒肉

【材料】猪瘦肉200克，胡萝卜100克，冬笋干100克，番茄1个，豆腐干、虾仁、腰果、松仁、青椒丁各10克，姜丝5克。

【调料】海鲜酱、豆瓣酱、生抽各1茶匙（酱中都含盐，不用再加盐）。

【做法】

1.所有材料洗净，猪瘦肉、胡萝卜、冬笋、豆腐干、番茄均切丁。然后把胡萝卜丁、冬笋丁、豆腐干丁分别放入滚水中氽烫，盛出备用。

2.调料放入容器调匀成味汁。

3.锅烧热，煸香姜丝，分别放入猪瘦肉丁、虾仁炒至变色，再下其他材料翻炒均匀，调入味汁炒匀即可。

油菜烧豆腐

【材料】猪里脊肉100克，豆腐50克，油菜100克，葱末、姜末各5克。

【调料】生抽、料酒、盐各适量。

【做法】

1.猪里脊肉洗净，切成薄片，放入生抽、料酒腌10分钟。

2.油菜洗净，切成小段；豆腐洗净切厚片，用油煎至两面金黄。

3.另起油锅烧热后，放入猪里脊肉片滑炒变色盛出，留底油，再放入葱末、姜末煸香，随后下入豆腐片煸炒，加入少许水盖上锅盖焖2分钟后放入油菜段翻炒均匀、下盐调味即可。

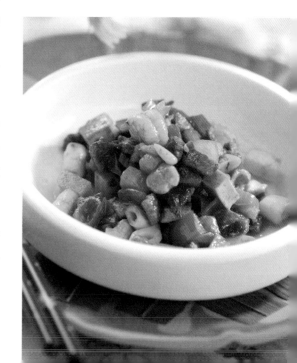

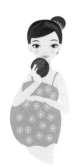

第 26 天
适合孕1月的爽口凉菜

核桃仁拌芹菜

【材料】芹菜100克，鲜核桃仁50克。

【调料】盐、香油各少许。

【做法】

1.将芹菜择洗干净，切成3厘米长的段，下沸水锅中焯2分钟后捞出，注意不要焯得太熟。

2.焯后的芹菜段用凉水冲一下，沥干水分，放盘中，加盐、香油拌匀。

3.将鲜核桃仁用热水泡后剥去薄皮，再用开水泡5分钟取出，放在芹菜上，吃时拌匀即可。

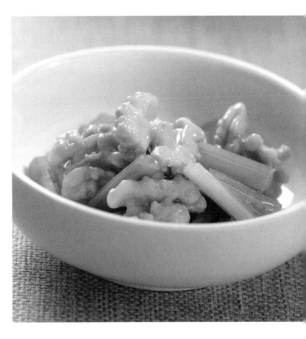

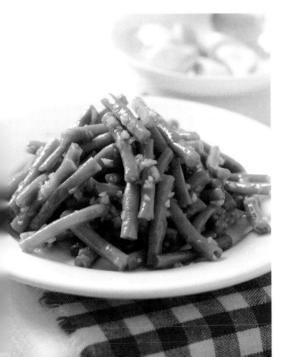

凉拌豇豆

【材料】豇豆200克，蒜蓉15克。

【调料】盐、香油各少许。

【做法】

1.豇豆洗净，切小段；锅中放入适量水煮沸，放入豇豆段煮2分钟后捞出，过凉。

2.豇豆段放入盘中，放入蒜蓉、盐、香油拌匀即可。

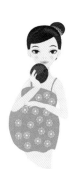

适合孕1月的健康饮品

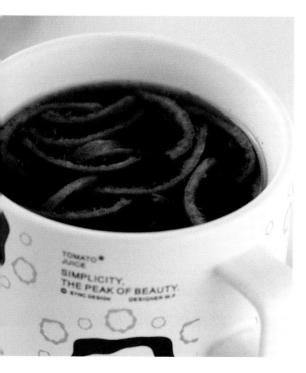

生姜茶饮

【材料】生姜、橘皮各10克。

【调料】红糖适量。

【做法】

生姜、橘皮加红糖，煮水当茶饮。

冰糖茉莉茶

【材料】茉莉花5克，冰糖10克。

【做法】

1.将茉莉花洗净放入杯中，加入冰糖。

2.用开水冲泡15～30分钟即可。

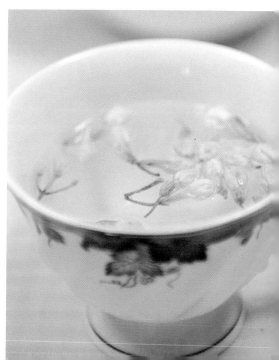

枸杞大枣茶

【材料】大枣4个，枸杞子15克。

【调料】冰糖10克，水500毫升。

【做法】

1. 将大枣去核洗净，与枸杞子一起放入容器中，加水浸泡30分钟。

2. 将大枣、枸杞子放入砂锅中，加水500毫升煮沸，加入冰糖，小火煮30分钟即可。

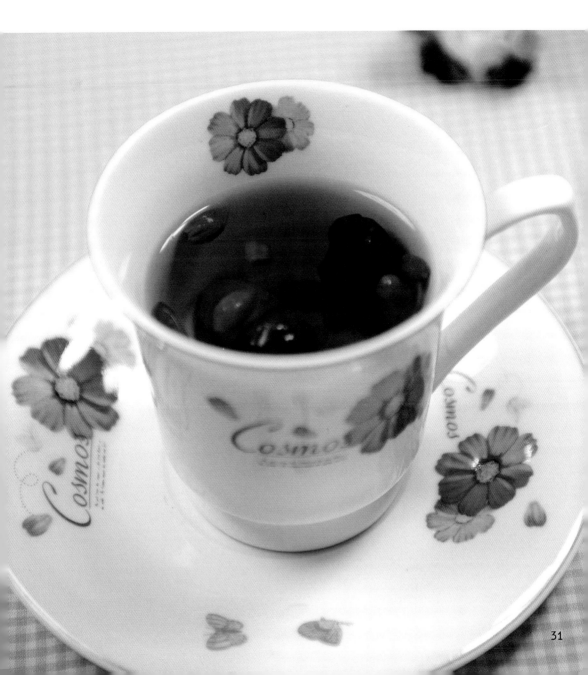

怀孕怎么吃每日一读

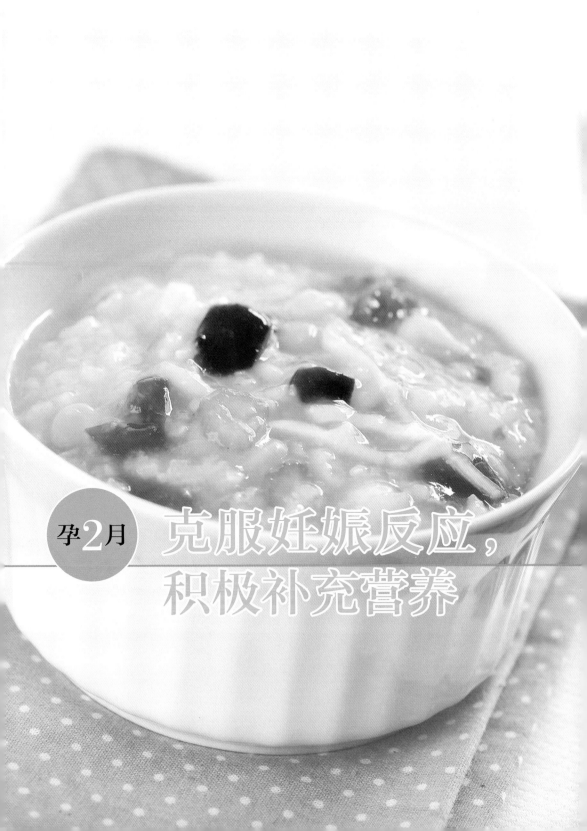

孕2月 克服妊娠反应，
积极补充营养

第 5 周
胎宝宝迅速生长，准妈妈出现早孕反应

上个月，胚盘在细胞分化中逐渐分成3层，这3层正逐步发育成胎宝宝的各个器官。

✱ 胎宝宝飞速长大

现在，细小的胚胎长度只有约6毫米，在医院借助仪器，可以看到一个外形酷似海马的苹果籽大小的胚胎。

这一周，胎宝宝的发育会有突飞猛进的增长，腿开始以出芽的方式长出，手臂分成了手、肩、臂部，心脏开始有规律地跳动并开始供血，小肠形成，阑尾出现，面部器官开始形成，鼻孔出现，眼睛的视网膜也开始形成了。

✱ 准妈妈出现早孕反应

准妈妈在这个时期虽然还没有确认怀孕，但是准妈妈可能已经出现恶心、疲倦、嗜睡等现象。当这些早孕反应出现时，不要惊慌，也不要担心，因为当胎宝宝安全地向你发出他到来的信息时，就已经证明了他现在足够健康。因此，在接下来的日子里，准妈妈要放松心情，缓解早孕反应给自己带来的不适，让自己更快乐、更轻松，这才是最好的胎教。

胚胎期是胎宝宝各器官分化发育的关键时期，许多导致畸形的因素都非常活跃。在第4～5周，心脏、血管系统最敏感，最容易受到损伤。在这个敏感阶段，准妈妈更要注意自己的生活环境和饮食起居，减少剧烈活动，以使胎宝宝安然度过这一时期。

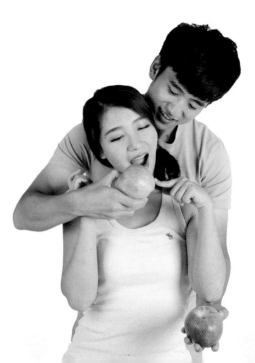

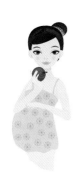

克服妊娠反应，积极补充营养

补充水分： 早孕反应严重的准妈妈因为剧烈的呕吐容易引起水盐代谢失衡，所以要注意补充水分，多吃新鲜蔬菜和水果。

不挑食，保证全面营养： 这个时期胎儿的主要器官开始全面形成，准妈妈的饮食要能够满足胎儿的正常生长发育和准妈妈自身的营养需求。

少食多餐，减轻妊娠反应： 早孕反应带来的恶心、厌食，影响了准妈妈的正常饮食，可以通过变化烹饪方法和食物种类，少食多餐，来保证自己的营养补充。

适当增加优质蛋白质的摄入量： 这个时期，准妈妈每日应摄入蛋白质80克~95克，以满足胎儿的发育需要。准妈妈一定要通过食物获得足够的优质蛋白，还要多吃奶类及水果、蔬菜。

克服孕吐，能吃就吃： 恶心、呕吐等早孕反应让准妈妈觉得吃什么都不香，甚至吃了就吐。这种情况下，准妈妈不用刻意让自己多吃些什么，只要根据自己的口味选择喜欢吃的食物就可以了。少食多餐，能吃就吃，是这个时期准妈妈饮食的主要方针。

番茄生菜沙拉

【材料】生菜200克，番茄1个，葡萄干20克，腰果10克。

【调料】沙拉酱1汤匙，黑胡椒粉、盐各少许。

【做法】

1.生菜洗净，撕成小块；番茄洗净，切块；葡萄干洗净泡软；腰果压碎。

2.将生菜、番茄放入盘中，撒上沙拉酱、黑胡椒粉、盐，再放入葡萄干、腰果拌匀即可。

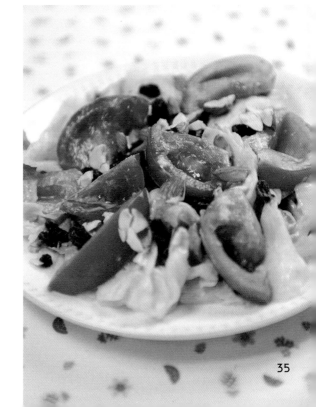

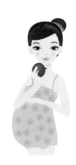

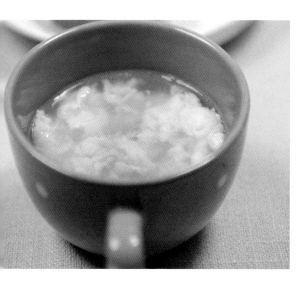

蛋醋止呕汤

【材料】鸡蛋2个，白糖30克，米醋50克。

【做法】

1.将鸡蛋磕入碗内，用筷子打匀，加入白糖、米醋调匀。

2.锅内加入水，旺火烧沸，倒入碗内鸡蛋液，煮沸即可食用。

话梅清香手剥笋

【材料】鲜笋500克，九制话梅75克。

【调料】桂皮1段，香叶2片，盐15克，糖25克。

【做法】

1.将鲜笋洗净后切去老根，纵向从中间切一刀，将笋一分为二，再对开成一半，放入沸水锅中煮1分钟后捞出。

2.另取一只锅，放入香叶、桂皮、话梅、盐、糖和焯好的笋，倒入水大火煮开，盖上盖子，转中火煮20分钟。

3.煮好后，将笋浸泡在香料水中，待全部冷却后，移至冰箱冷藏室，浸泡24小时后食用味道更佳。

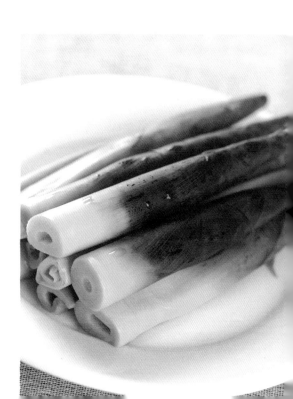

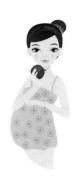

第 **33** 天

应对早孕反应，坚持进食

这个月的营养保健十分重要。一是由于准妈妈出现妊娠反应，主要是恶心、呕吐、没有食欲等，妊娠反应极大地影响了准妈妈对营养物质的消化与吸收。二是由于孕早期胎儿发育所需的氨基酸全部由母体供给，如果摄入不足，可引起胎儿发育迟缓、身体过小等。

所以，这个时期的准妈妈要应对好早孕反应，坚持进食，但不可滥补营养剂。能吃的时候就吃，能吃进多少就吃多少，不想吃的时候也选择适口的东西尽量吃一些。每次不可吃得太饱，可少吃多餐；这个时候不必介意营养是否平衡，只要多吃些就好。

经过前段时间蛋白质摄入，此时准妈妈体内的蛋白质已经有了一定的储存。不喜欢吃动物蛋白质的准妈妈，不妨选择豆制品、干果、花生酱等食物替代，换换口味。由于早孕反应会影响食物的摄入，因此准妈妈应多吃苹果、石榴、红豆等具有健脾开胃作用的食物。有偏食习惯的准妈妈不要过于偏食，也不要被早孕反应吓住而过于关注它。

荸荠银耳羹

【材料】干银耳1朵，荸荠10个，干莲子20颗，枸杞子30颗，冰糖20克。

【做法】

1.将干银耳放入大碗，用冷水浸泡1小时后剪成小块；枸杞子用冷水浸泡；荸荠去皮洗净，切粒。

2.锅中加入清水，放入干莲子、银耳块、荸荠粒，大火煮开后，调成小火，半盖盖子，炖煮40分钟。

3.将枸杞子放入，继续炖5分钟，调入冰糖，搅拌至溶化即可。夏季冷藏后食用，口味更好。

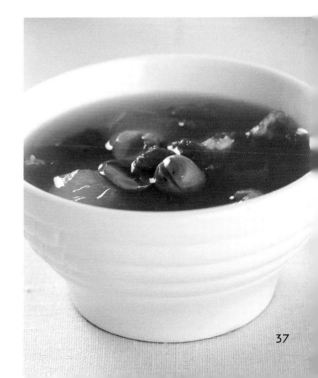

第**34**~**35**天
明星食材：苹果

"一天一苹果，医生远离我"，苹果不单是健康之果，还是智慧之果、美容之果，能够缓解妊娠呕吐、孕期水肿等多种妊娠反应和不适症状。

✳消除令人烦恼的妊娠呕吐

妊娠早期，很多准妈妈会出现呕吐现象。准妈妈多吃苹果，可消除妊娠呕吐，并补充维生素C等营养素，还可以调节水、电解质平衡，防止因频繁呕吐而引起酸中毒。另外，苹果酸甜爽口，可增进食欲，促进消化。

✳缓解水肿症状，预防妊娠高血压

有些准妈妈到了妊娠中期、晚期，会出现妊娠高血压综合征。苹果含有较多的钾，钾可以促进体内钠盐的排出，对消除水肿、维持血压有较好的作用。

✳保持血糖稳定，不做妊娠"糖妈妈"

苹果中的胶质和微量元素能保持血糖的稳定，还能有效降低胆固醇，使准妈妈远离孕期糖尿病和妊娠高血压。

增强准妈妈的肺部功能

多吃苹果可保护肺部免受污染和烟尘的影响，增强肺部功能，为准妈妈提供清洁的内环境。

让准妈妈的皮肤红润细腻

苹果中含有大量的镁、硫、铁、铜、碘、锰、锌等元素，可使准妈妈的皮肤细腻、红润而有光泽。

最佳食用方法

准妈妈每天吃1~2个苹果就足够了，直接食用较方便，也可以和其他蔬果一起榨汁，能够改善口感。

✳食用禁忌

从初春到夏季的苹果是储藏过的，所以不是很新鲜，准妈妈要尽量挑选新鲜的苹果食用。

不要把切开或削皮后的苹果长时间暴露在空气中，要尽快食用，否则暴露在外的果肉与空气接触，会发生氧化反应而变成褐色，影响口感和口味，且容易使营养成分流失。

蔬菜苹果粥

【材料】苹果1个，粳米50克，芹菜、甜玉米粒、番茄、圆白菜各20克，鲜香菇1朵，姜片3克。

【调料】盐适量。

【做法】

1.粳米淘洗干净，浸泡30分钟；苹果洗净，去皮核，切小块；番茄洗净，切块；圆白菜洗净，切丝；鲜香菇洗净，切丁；芹菜洗净，切粒。

2.锅中加入适量水煮沸，放入粳米，大火煮沸后放入准备好的其他材料，小火煮20分钟后再次大火煮沸，下盐调味即可。

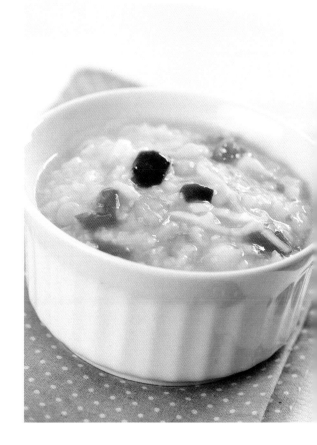

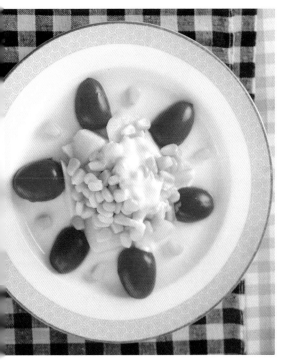

苹果玉米沙拉

【材料】玉米粒150克，苹果1个，香梨2个，小番茄10个。

【调料】沙拉酱适量。

【做法】

1.玉米粒汆烫后过凉水冲净。

2.苹果、香梨分别洗净，去皮切小块；小番茄洗净，对半切开，与玉米粒一同放入盘中，淋上沙拉酱拌匀。

孕吐提醒准妈妈调整饮食

✾胎宝宝生长发育迅速

这个时期，胚胎继续快速生长，形状像颗蚕豆。已经长出了心室，并且开始供血，四肢的幼芽也开始长出，头和躯干已经能分辨清楚了。长长的尾巴开始缩短。胎儿现在的形状像个"C"字，面部有小黑点，那是将来的眼睛；小的空洞是鼻孔；深凹下去的地方，将来是耳朵；手和脚看上去像划船的桨。

这时候的胚胎细胞还在迅速分裂，主要器官包括初级的肾和心脏的雏形都已发育，神经管开始连接大脑和脊髓，原肠也开始发育，面部五官的痕迹都已显露。

✾准妈妈出现孕吐反应

通过孕吐，可以提醒准妈妈调整自己的饮食起居，孕吐越厉害，流产的概率就会越小。我们平常所吃的各种食物很多都含对人体轻微损害的毒素，但不威胁健康。可是当怀孕时就不同了，腹中弱小的生命承受不了这些轻微的毒素。所以准妈妈的身体会分泌大量激素，以增强准妈妈孕期嗅觉和呕吐中枢的敏感性，以最大限度地将毒素拒之门外，保护自己和胎儿不受伤害。

这时准妈妈的饮食原则就是少食多餐，不妨每隔2～3小时进食一次，食物可根据自己的喜好尽量多样化。多吃一些番茄、柑橘、草莓等新鲜蔬果，增加营养和水分。在生命的萌芽阶段，因为胎宝宝完全没有能力来表达他的存在，所以孕吐也是胎宝宝向准妈妈传递自己存在的信息的手段，以此来提醒和督促准妈妈注意保护好自己。

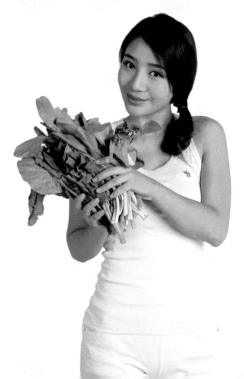

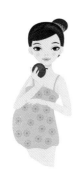

充足营养，呵护胎儿神经系统发育

怀孕的头3个月是胚胎发育和各器官形成的重要时期，胚胎迅速成长，人体的主要系统和器官逐渐分化出来，此时是脑部细胞发展的重要阶段，由于胎儿迅速成长和发育受子宫内环境的影响最大，所有的先天发育缺陷如腭裂、四肢不全及盲、聋等，几乎都在这个关键的时期内发生。

怀孕的最初7～8周是脑细胞的形成期。胎儿的脑神经系统从怀孕第5～6周就开始发展，直到第7～8周神经管闭合完成，也就是说，从胚胎着床后，神经细胞便开始分化，接着产生各种神经细胞移动与突触结合。整个神经系统的发育会持续到孕期结束。

神经系统是胎儿所有器官中发展期最长同时也是最早就开始发展的器官。研究表明，最初的原生神经组织，约在卵子受精后第18天，从中胚层与外胚层的交互作用中产生。

黄豆什锦汤

【材料】猪脊骨100克，鸡腿1只，黄豆20克，冬瓜、山药各50克，玉米半根，葱段、姜片各10克，枸杞子5克。

【调料】盐、胡椒粉各适量。

【做法】

1.猪脊骨、鸡腿洗净，剁成小块；黄豆提前用凉水泡发；冬瓜、山药分别去皮洗净，切块；玉米切块。

2.锅中放入适量水，加入猪脊骨块、鸡腿块、黄豆，大火煮沸，撇去浮沫，加入葱段、姜片，转小火煲1小时，再放入冬瓜块、山药块和玉米块，煲30分钟。

3.加枸杞子再煮5分钟，加盐、胡椒粉调味即可。

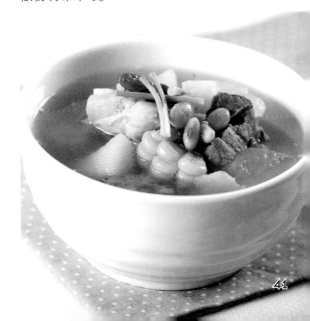

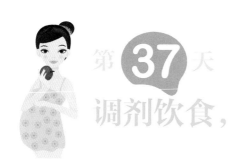

调剂饮食，戒除偏食、挑食

有许多准妈妈怀孕后，喜欢吃一些食品，同时也厌烦一些食品，这样就造成了偏食或挑食的习惯，结果准妈妈摄入的营养大大降低，影响了自身的健康，更妨碍胎儿的正常发育。

准妈妈偏食、挑食会导致微量元素缺乏，对母子健康很不利。如果准妈妈缺乏微量元素，不但自身可发生贫血、甲状腺肿、味觉障碍、伤口不易愈合、流产，还会影响胎儿神经和骨骼系统的生长与发育，严重的甚至可导致胎儿畸形。

因此，女性怀孕后要注意调整饮食，不但要适当加强营养，还应当选食富含微量元素的食物。许多动植物性食物都含有微量元素，如牛、羊、猪肉，鱼、蛋，花生、芝麻、核桃、土豆、小麦等含锌较多；蔬菜、豆制品、黑木耳含铁较多；海带、海鱼、紫菜中含碘丰富；谷类、坚果类、肉类、蔬菜类均含有铜。

山楂海带丝

【材料】鲜海带150克，山楂糕50克，葱丝、姜丝各3克。

【调料】白糖、料酒1茶匙，盐适量。

【做法】

1.锅内放入适量水，加葱丝、姜丝、料酒、盐煮沸，鲜海带洗净放入锅内，先用大火煮沸，再用小火煮软，捞出海带切成细丝，装入盘中。

2.山楂糕切丝，放入海带丝盘中，撒上白糖拌匀即可。

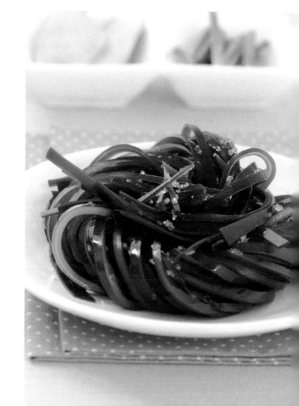

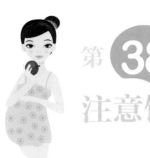

第 **38** 天
注意饮食的多样化

孕早期，由于妊娠反应，准妈妈往往不能充分吸收饮食中的全部营养。因此，要根据准妈妈妊娠反应的情况，依照准妈妈的口味，合理地调配膳食，以满足胚胎发育所需的各种营养。

❋ 保证优质蛋白质的供给

孕早期是胚胎发育的关键时期，若此时母体缺乏蛋白质和氨基酸，会引起胎儿生长发育迟缓、身体过小等现象，造成胚胎畸变，出生后无法弥补。一般来说，孕早期准妈妈每日至少应摄入蛋白质70毫克。

❋ 注意铜、锌元素补充

无机盐在胚胎各器官的形成发育中具有重要的意义。准妈妈缺铜将影响胎儿的正常分化和发育，导致先天性畸形；孕早期缺锌，可导致胎儿内脏、骨骼畸形，引起中枢神经系统发育不良、胎儿生长发育迟缓等。因此，此时准妈妈要特别注意摄取富含锌、铜、铁、钙的食品，如核桃、芝麻、畜禽肉类、动物内脏、奶类、豆类和海产品等。

香甜黄瓜玉米

【材料】黄瓜1根，甜玉米1根。

【调料】牛奶2汤匙，盐、黑胡椒碎各适量。

【做法】

1.黄瓜洗净切成小丁；用刀刨下玉米粒。

2.锅中倒入油，大火加热，待油温五成热时，先放入玉米粒炒1分钟，再放入黄瓜丁，然后撒入盐，淋入牛奶，最后加入黑胡椒碎，翻炒均匀即可。

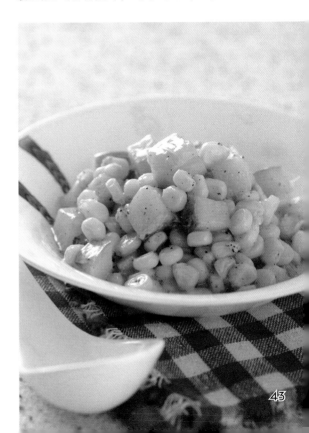

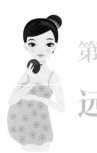
怀孕过程中，为了保护胎儿，准妈妈的免疫系统会下降，从而导致过敏。

很多人都知道吃海鲜容易导致过敏。但很少有人知道，很多常见的食物都有可能引起过敏。因此，过敏体质的准妈妈在选择食物时要特别注意以下几种。

牛奶：有些准妈妈会对牛奶中的酪蛋白产生过敏反应。

鸡蛋：易过敏的准妈妈由于本身体质的特殊性，即使吃一点儿鸡蛋的蛋白都可能引起过敏。

花生：有的人只是同剥过花生的人握一下手，或是闻到花生的味道都有可能引起过敏。如果准妈妈对花生过敏，就要彻底远离花生，甚至不要靠近杏仁、核桃、榛子、腰果等坚果类食物。

黄豆：如果准妈妈对黄豆过敏，就要远离豆浆、豆制品等食物。

鱼类：对鱼过敏的情况相对来说比较容易避免。比如，准妈妈在外面就餐时，只要注意不吃鱼类，就会避免对鱼过敏了。

贝类：如果准妈妈对贝类过敏，就应该避免食用一切贝类食物。另外，沙拉酱或辣椒酱中有可能会含有贝类，也要避免食用。

✱给过敏体质准妈妈的建议

不宜摄入过多蛋白类食物，过敏体质的准妈妈应合理搭配自己的饮食，一定要以清淡、均衡为主。

应该多吃蔬菜和蜂蜜等益气固表的食物，能有效防止过敏症状的发生。

应该避免或尽量少吃（或少喝）荞麦、蚕豆、白扁豆、牛肉、鹅肉、鲤鱼、虾、螃蟹、辣椒、浓茶、咖啡、腥膻发物和含致敏物质的食物等，以免发生过敏反应。

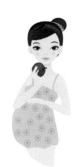

吃好一日三餐最重要

营养学家注意到，胎儿出生后的生活与饮食习惯往往跟母亲一致。如果能从胎教的高度看待孕期的一日三餐，准妈妈养成良好的饮食习惯，那么这些信息也将传递给孩子，使他在准妈妈肚子里就"学"会科学地进食，养成良好的饮食习惯。

❋三餐要定时、定量、定点

理想的进餐时间为早餐7:00~8:00，午餐12:00，晚餐18:00~19:00；进餐时间最好持续30分钟，并且保持态度从容、心情愉悦、细嚼慢咽。

每餐都不要随意忽略或合并，且分量要合适，应早餐丰富、午餐适中、晚餐适量减少。

❋三餐要营养均衡、品种多样

准妈妈和胎儿所需的营养素应尽量从多样化的食物中获取，而不要为了省时省力，每餐只吃一两种食物。

肉松三明治

【材料】 面包片2片，肉松20克，黄瓜半根，香蕉1根。

【调料】沙拉酱适量。

【做法】

1. 肉松与沙拉酱放入碗中拌匀；黄瓜、香蕉切片备用。

2. 把一片面包上沙拉酱、黄瓜片、香蕉片，再盖上另一片面包即可。

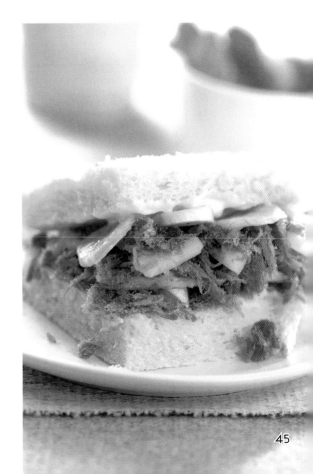

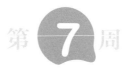

胚胎重要的生长发育期

✱ 长出小胳膊小腿

这一周，胚胎上伸出的幼芽般的四肢，即将长成胳膊和腿，现在看上去已经很明显，在其末端有裂，以后这些将变成手指和脚趾。两条胳膊仍然很像鱼鳍，比腿长一些，而且胎宝宝的胳膊比腿发育得稍快，这种状况会一直持续到宝宝3岁以后。

✱ 进入重要的发育时期

这一周，胎宝宝的大脑、身体以及头部将经历重要的发育时期。胎宝宝现在的神经系统轮廓已接近完成，头部明显增大。心脏已经划分成左心房和右心室，并开始了有规律的跳动，每分钟大约跳150下；开始有血液在胚胎体内循环。

胎宝宝面部正在形成，两眼在头部两侧，现在还只是两个小黑点。胚胎有两肺、肠、肝、两肾以及内生殖器官，但均尚未完全形成。此时，胚胎的头部占了很大比例。

✱ 准妈妈要保持心情舒畅

这段时间，准妈妈情绪波动很大。需要注意的是，早孕期胚胎的发育异常和新生儿腭裂或唇裂的原因之一，就是准妈妈长期情绪过度不安或焦虑。因此，准妈妈一定要保持心情愉快。

目前这几周是胎宝宝发育的关键时期，维持胎宝宝生命的器官正在生长，所以准妈妈更应注意营养，务必保证营养的均衡合理。如果准妈妈呕吐厉害，体重下降严重，最好去医院检查，看是否需要补充葡萄糖。

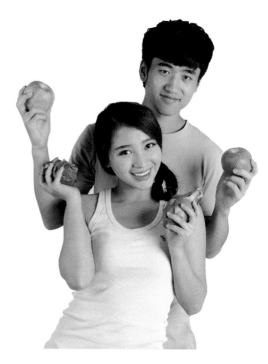

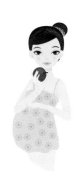

对付"害喜"，饮食调理有妙招

有些准妈妈在怀孕初期（2～12周内）会因"害喜"而导致没有胃口、闻到油烟味或刷牙时就恶心，或吃完饭就吐……

研究显示，女性怀孕期间的"害喜"症状是机体自我保护的方式，也是预防中毒和抵制食物中细菌的方式。

人们普遍认为，"害喜"是因为准妈妈对生孩子怀有矛盾复杂的情绪或单纯的激素紊乱所致。新的研究结果显示，如果饮食中富含糖、甜味剂、咖啡类刺激物、蔬菜、肉类、牛奶和鸡蛋等，准妈妈恶心呕吐现象会更明显，而谷类和豆类摄入较多的准妈妈出现这种情况则较少。因此，饮食习惯与"害喜"现象有一定关系。

✱对付"害喜"从厨房入手解决

少食多餐： 孕初期，准妈妈不必为了增加体重而大吃大喝，只有孕前体重过轻的准妈妈，才需要通过饮食调理慢慢增加体重。

进食中不要喝汤或饮料： 进食的时候，最好不要将干的食物和稀的食物一起吃，避免出现恶心的感觉。

避免吃油炸、油腻、含过多人工香料的食物： 这类食物不易消化，而且非常容易引起恶心、呕吐。

睡前吃些面包或苏打饼干： 如果准妈妈起床时经常感到恶心，可以在每晚睡前吃少量面包或苏打饼干，也可以在起床时吃一些这类食物。

食用清淡、无刺激性的食物： 准妈妈最好能吃一些较为清淡的食物，避免用辣椒、咖喱等刺激性食物来烹调。

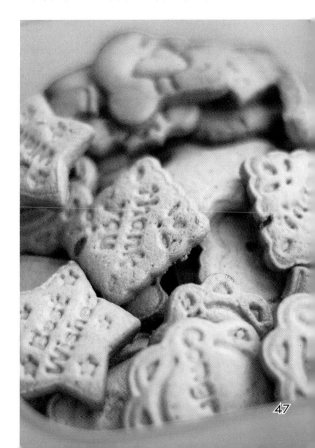

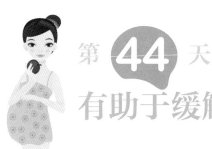

有助于缓解孕吐的食物

准妈妈可视个人喜好食用一些有助于缓解孕吐的食物。

生姜：中医一直视生姜为"止呕圣药"，有温中、散寒、止呕、化痰作用，且多食不易产生燥热，很适合孕吐的准妈妈食用。准妈妈呕吐后或觉得想吐时，喝些热姜汤可以减轻胃部的不适感。

柠檬：柠檬又称"宜母果"，能止吐、安胎，尤其适合严重呕吐的准妈妈食用。

甘蔗：中医认为，甘蔗汁具有止吐的作用，能下气和中，又能发挥"甘酸养阴"的功效，与生姜汁同用时止虚呕的效果很好。

苹果：属于碱性食物，可调节体内电解质的平衡，并能补充维生素等营养。

饮料中，除了以生姜为主的生姜乌梅汁、甘蔗生姜汁外，准妈妈还可以尝试以下几道茶饮。

紫苏橘茶：小金橘5个，洗净，带皮切片，与紫苏3片同放入小锅中，加水适量，煮沸后放至温凉，再加入适量蜂蜜饮用。

柚子（橘子）茶：生柚子（橘子）皮切丝；生姜适量，切丝；白糖适量，一起放入杯中，用沸水冲泡后饮用。

红糖姜汤：红糖、生姜（切片）各适量，加水煮开后服用。

雪梨汤：雪梨切片，加适量水，煮片刻，放凉饮用。

苹果柠檬汁：柠檬、苹果切块，放入榨汁机，加入适量凉开水，榨汁后饮用。

火龙果雪梨汁：火龙果富含维生素C和膳食纤维，对咳嗽、气喘有独特疗效；雪梨除烦解渴、清肺润燥，其营养价值和苹果差不多。

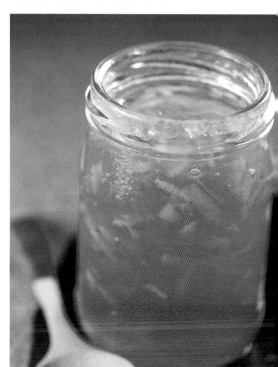

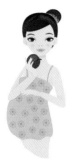

遭遇妊娠剧吐怎么办

准妈妈在孕早期常有一些早孕反应，如食欲缺乏、轻度恶心、呕吐、头晕、倦怠等症状，这是正常的妊娠反应，不需要特殊的治疗。妊娠反应期一般较短，由于早期胚胎形成时期营养素不需要增加很多，所以大多数情况下不会影响胎儿的发育。但是，如果呕吐不限于早起和饭后，而是反复发作，甚至不能喝水、进食，有的准妈妈不仅将胃内食物吐出，而且还将胆汁等吐出，这是一种异常现象，称为妊娠剧吐。

✿妊娠剧吐的危害

持续妊娠剧吐的准妈妈由于蛋白质及糖的缺乏，以致体重明显下降，热量不足，机体转而动用脂肪，脂肪氧化不全，产生酸性代谢产物而出现酮症。由于电解质及新陈代谢紊乱，还可以出现碱中毒或酸中毒。严重妊娠剧吐甚至可出现贫血、黄疸，重度脱水引起肾功能损害，会严重威胁母子的健康。

✿妊娠剧吐时应采取的措施

到医院接受检查：首先排除由消化系统或神经系统疾病所引起的呕吐。

保持乐观的精神：妊娠剧吐是怀孕时特有的，大多数准妈妈在怀孕3个月时就会渐渐消失，因此，准妈妈不要为此而忧虑，应保持乐观的精神。

多补充水分：为了保持水、电解质的平衡，要注意多饮水、多吃蔬菜和水果，以补充电解质。

合理膳食：随意膳食，做到什么时候能吃就吃，什么时候想吃就吃，吐了之后能吃还吃，尽可能细嚼慢咽，以利于消化和吸收。

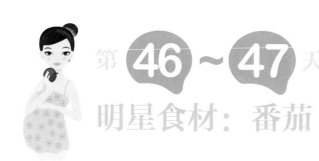
番茄，人称"蔬菜中的水果"，无论是外形还是味道，都深受人们喜爱，在被孕吐困扰的孕早期，它可是准妈妈的最佳食物。

❉ 缓解妊娠呕吐，促进消化

番茄酸酸甜甜的口感有助于改善食欲，缓解妊娠呕吐。番茄所含的苹果酸或柠檬酸，有助于胃液对脂肪及蛋白质的消化，可增强准妈妈的食欲。

❉ 预防妊娠高血压

番茄特有的番茄红素有抗氧化损伤和保护血管内壁的作用，对预防妊娠高血压很有帮助。

❉ 防治牙龈出血，赶走妊娠斑

经常发生牙龈出血或皮下出血的准妈妈，吃些番茄有助于改善症状。番茄富含的维生素C，能够帮助准妈妈预防妊娠斑和妊娠纹。

❉ 最佳食用方法

生吃番茄是补充维生素C的好方法，但没成熟的青番茄含有毒素，不能吃。

熟吃番茄比生吃更易获得番茄红素，番茄红素遇油加热后更易被人体吸收，但加热时间过长，番茄红素就会被自动分解掉。番茄每次食用以100克~250克为宜。

❉ 食用禁忌

青色未成熟的番茄不宜食用：因为未成熟的番茄含有大量有毒番茄碱，准妈妈食用后，可能会出现恶心、呕吐、全身乏力等中毒症状，对胎儿发育有害。

不宜空腹吃：番茄含有大量胶质、果质、柿胶粉、可溶性收敛剂等成分，这些物质容易与胃酸起化学反应，结成不易溶解的物质，影响准妈妈的消化吸收，造成胃肠不适。

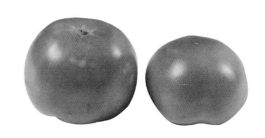

番茄炖鱼

【材料】 草鱼1条，番茄200克，葱、姜、蒜末各10克。

【调料】花椒粒5克，料酒、生抽各10克，干辣椒、剁椒、胡椒粉、盐各适量。

【做法】

1.草鱼去除内脏洗净切块，沥干水分后加盐、胡椒粉、料酒、姜末、蒜末、剁椒腌制5分钟；番茄洗净切块备用。

2.锅中放底油、下花椒粒和干辣椒煸香后滤掉。

3.下姜末、蒜末煸香后加入番茄块炒至浓稠状，其间加入胡椒粉、生抽，加清水大火煮沸。

4.开锅后加入腌制的草鱼块，大火煮沸，再用小火炖10分钟，撒上葱末即可。

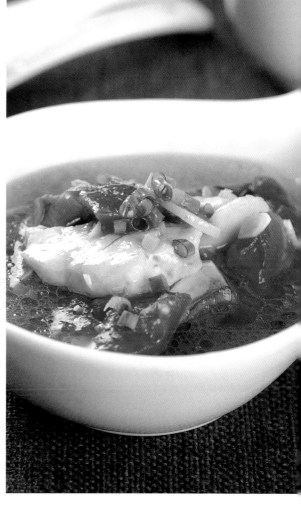

番茄鸡蛋燕麦汤

【材料】番茄1个，鸡蛋1个，嫩豆腐50克，速食燕麦2大匙。

【调料】盐少许。

【做法】

1.鸡蛋打散备用，番茄洗净，切块；嫩豆腐切小块。

2.锅中加少许油烧热，放入蛋液炒散，盛出；锅中留底油炒番茄块。

3.锅中倒入适量水煮沸，放入速食燕麦和嫩豆腐块，煮沸后把炒好的鸡蛋放入锅中，盖上盖子煮2～3分钟，下盐调味即可。

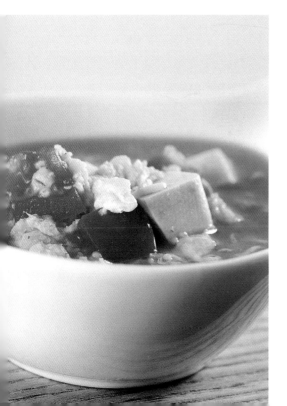

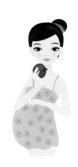

明星营养素：蛋白质

蛋白质是组成人体的重要成分之一，约占人体重量的18%。蛋白质含20多种氨基酸，其中有些氨基酸是人体内不能合成的，必须由食物蛋白质来供应，这些氨基酸称为必需氨基酸。食物蛋白质营养价值的高低，主要取决于其所含必需氨基酸的种类、含量及比例是否与人体内蛋白质相近似，食物蛋白质中的各种必需氨基酸的比例越接近人体蛋白质的组成成分，越易被人体消化吸收，其营养价值就越高。一般来说，动物蛋白质在各种必需氨基酸组成的相互比例上接近人体蛋白质，因此是优质蛋白质。

✽ 蛋白质的功效

在妊娠期，准妈妈体内的变化、血液量的增加、身体的免疫能力、胎宝宝的生长发育及准妈妈每日活动的能量，都要通过蛋白质来供给。特别妊娠后期是胎宝宝大脑生长发育最快的时期，需要大量的蛋白质。

优质的蛋白质有助于形成胎盘，支持胎宝宝脑部发育。胎宝宝还要从母体得到蛋白质，合成内脏、肌肉、皮肤、血液等。

✽ 缺乏的影响

准妈妈如果对含有重要氨基酸的蛋白质摄取不足，就不能适应子宫、胎盘、乳腺组织的变化，尤其是在怀孕后期，会因血浆蛋白降低而引起水肿，并且会严重影响胎儿的发育。

✽ 食物来源

肉类、鱼类、蛋、奶酪、牛奶、豆类、豆制品等。

其中，蛋类和奶类的蛋白质最易被人体吸收。人们往往只注意动物蛋白的营养价值，而忽视了植物蛋白的摄取，豆类制品不但味道鲜美，而且对胎宝宝的大脑发育有着特殊的功能。多食用豆制品，可以预防新陈代谢紊乱、贫血、营养不良性水肿和脱发等，促进胎宝宝的脑细胞的旺盛生长。

✽ 专家建议摄取量

孕期每日需补充蛋白质约60克~80克，比孕前多15克。孕晚期蛋白质供给量包括足够的动物蛋白质，在原有基础上每日增加25克，供给85克~100克。

鸭肉粥

【材料】鸭肉250克，大米100克。

【调料】花椒粉、生抽、盐各适量。

【做法】

1.大米洗净；把鸭肉块洗净，切小块，用花椒粉、生抽腌30分钟。

2.锅中放入适量水煮沸，放入鸭肉块汆烫至变色捞出，冲净。

3.汤锅中放入适量水煮沸，放入大米，大火煮沸，再改小火煮20分钟，放入汆烫好的鸭肉块再煮10分钟，下盐调味即可。

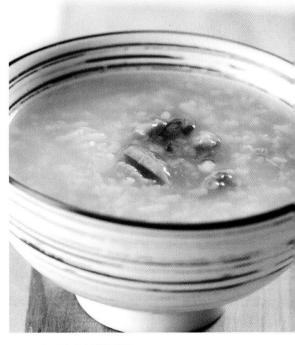

小鸡炖蘑菇

【材料】仔鸡1只，榛蘑100克，葱、姜各10克。

【调料】桂皮1小块，香叶5片，八角3颗，料酒1汤匙，生抽2汤匙，糖1茶匙，盐各适量。

【做法】

1.榛蘑冲去表面的浮土，放入清水中浸泡15分钟；仔鸡收拾干净，剁成小块。

2.锅中倒入清水，大火煮开后，将仔鸡块放入焯烫2分钟，捞出后冲净，沥干备用。

3.另起锅倒入油加热，待油七成热时放入鸡块煸炒几下，放入切成片的葱和姜，再放入八角、桂皮和香叶，翻炒出香味后烹入料酒，再继续翻炒。

4.调入生抽和糖，炒匀后倒入开水没过鸡块。将浸泡好的榛蘑捞出洗净后，放入锅中搅匀，盖上盖子，用中小火炖煮30分钟，下盐调味即可。

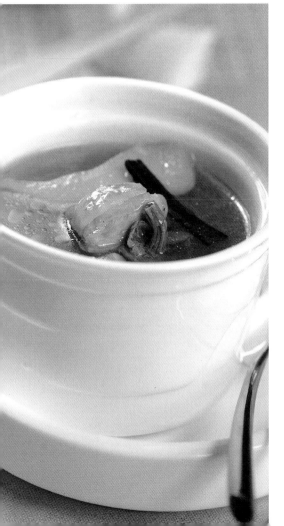

第 **8** 周
以每天1毫米的速度快速发育

进入第8周后，胚胎已经初具人形，但是小尾巴还没有完全消失，大小和外形看起来像一颗葡萄，有时会像跳动的豆子一样运动……

✾器官特征开始变得明显

此时，胚胎的器官已经开始有明显的特征，如果用超声波检查，能清楚地听到心脏跳动的声音。各种复杂的器官都开始发育，负责平衡和听力的内耳正在形成，大部分内脏器官的发育已经初具规模。

✾面部特征也已比较明显

胎儿的眼睑发育完全，两眼位于头部两侧，而不是正前方，因此两眼间的距离还很大。能辨认出鼻尖，两个鼻孔已经形成；两侧颌骨联合起来形成了口腔，已经有了舌头，牙和腭也开始发育。

✾胚胎人形毕现

胚胎这周的发育特点是骨架形成，人形毕现，内部器官大部分已形成雏形。上颚继续发育，颌及面部肌肉开始形成，大脑皮层开始出现，脑细胞迅速发育，对母体传来的信息比较敏感。

✾准妈妈要预防孕早期流产

这一时期最容易发生先兆流产和自然流产，准妈妈应避免用力的动作和剧烈运动，更不宜外出旅行，同时要禁止性生活。伴随孕周的增加，准妈妈的体能消耗逐渐加大，会比以前更容易出现饥饿感。

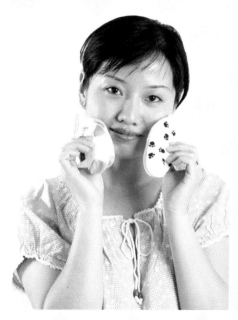

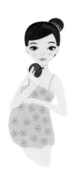

适合孕2月的滋补粥

安胎鲤鱼粥

【材料】活鲤鱼半条，苎麻根20克~30克，糯米80克，葱段、姜片各10克。

【调料】盐适量。

【做法】

1.将鲤鱼去鳞及内脏，洗净，放入砂锅，加入葱段、姜片，加水炖汤备用。

2.糯米洗净，泡水备用；苎麻根加水另煎，去渣取汁，加入鲤鱼汤中。

3.汤煮沸后放入糯米，煮成粥，下盐调味即可。

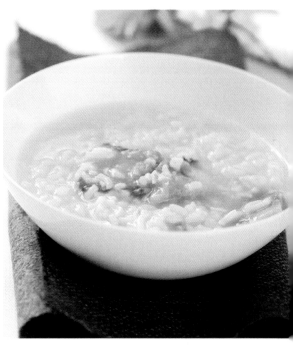

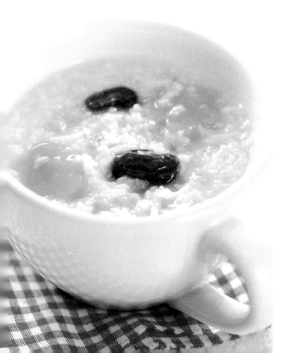

小米金瓜鸡肉末粥

【材料】小米30克，糯米30克，南瓜80克，板栗5颗，鸡肉末80克，红枣5颗。

【做法】

1.将糯米、小米、红枣洗净待用；南瓜洗净、去皮、切小块；板栗煮熟、去壳，压碎。

2.将淘好的糯米及小米、鸡肉末、红枣和南瓜放入锅里，人火烧开后改小火，煮1小时左右。

3.起锅前放入板栗碎，拌匀即可。

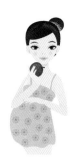

适合孕2月的美味汤

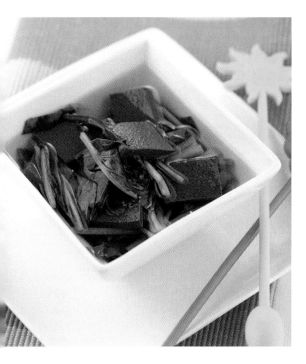

菠菜猪血汤

【材料】菠菜200克，猪血100克。

【调料】盐、香油各少许。

【做法】

1.猪血洗净切块；菠菜去杂洗净，切段备用。

2.将猪血块放入砂锅，加适量清水，煮至猪血块熟透，再放入菠菜段略煮片刻。

3.加入盐、香油调味即可。

百合麦冬瘦肉汤

【材料】猪瘦肉150克，麦冬15克，鲜百合30克。

【调料】盐少许。

【做法】

1.鲜百合、麦冬分别洗净，用清水浸泡30分钟；猪瘦肉洗净，切块，氽烫备用。

2.将猪瘦肉块放入砂锅，加入足量水，放入麦冬，大火煮沸后改小火煲1小时后放入鲜百合煮沸1分钟，加盐调味即可。

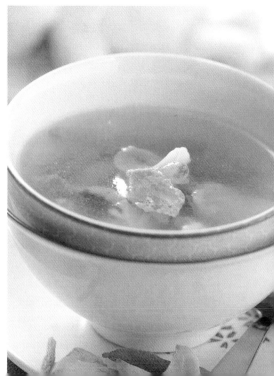

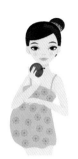

适合孕2月的花样主食

洋葱牛肉炒饭

【材料】洋葱100克，牛肉150克，米饭150克，姜末5克。

【材料】生抽、料酒各1茶匙，盐少许。

【做法】

1.洋葱去硬皮，洗净，切丝；牛肉切丝，放入生抽、料酒腌5分钟。

2.炒锅放油烧热，爆香姜末，倒入牛肉丝炒至变色，盛出。

3.炒锅留底油，放入洋葱丝炒出香味，放入米饭翻炒，再倒入炒好的牛肉，翻炒均匀，下盐调味即可。

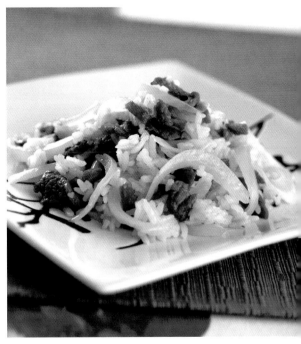

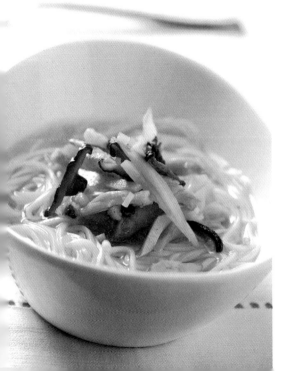

香菇鸡丝面

【材料】面条150克，鸡胸肉150克，香菇50克，竹笋30克，葱花5克。

【材料】酱油1茶匙，盐少许。

【做法】

1.将鸡脯肉、竹笋洗净，香菇用水泡软，分别切成丝备用。

2.将油烧热，爆香葱花，放入鸡胸肉丝、香菇丝翻炒；加入竹笋丝轻炒数下，再倒入酱油炒入味。

3.锅中加水煮沸后，把面条放入锅中，煮熟后再加入盐调味即可。

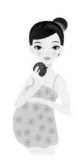

适合孕2月的营养热炒

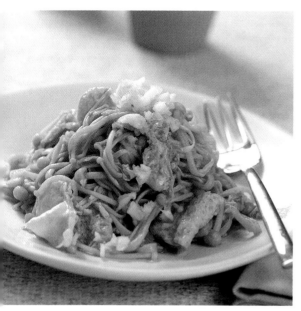

金针菇炒鸡蛋

【材料】金针菇250克，鸡蛋2个，蒜2瓣。

【调料】生抽1茶匙，盐适量。

【做法】

1.金针菇洗净沥水；鸡蛋打入碗里，加盐，搅打均匀；蒜剁碎。

2.锅中放油烧热，倒入打好的蛋液，炒散后盛出。

3.锅中添入少许油，加蒜蓉爆香，倒入金针菇炒，加入煎好的鸡蛋，快速翻炒，炒至金针菇变软后，加生抽和盐调味即可。

酱烧小土豆

【材料】小土豆250克，蒜苗100克，姜10克。

【调料】黄豆酱15克，冰糖6克，老抽1/2茶匙，盐少许。

【做法】

1.小土豆洗净，去皮切块；蒜苗切小段；姜切末。

2.锅里下油烧热，爆香姜末，下黄豆酱、冰糖、老抽炒匀，加水烧开，倒入小土豆块，小火慢烧。

3.要不时晃动锅，使土豆块裹满汤汁，大火收汁，下蒜苗段和盐，炒匀出锅。

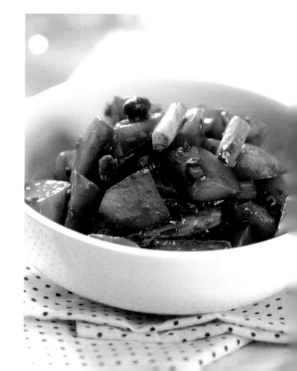

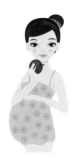

适合孕2月的爽口凉菜

腐竹拌双丝

【材料】水发腐竹150克，黄瓜100克，彩椒半个，姜末5克，香菜末、香葱末各适量。

【调料】芝麻酱、生抽、醋各15克，香油、花椒油、盐各少许。

【做法】

1.将腐竹泡软后，切成细丝，放开水锅中焯一下，捞出沥水放凉。

2.黄瓜、彩椒分别洗净，切丝。

3.将芝麻酱放入碗中，放入生抽、醋、盐、适量水调成糊状。

4.将腐竹丝、黄瓜丝、彩椒丝放入盘中，淋上芝麻酱糊，撒上姜末、香菜末、香葱末、香油、花椒油拌匀即可。

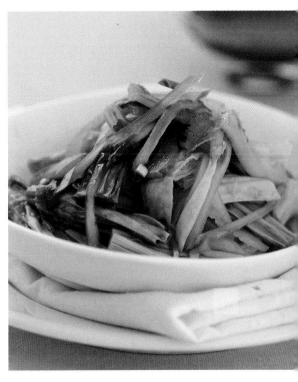

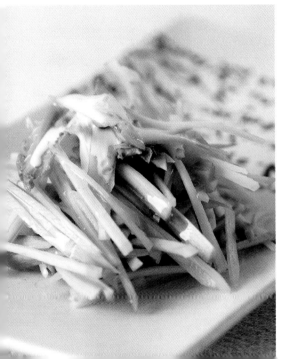

芥蓝沙拉

【材料】芥蓝200克。

【调料】色拉油、沙拉酱各适量。

【做法】

1.汤锅置火上，倒入适量水烧沸，放入芥蓝焯烫至断生，捞出，过凉，沥干后切丝。

2.取盘，放入焯好的芥蓝，淋上烧热的色拉油，再淋上沙拉酱，拌匀即可。

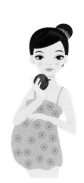

适合孕2月的健康饮品

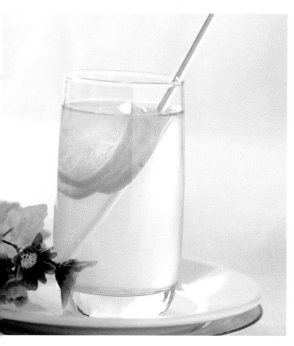

柠檬蜂蜜水

【材料】柠檬半个，蜂蜜2茶匙，凉开水200毫升。

【做法】

1.柠檬洗净切片，放入凉开水中。

2.调入蜂蜜搅匀即可。

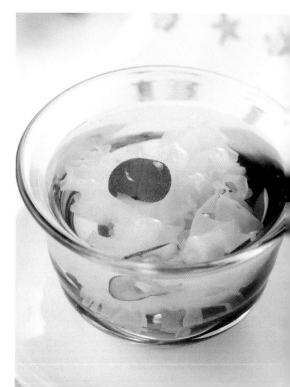

樱桃银耳羹

【材料】银耳20克，鲜樱桃5颗。

【调料】白糖20克。

【做法】

1.将银耳用温水泡发，除去根及杂质，洗净，撕成小朵；鲜樱桃洗净，切成小片。

2.将锅置于火上，加适量清水，放入银耳、白糖，大火烧开，再改用小火炖至银耳软烂。

3.放入樱桃片煮沸1分钟，熄火。

柠檬姜汁

【材料】姜1片，柠檬半个，蜂蜜适量。

【做法】

柠檬榨汁备用。把姜、柠檬汁和1勺蜂蜜组合在一起，然后倒入温开水冲调后服用。孕早期每天早晨空腹喝1杯柠檬姜汁，可以止晨吐，夏季饮用尤佳。

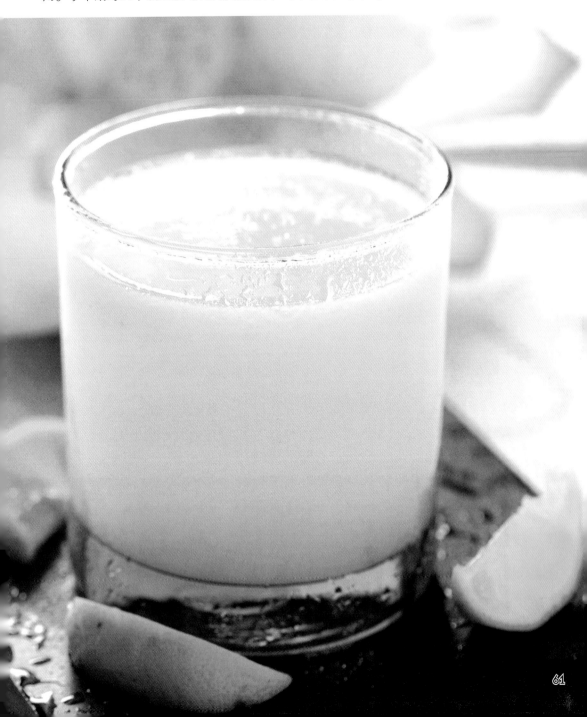

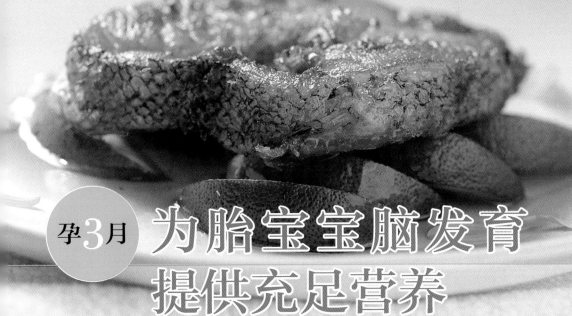

孕**3**月 为胎宝宝脑发育
提供充足营养

第 **9** 周
度过萌芽期成为真正的"胎宝宝"

从第9周开始，胎宝宝已经是个五脏俱全、初具人形的小人儿了，而且这个小人儿不仅仅是有了人样，精神活动也开始产生了。从第9周开始，准妈妈的"孕味"将越来越足，妊娠反应更加剧烈。恶心、呕吐更加严重，疲乏、倦怠、嗜睡、胃口不佳等症状也都比前期加重。

✳褪去了小尾巴

胚胎期的小尾巴这个时候已经基本消失，身体开始变直，尽管头弯向胸前，但更加成形了，头部仍然比较大，所有的器官、肌肉、神经都已经开始工作。

✳味蕾正在发育

现在，胎宝宝的五官已经发育得比较完善了，他的味蕾正在发育，所有牙齿的幼芽都各就各位，之前在腹腔外被囊包裹着的肠道开始向逐渐增大的腹腔迁移。

✳五官俱全的小人儿

从这一周开始，胚胎期结束，胎宝宝五官俱全，头大而圆，占身体全长的1/2，上下牙床出现乳牙的胚基，心脏腹腔已基本形成，甲状腺、肝脏、胰腺等均已形成。

✳准妈妈身体开始发生变化

虽然腹部从外观上还看不出变化，但子宫已经长得有拳头般大了，并且由于子宫增大压迫膀胱和直肠，准妈妈会出现尿频或便秘的症状，阴道分泌物也开始增多，乳房除了胀痛外，开始进一步长大，乳晕和乳头色素沉着更加明显，颜色变黑。

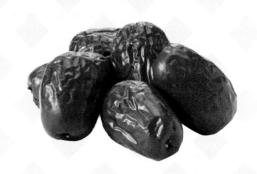

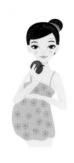

第 **57** 天

高质量营养，避免先天发育缺陷

几乎所有的先天发育缺陷都发生在怀孕后的12周内。为避免这种情况的发生，准妈妈需要摄入较高质量的营养。

蛋白质： 鸡肉、瘦肉、蛋类、鱼、虾、牛奶和奶制品中的蛋白质是最优质的蛋白质，不喜欢吃动物蛋白食物的准妈妈可用豆制品、豆浆、干果类等富含植物蛋白质的食物来代替。

碳水化合物： 碳水化合物可以缓慢地释放能量，使准妈妈保持良好的状态。馒头、面包、米饭、燕麦片、土豆和豌豆都是富含碳水化合物的食品，在每天的饮食中它们应该占到1/3，特别是怀孕早期，需要注意补足碳水化合物以积蓄能量。

维生素： 如果准妈妈孕期的饮食结构是相当均衡的，也没什么特殊的健康需求，那么除了叶酸和铁元素之外，基本不需要额外补充维生素。

淡菜瘦肉粥

【材料】淡菜20克，猪瘦肉100克，干贝10克，大米50克，姜末10克。

【调料】生抽10克，盐少许。

【做法】

1.将淡菜、干贝分别洗净，用水浸泡12小时，捞出；大米淘洗干净，放入清水中浸泡1小时。

2.猪瘦肉洗净，切末，用生抽腌20分钟；放入锅中炒至变色盛出备用。

3.锅置火上，加入适量清水煮沸，放入大米、淡菜、干贝、猪瘦肉末、姜末煮至米烂汤稠，加入盐调味即可。

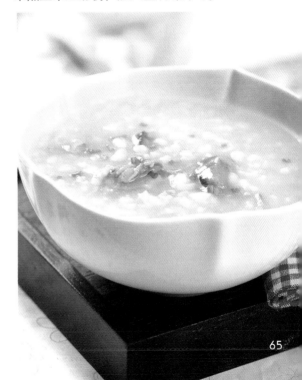

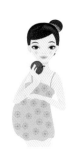

流产的克星：维生素E

维生素E又名生育酚，属于酚类化合物。维生素E是一种很重要的血管扩张剂和抗凝血剂。在食油、水果、蔬菜及粮食中均存在维生素E。近年来，维生素E又被广泛用于抗衰老方面，可消除脂褐素在细胞中的沉积，改善细胞的正常功能，减慢组织细胞的衰老过程。怀孕早期的准妈妈适当服用一些维生素E具有保胎的作用。

✽功效

维持女性正常生育功能及人体心肌、平滑肌、外周血管系统的正常结构；维生素E保护细胞膜，还能防止不饱和脂肪酸的过氧化，防止脂肪化合物、维生素A、硒、两种硫氨基酸和维生素C的氧化作用，防止脂褐质的蓄积；促进胎宝宝良好发育，预防流产、早产，增强生殖功能的作用；防止脑细胞活性衰退，保持脑的活力；防止血液凝固；减轻疲劳；对多种急性肝损伤具有保护作用，对慢性肝纤维化有延缓作用；降低患缺血性心脏病的机会；在孕前及围产期持续使用维生素E，还能够有效防止妊娠纹的产生。

✽缺乏的影响

长期缺乏维生素E可能会发生上皮变性，容易引起女性不育症。准妈妈如果缺乏维生素E会影响胎宝宝大脑的功能，造成脑功能障碍、智力障碍。

✽食物来源

莴苣、油菜、菜花、玉米、种子类、植物油、牛奶、鸡蛋、果类、深绿色蔬菜、全谷类、麦片、番茄、核桃等。

维生素E主要存在于植物油中，麦胚油、葵花油、花生油和玉米油中含量丰富；蔬菜、豆类和谷类中含量也多。一般不易缺乏。

✽专家建议摄取量

建议准妈妈每日摄入维生素E14微克。它是唯一一种大剂量服用也没有明显毒副作用的脂溶性维生素。

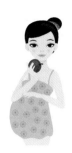

第 **60** 天

如何对待酸味食物

为什么女性怀孕后喜欢吃酸味食物？这是因为受精卵在子宫腔内着床后，就开始分泌出一种物质，它会抑制胃酸分泌，使消化酸的活性大大降低，这就影响了准妈妈正常的消化功能，使其恶心、呕吐和食欲缺乏，而酸味食物正好能刺激胃酸的分泌和提高消化液的活性，帮助消化、增加食欲。但酸味食物也不能过量，这样不仅影响准妈妈身体的酸碱平衡，还有可能危及胎宝宝。

从怀孕2～3个月后，胎儿的骨骼开始形成，酸性物质可促进钙的吸收和骨骼成长，还有助于铁的吸收，促进造血。但并不是说只要是酸味就一定是好的食物，这里所说的营养酸味食物，包括新鲜水果和酸奶等营养食品。很多新鲜的瓜果含酸味，这类食物含有丰富的维生素C，维生素C可以增强母体的抵抗力，促进胎儿正常生长发育。因此喜吃酸味食物的准妈妈最好选用一些带酸味的新鲜瓜果，如番茄、青苹果、橘子、草莓、葡萄、酸枣、话梅等，也可在食物中放少量的醋、番茄酱，增加一些酸味。酸味水果有酸枣、葡萄、樱桃、杨梅、石榴、橘子、番茄等，但山楂不适宜准妈妈食用，因山楂对准妈妈的子宫有收缩作用。准妈妈食用较多的山楂制品，会刺激子宫收缩，甚至造成流产。人工腌制的酸菜、泡菜等，几乎不含任何营养成分，却含有致癌物质亚硝酸盐，同样不适宜准妈妈食用。酸奶不但营养价值高，而且对厌食症状有一定的治疗作用，另外，酸奶富含钙、优质蛋白质、多种维生素和碳水化合物，还能帮助人体吸收营养，排泄有毒物质。

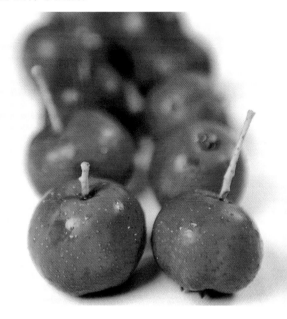

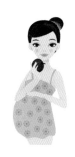

第 61 天
缓解慢性疲劳的饮食改善方案

孕早期，受精卵在子宫着床后，准妈妈的绒毛膜促性腺激素分泌增多，黄体产生的黄体酮刺激子宫内膜生长从而促进胎盘形成。胎盘形成后，生成大量雌激素，刺激子宫和乳腺发育。

随着胎盘的生长，绒毛膜促性腺激素分泌增多，促进乳腺生长，与此同时，准妈妈的甲状腺功能增强，基础代谢水平增高。黄体酮水平的增高可引起平滑肌松弛，肠蠕动减少，消化液分泌降低，出现恶心、消化不良和便秘，这些内分泌的变化会导致准妈妈的不适感增加。

有些准妈妈怀孕后发现自己总是感觉突然很疲劳，其实这不是筋疲力尽后的疲劳，而是随着准妈妈对体内黄体酮激素增加及身体承受压力的适应，在你做完一天的工作后会觉得自己像是跑了一场马拉松似的疲乏。

❋ 有助于消除疲劳的食物

◆脑细胞本身是由蛋白质、卵磷脂、维生素B_1、维生素B_3等物质构成并依靠血糖氧化供给能量。因此，准妈妈必须补充富含这类营养成分的食物，如禽蛋类、鱼虾、瘦肉或黄豆和豆制品。

◆葡萄糖的补给不可缺，以保证能量的供给。因此，大米、面食对准妈妈来说不可少。

◆富含维生素C的食物能把准妈妈疲劳时所积累的代谢物尽快处理掉，富含维生素C的食物有鲜枣、橘子、辣椒、番茄、豌豆苗、卷心菜、蒜苗、芥菜、菜花、苦瓜等。

◆多食碱性食物能中和酸性环境，使准妈妈消除疲劳。碱性食物有海带、玉米、豆类、胡萝卜、芹菜、黄瓜、茄子、大蒜、韭菜、苹果、香蕉、椰子、桃、梨、番茄、蜂蜜、牛奶、豆浆等。

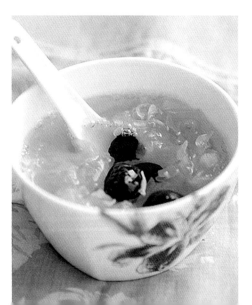

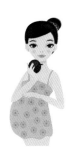

孕早期保胎，吃对食物

饮食对准妈妈和胎宝宝的健康会产生一定的影响，尤其是孕期前12周是胎儿成长的关键期，胎儿的器官正在分化成长，如果准妈妈不加注意，极易造成流产和畸胎。因此，准妈妈在孕早期要注意吃对食物。

✿ 有利于胎儿健康的食物

海参：含有丰富的DHA，可以提高人体免疫力，维护大脑细胞膜的完整性，并有促进脑发育、提高记忆力的作用，是胎儿生长发育必不可少的一种营养物质。海参中还含有大量的碘、蛋白质，有助于胎儿的智力发展。

苹果：苹果含有多种维生素和碱性物质，不仅能增强食欲、促进消化、缓解孕吐，其丰富的锌还可促进胎儿脑发育并预防畸形，为胎儿后天记忆力的开发打下基础。

葵花子：葵花子富含亚油酸和叶酸，可以促进胎儿大脑发育，降低胎儿神经系统发生畸形的风险。

玉米：玉米富含丰富的钙、膳食纤维、脂肪、维生素E等多种营养，准妈妈在怀孕初期多吃玉米，可以有效缓解妊娠期高血压、腹胀、痔疮等疾病，并抑制妊娠斑。

芥菜：准妈妈经常食用芥菜可以中和体内的酸性，维持身体弱碱性的内环境。

✿ 避免食用易流产的食物

黑木耳：具有活血化瘀的作用，不利于胚胎的稳固和生长。

山楂：可加速子宫收缩，易导致早产。

杏、杏仁：杏，味酸，性大热，且有滑胎作用，为孕期之大忌。

薏米：对子宫肌肉有兴奋作用，能促使子宫收缩，因而有诱发早产的可能。

螃蟹、海带：有活血软坚的作用，食用后对孕早期的准妈妈会造成出血、流产的危险。

人参、桂圆等补品：食用人参等补品会引起气盛阴耗，加重早孕反应，导致水肿和高血压等；桂圆辛温助阳，性温导致大热，准妈妈食用后易动血动胎，不仅不能保胎，反而会出现出血、腹痛等先兆流产症状。

第 10 周
面部清晰，大脑迅速发育

❋胎宝宝面部已经清晰

此时胎宝宝面部基本发育完全，眼睛、鼻子、嘴等都已各归其位。现在他的眼皮还粘在一起，到第24周后才能睁开，20个微小的牙蕾已经开始形成。

❋大脑正在迅速发育

从本周起，胎宝宝的脑细胞会进入迅速增殖的阶段，主要是脑细胞体积增大和神经纤维增长，脑重量会因此不断增加。现在，胎宝宝的神经系统也开始有反应了。

❋四肢越来越清晰

现在，胎宝宝的关节已经形成，手臂更长且肘部变得更加弯曲，手指和脚趾已开始分开，并清晰可见，手腕已经成形，脚踝发育完成，指甲正在生长。

❋准妈妈嗅觉变得异常敏感

准妈妈的食欲会有所改变，嗅觉变得异常敏感，会对一些食物或气味产生一阵阵恶心的感觉，想吐。

❋蛋白质是大脑发育的重要营养成分

蛋白质占脑干总重量的30%~35%，是大脑复杂智力活动中不可缺少的基本物质，如果胎儿期蛋白质供应严重不足，则会引起胎宝宝大脑发育障碍，因此，应多通过饮食进行必要的补充。

❋维生素C能使胎宝宝大脑灵活敏锐

充足的维生素C会明显促进胎宝宝大脑的发育，使大脑灵活敏锐，对宝宝以后的智力发育和记忆力都非常有益。新鲜水果中含维生素C非常充分，准妈妈要注意多加食用。

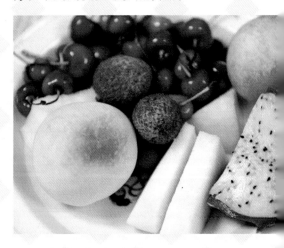

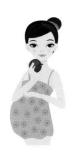

第64天

重视胎宝宝脑发育的营养供应

研究显示，胎宝宝大脑发育最旺盛的时期为妊娠期至出生后1年内，在此期间，最易受营养不良的影响。妊娠期营养不良会使胎宝宝脑细胞生长发育延缓，影响脑细胞增殖与髓鞘的形成。

人的大脑主要由脂类、蛋白类、糖类、B族维生素、维生素C、维生素E和钙这7种营养成分构成。

蛋白质：胎宝宝大脑发育需要35%的蛋白质。蛋白质能维持和发展大脑功能，增强大脑的分析理解及思维能力。

脂类：脂类是组成胎儿大脑非常重要的成分。胎宝宝大脑的发育需要60%的脂质。脂质包括脂肪酸和类脂质，而类脂质主要为卵磷脂。充足的卵磷脂是宝宝大脑发育的关键。

其他营养：糖是大脑唯一可以利用的能源，维生素以及矿物质能够增强大脑细胞的功能。

胎儿大脑的发育

第20天	胚胎中的大脑原基生成
孕2月	胎儿大脑里沟回的轮廓已经很明显
孕3月	胎儿脑细胞的发育进入第一个高峰时期
孕4~5月	胎儿脑细胞的发育仍处于高峰时期，并偶尔出现记忆痕迹
孕6月	胎儿大脑表面出现沟回，大脑皮层的层次结构也基本定形。此时，胎儿的脑细胞已达140亿个，脑细胞的数量可满足一生使用
孕7月	胎儿大脑中的主持知觉和运动神经已经比较发达，开始具有思维和记忆的能力
孕8月	胎儿的大脑皮层更为发达，表面的主要沟回已经完全形成

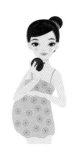

选对食物，让胎宝宝更聪明

✳ 让胎宝宝更聪明的 DHA、ARA

DHA（二十二碳六烯酸）和ARA（花生四烯酸）是具有重要生理功能的长链多元不饱和脂肪酸，是神经及视网膜发育所需的重要营养素。ARA是细胞膜的重要组成物质。二者均属于人体的多元不饱和脂肪酸。ARA缺乏时会影响胎宝宝的神经细胞发育，尤其会造成早产儿生长迟缓。

研究证实，DHA和ARA对胎宝宝的脑神经及视神经发育是有益的。大量实验证明，DHA和ARA有利于胎宝宝的成长，如对中枢神经系统的发育、视网膜的发育，对智力、认知能力、解决问题的能力及免疫系统的发育都有较大的帮助。

✳ 补充DHA和ARA应以食用鱼类为主

为了培养出聪明健康的宝宝，准妈妈的饮食中除了要格外注意铁、叶酸和钙质的摄取外，最好每天还要吃一份深海鱼类，以补充足够的DHA和ARA。富含DHA的深海鱼类有鱿鱼、鲑鱼、鳕鱼、沙丁鱼等，其中鱼眼窝是含DHA最丰富的地方。此外，蛋、肉类及海藻也含有少量的DHA。富含ARA的食物有鱼类、蛋类和内脏类等。

补充DHA和ARA并不意味着准妈妈需要额外补充鱼油。食用鱼油过多会影响凝血功能，可能增加准妈妈孕期的出血概率，尤其是直接摄取大量鱼油，更容易引起准妈妈过敏。

准妈妈还需注意，食物以符合时令的食物和新鲜食物为佳，因为DHA和ARA属于长链多元不饱和脂肪酸，对空气和光线都很敏感，并且特别容易变质。

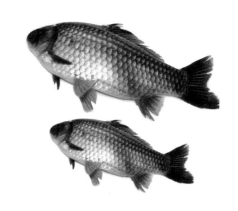

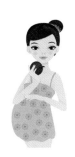

吃点坚果胎宝宝更聪明

专家指出，脑细胞是由60%的不饱和脂肪酸和35%的蛋白质构成，而坚果类食物中含有15%～20%的优质蛋白质和十几种重要的氨基酸，这些氨基酸都是构成脑神经细胞的主要成分。因此，无论是对准妈妈还是对胎宝宝来说，坚果都是补脑、益智的佳品。准妈妈不要因为坚果中含有大量的脂肪和蛋白质就害怕食用后发胖，而对它望而却步，只要每天将摄入量控制在28克左右就不会发胖。

花生：花生的蛋白质可高达30%左右，其营养价值可与鸡蛋、牛奶、瘦肉等媲美，而且易被人体吸收。花生皮还有补血的功效。可以将花生与黄豆一起炖汤，最好不要用油炒着吃。

核桃：补脑、健脑是核桃的第一大功效，另外，其含有的磷脂具有增加细胞活力的作用，能增强机体抵抗力，促进造血功能和加速伤口愈合。核桃仁还有镇咳平喘的作用。尤其是经历冬季的准妈妈，可以把核桃作为首选的零食。核桃可以生吃，也可以加入适量盐水，煮熟吃，还可以和栗子等一起煮粥吃。

腰果：腰果含有不饱和脂肪酸，并富含磷、铁、钾等矿物质，经常吃可以明目、健脑。

花生仁拌肚丁

【材料】熟猪肚150克，花生仁100克，葱段5克。

【调料】白糖、盐、酱油、花椒粉、香油少许。

【做法】

1.将花生仁煮熟，去皮；熟猪肚洗净切成丁。

2.将猪肚丁、花生仁、葱段、白糖、盐、酱油、香油、花椒粉放入盘中拌匀即可。

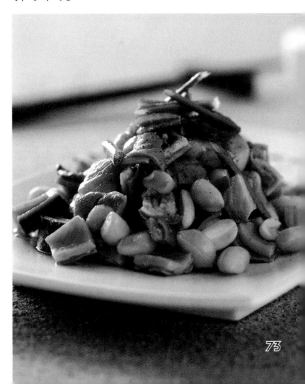

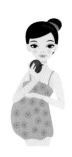

第 69 ～ 70 天
脂肪：对大脑有益的重要物质

脂肪是构成组织的重要营养物质，在大脑活动中起着重要作用。脂肪占脑重量的50%～60%，主要为人体提供热能，是人类膳食中不可缺少的营养素。脂肪的营养价值与它所含的脂肪酸种类有关。脂肪酸分为饱和脂肪酸和不饱和脂肪酸两大类。亚麻油酸、次亚麻油酸、花生四烯酸等均属在人体内不能合成的不饱和脂肪酸，只能由食物供给，又称作必需脂肪酸。必需脂肪酸主要含在植物油中，在动物油脂中含量较少。

胎宝宝所需的必需脂肪酸是由母体通过胎盘供应的，因此为了让胎宝宝健康地成长发育，准妈妈孕期应适当多吃些植物油。

❋ 功效

动物油脂是脂溶性维生素A和维生素D的重要来源，而维生素A和维生素D对胎宝宝视力和骨骼的发育起着决定性作用；胆固醇是胎宝宝脑部发育不可缺的营养素，可促进脂溶性维生素E的吸收，起安胎的作用；还能帮助固定内脏器官的位置，为胚胎发育提供一个安宁的环境。

❋ 缺乏的影响

如果吸收脂肪过少，会造成热能的摄入不足和必需脂肪酸的缺乏，而必需脂肪酸是人体必不可少的营养物质，必需脂肪酸吸收不足，会使人患皮肤疹，出现血尿、泌乳障碍等多种疾病和状况，对胚胎、婴儿发育及母体健康都有危害；影响脂溶性维生素的吸收，造成维生素A、维生素D的缺乏等。

❋ 食物来源

植物油、动物油、食用油(葵花油、豆油、芝麻油、玉米油、花生油、橄榄油)、肥肉、乳制品、果仁等。

植物油除菜籽油、茶油外，必需脂肪酸的含量都比动物油的含量高。

❋ 专家建议摄取量

每天应补充20克～30克，但最好不要超过50克，能达到脂肪供热百分比为总热能的25%即可，以防脂肪摄取过多，增加肝脏的负担且造成肥胖。

青柠煎鳕鱼

【材料】鳕鱼150克，青柠檬1个，蛋清2个。

【调料】盐、淀粉各适量，橄榄油两大勺。

【做法】

1.鳕鱼洗净切块，加盐腌制5分钟，挤柠檬汁涂抹其上。

2.将备好的鳕鱼块蘸上蛋清和淀粉。

3.锅内放入两大勺橄榄油烧热，放入鳕鱼块煎至金黄，装盘后点缀柠檬片。

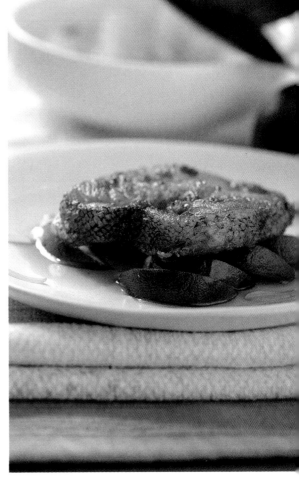

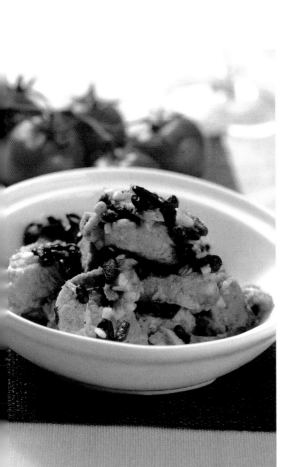

豉汁蒸排骨

【材料】肋排250克，大蒜5瓣。

【调料】豆豉15克，糖10克，淀粉15克，生抽10克，花椒粉、盐、香油各适量。

【做法】

1.排骨剁小块，洗净后汆烫备用；豆豉在清水中漂洗干净，蒜切末。

2.将排骨块加入豆豉、花椒粉、生抽、盐、糖、香油、淀粉，抓匀腌制1小时，中火蒸25分钟。

羊水中欢畅的"小鱼"

❋羊水中欢畅的小鱼

随着羊水量越来越充足，胎宝宝在羊水中就如同一条优雅的小鱼，和着羊水震荡的节奏，他会轻轻地伸伸胳膊、摇摇腿，或者旋转一下身体，就像一条欢畅的小鱼。当他高兴的时候，会频繁地活动身体，还会有两脚交替向前走的动作，这就是宝宝原始的行走。

❋盈盈一握的胎宝宝

这一周，胎宝宝头部还是占据着身体一半的大小。现在可以清晰地看到胎宝宝脊柱的轮廓，脊神经开始生长发育了，还没有睁开的小眼睛里，虹膜开始发育。

❋成长速度越发惊人

这一周，胎宝宝的成长速度越来越快，很多细微之处开始出现，如手指甲和绒毛状的头发开始出现，胳膊发育加快，肢体变长，骨骼变硬。

❋准妈妈血液量增多

在这一时期，准妈妈的基础代谢量迅速增加，比受孕前增加25%左右。因为热量消耗迅速，准妈妈应当摄取足够的蛋白质和热量。虽然每个人的情况有所不同，但在妊娠期间，准妈妈的血液量通常会增加30%～45%。因为子宫不断增大，所以血液需求量就随之增加。增多的血液对准妈妈和胎宝宝起到保护作用，用以应对紧急出血的状况。血液量从孕早期就开始增加，到妊娠中期时达到最高值。血液量增多后，准妈妈的排汗量也会随之增加，因此应注意补充水分。

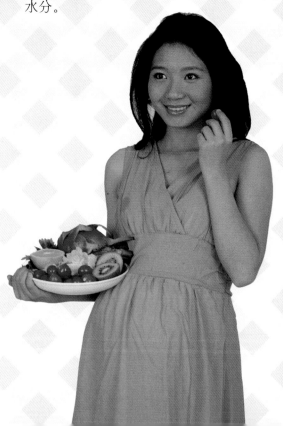

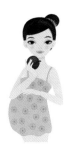

第71天
准妈妈要改掉偏食、挑食的习惯

部分准妈妈偏食、挑食，可能与孕前偏食、挑食有关，也有的因妊娠反应出现了新的偏食。无论哪种情况的偏食都会造成营养不平衡，对准妈妈本身健康和胎宝宝成长不利，正确的做法是要改掉偏食习惯，保持营养平衡。

研究人员对生育过畸胎的女性进行头发微量元素测定时发现，这些女性头发中的锌、铜、锰、钙、硒等含量都明显低于同龄健康女性。经调查，这些女性多有偏食习惯，不但鱼、肉不吃，就连鸡蛋也很少吃，加上怀孕初期，妊娠反应强烈，难以进食，从而使母体得不到必需的微量元素，不能达到平衡营养，影响胎宝宝的正常发育，出现畸形。

上述研究中的部分女性进行了3～6个月饮食调整，适当增加含有丰富的锌、铜等微量元素的食物，多吃容易为人体所吸收的瘦肉、海产品及蛋类等动物性食物。结果有几名女性生育了健康的婴儿。这表明，准妈妈营养的平衡对生育健康胎宝宝的重要性。因为，平衡膳食能保证准妈妈向胎宝宝提供不同发育阶段所需要的多种营养素，从而保证胎宝宝各个器官能发育。

黄瓜玫瑰豆浆

【材料】黄豆30克，燕麦片30克，黄瓜50克，干玫瑰花5克。

【做法】

1.黄豆用清水浸泡10小时，洗净；黄瓜洗净，切小块；干玫瑰花洗净。

2.把所有食材一同倒入全自动豆浆机中，加水至上、下水位线之间，按下"豆浆"键，煮至豆浆机提示豆浆做好即可。

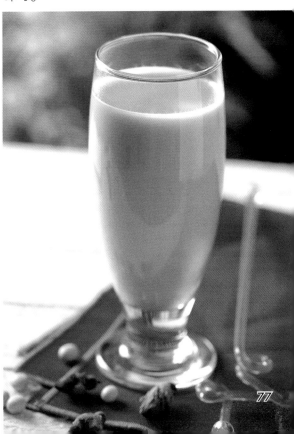

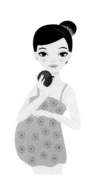

明星营养素：碘

碘是人体必需的微量元素，是合成甲状腺激素最重要的原料。如果机体内含碘不足，将直接限制甲状腺素的分泌。胎宝宝发育所需的甲状腺素，在妊娠的前3个月是由母体提供的，3个月后胎宝宝形成自主的甲状腺功能，此时母体内的甲状腺素已不能完全通过胎盘，胎宝宝脑发育所需激素主要由胎宝宝自己合成。准妈妈缺碘会造成胎宝宝缺碘，从而影响胎宝宝的发育。

❋缺碘的危害

有研究显示，当孕期碘摄入低于每天25微克时，胎宝宝出生后可能出现智力低下、聋哑、性发育滞后、运动机能障碍、语言能力下降以及其他不良生长发育现象为特征的克汀病。克汀病基本是不可逆的，因此不存在补救的机会，重要的是预防，按准妈妈的需要量补充碘是非常必要的。如果由于缺碘引起甲状腺激素分泌不足，将直接影响胎儿发育，导致智力障碍、运动障碍及体格发育障碍，形成呆小症。

❋有助于补碘的食物

为了胎宝宝的健康发育，准妈妈必须注意补碘，平时要注意多吃含碘丰富的食物。如海带、紫菜、发菜、海参、海蜇、海鱼、蛤蜊等海产品都含有丰富的碘。甜薯、山药、大白菜、菠菜、鸡蛋等也含有碘，平时可适量多吃一些。缺碘的准妈妈，应选用加碘盐烹调食物。

❋专家建议摄取量

人体的碘80%~90%来源于食物。准妈妈每日应食用碘200微克，每1000克盐含碘30毫克，准妈妈每天用约6克碘盐即可。

食用碘盐要注意，碘易挥发，故碘盐不可储存过久。保存碘盐要加盖，放置干燥阴凉处，不要受潮，不要受热或烘烤。购买碘盐应选择小包装，随吃随买。在食品即将做好时再加入碘盐。碘盐不宜爆锅、久煮久炖。

海参炖鸡汤

【材料】海参2只,鸡腿2只,姜片10克。

【调料】盐适量。

【做法】

1.鸡腿洗净,切块,汆烫后备用。

2.海参自腹部切开,收拾干净,切块,汆烫,盛出备用。

3.锅中加适量水煮开,加入鸡腿块、姜片煮沸,转小火炖约20分钟,再加入海参块续煮5分钟,加盐调味即可。

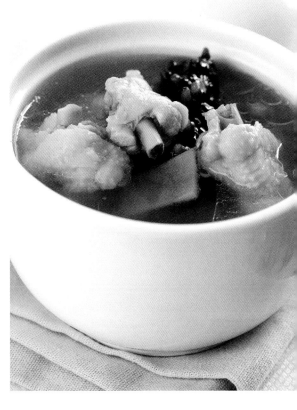

甜椒海带丝

【材料】海带丝100克,红椒、黄椒各30克,葱丝、姜丝各5克。

【调料】盐、香油各少许。

【做法】

1.海带丝放入锅中煮软,捞出沥干。

2.红椒、黄椒均洗净,去子和里面的白筋,切丝,放入沸水锅中汆烫一下,马上冲凉水后沥干。

3.将海带丝、红椒丝、黄椒丝、葱丝、姜丝放入盘中,加入盐,淋入香油,拌匀即可。

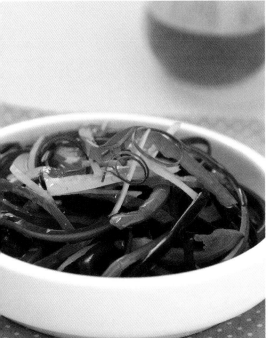

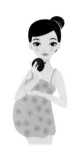

第 74 天
双胞胎准妈妈的营养补充策略

❋应多喝水

双胞胎准妈妈在怀孕期间，多喝水至关重要，如果准妈妈脱水的话，就会增加过早宫缩以及早产的风险。一般双胞胎准妈妈每天至少要喝2升水。

❋要吃得更多

双胞胎准妈妈的饮食要健康均衡，为自己和胎宝宝提供全面的营养，以便胎宝宝能够正常发育。大多数的双胞胎都会在预产期之前出生，所以，一定要确保他们在子宫里获得足够的营养，从而降低出生体重低的风险。

❋双胞胎准妈妈食欲不好怎么办

双胞胎准妈妈在孕期会出现消化不良、便秘，以及对特别的食物偏好会更强烈等现象，这是因为准妈妈体内的孕激素分泌增加的缘故。准妈妈可以咨询医生，找到解决办法。随着怀孕的进程，准妈妈可能发现自己不想吃很多东西，吃完喝完马上会感觉很饱。所以，准妈妈最好少吃多餐。

❋一天需要增加多少热量

每天每个胎宝宝要额外补充300卡热量，如果怀的是双胞胎，准妈妈就要每天额外补充600卡热量。

❋孕期应该增加多少体重

怀双胞胎的准妈妈总共应该增重15千克～20千克。本身体重偏轻的准妈妈要努力增长到上限，而本身较胖的准妈妈则要尽量控制在下限。根据这个原则，如果准妈妈怀的是双胞胎，应该避免体重下降，在孕中期要争取每周增重约700克。

❋需要额外服用补充剂吗

在怀双胞胎时，准妈妈可能还需要额外补充铁剂，这有助于预防在多胞胎孕期中的一个常见问题——孕期贫血。不过，吃富含铁质的食物比吃补充剂要更好，因为铁剂可能导致便秘。

准妈妈还可以考虑每天吃孕期多维片以及其他孕期补充剂，不过，事前一定要先咨询医生。

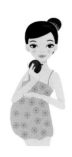

第 75 天
别让体重增长得太快

体重增长是反映准妈妈健康与营养状况的一项综合指标。虽然整个孕期和产后哺乳阶段准妈妈都需要加强营养，但并不是吃得越多越好。吃得太多会造成营养过剩，表现为体重增长过多、过快。

❋整个孕期体重增加多少为宜

妊娠期准妈妈的体重平均增加10千克~12.5千克，孕早期增加较少，为0.7千克~1.4千克；孕中期和孕晚期体重增幅较大，孕中期平均增重4千克~5千克，每周体重增加以0.4千克为宜；孕晚期增重超过6千克，每周增加350克~400克。孕前体重过轻的准妈妈（体重指数BMI<19.8），体重可以多增加一些，建议每周增重≥0.5千克；而超重者（体重指数BMI>26）应适当控制体重增加，减少每周能量摄入量，增重约0.3千克为宜。

❋体重增长过多的危害

孕期体重增长过多、过快对准妈妈和胎宝宝都没有好处。报道称体重增加超过平均值50%的准妈妈易诱发妊娠高血压、妊娠期糖尿病、生殖和泌尿系统感染，所怀的胎宝宝往往过大，胎宝宝过大容易出现宫内缺氧、胎位不正、早破水、难产等问题，导致准妈妈产道损伤、伤口愈合不良，新生儿产伤等情况，胎儿和新生儿的死亡率也明显增加。如果孕期体重增长过多，分娩后体形也难以恢复。

❋通过饮食调节体重

体重超标的准妈妈不能通过药物减肥，可在医生的指导下通过调节饮食来减轻体重。要注意控制糖类和高脂肪食物的摄入，米饭、面食等粮食均不宜超过每日标准供给量；动物性食物中可多选择含脂肪相对较低的鸡、鱼、虾、蛋、奶，少选择含脂肪量相对较高的猪、牛、羊肉，并可适当增加一些豆类；少吃油炸食物、坚果、植物种子类等含脂肪量较高的食物；多吃蔬菜水果，注意选择含糖分少的水果，既缓解饥饿感，又可增加维生素和矿物质的摄入。

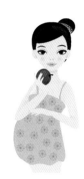

 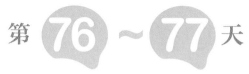

孕期感冒怎么办

怀孕期间如果不小心感冒了，在症状不严重的情况下，许多准妈妈会为了胎宝宝的健康而不服药，但是鼻塞、咽喉疼痛的症状实在令人难受，该怎么办呢？

❋增强免疫力，感冒不再来

普通感冒大多是因为病毒进入人体内而引起的，这种症状一般在受凉、淋雨、过度劳累等情况下因人体抵抗力下降才会产生，所以准妈妈平时要劳逸适度，注意随着气温的变化而增减衣服，均衡饮食，适度运动，增强自身的免疫力，这样才能抵抗病毒侵袭，也就会降低患上感冒的概率。

❋富含维生素C的食物是对抗感冒的良药

适量摄取维生素C不仅可增强免疫力，也有助于消除疲劳。研究显示，感冒期间适量增加维生素C的摄入可以减轻感冒的症状，它是有效缩短感冒进程的重要营养素。

很多蔬菜水果都含有大量的维生素C，如绿豆芽、甜椒、菜花、猕猴桃、木瓜、荔枝、石榴、柚子、葡萄柚、柑橘、柠檬等。只要均衡摄取食物，人体很容易就可以摄取到足量的维生素C。另外，人体对铁的吸收也要靠维生素C帮忙，因此，准妈妈患感冒时应比平时摄取更多的蔬菜水果，以补充维生素C。

不过，维生素C虽然有增强免疫力的作用，但也不建议过量摄取，每人每天摄取量以不超过1克为宜，因为过量摄取可能会使准妈妈出现恶心呕吐、肠胃不适、腹泻等症状。

❋有助于抵抗流感的5类食品

下面5类食物能提高准妈妈的免疫力，有效抵抗流感的困扰，准妈妈可以参考食用。

提升免疫力、有效抵御流感的5类食物

类别	推荐食物	营养分析	食用方法
淀粉主食类	薯类食物，如山药、芋头、红薯等	用薯类食物代替精白米面做主食，能在饱腹的同时，获得大量的维生素C、维生素B_1、钾、膳食纤维等；多吃深红色或黑色的粗粮、豆类，对提高免疫力也有帮助	食用薯类食物是为了替代主食，但不要吃油炸的薯类食品
蔬菜类	深绿色蔬菜和橙黄色蔬菜，如西蓝花、菠菜、芥蓝、芦笋等	蔬菜富含丰富的胡萝卜素，可转变为维生素A，抵抗病毒侵入；绿色蔬菜中丰富的叶酸是免疫物质合成所需的因子，而大量的类黄酮能和维生素C共同作用，提高机体抵抗力	每天至少要吃500克蔬菜，品种要多元化一些，浅色蔬菜生吃效果最好
水果类	深色水果，特别是富含维生素C和花青素的水果，如蓝莓、桑葚、苹果等	花青素对激发免疫系统的活力很有效；维生素C对于增强人体免疫力非常有益	水果每天吃250克~300克，尽量选择应季的新鲜水果
蛋白质类	豆制品	黄豆中富含蛋白质和改善免疫力的物质，如皂甙、凝集素等，可提高免疫系统的功能	尽量不要选油炸豆腐之类的煎炸豆制品
饮品、甜食类	酸奶、绿茶、菊花茶等	优质活菌酸奶能帮助免疫系统正常工作；酸奶能预防肠道病毒引起的腹泻；绿茶、花茶等能起到清肺、润肺的作用	每天应喝2~3小杯酸奶，可用酸奶来代替其他冷饮甜点

第 12 周
小脸变得漂亮了

胎宝宝的成长速度在本周越发惊人，他的手指和脚趾完全分开，部分骨骼开始变得坚硬。

❋胎宝宝的小脸越来越有形了

胎宝宝的面部器官已经全部就位，眼睛在额部，两眼之间的距离拉近了，眼睑已发育，眼睛仍紧闭着，耳朵已经由颈部移到头部两边的正常位置。这个时候，胎宝宝对吸吮、吞咽羊水的动作更加熟练了，而且还学会了噘嘴、张口闭口等新动作。

❋胎宝宝能排尿了

这一周，胎宝宝所有的内脏器官都已形成并开始工作，肝脏开始制造胆汁，肾脏开始制造尿液，这将在很大程度上减少外来药物和感染对他造成的伤害。肾脏制造的尿液开始进入膀胱，进而排泄到羊水里，羊水的成分也将因此而改变。

❋准妈妈出现黄褐斑

现在准妈妈的皮肤可能有些变化，一些准妈妈的脸上和脖子上不同程度地出现了黄褐斑，这是孕期的正常现象，产后会逐渐消退。此时，准妈妈要注意防晒，减少黑色素的沉淀。准妈妈还要注意补钙，这对胎宝宝的发育有益。

❋准妈妈会感到乳房继续膨胀

妊娠初期就开始柔软胀大的乳房现在继续变大，乳头和乳晕的色素加深，准妈妈有时会感到有些疼痛。这个时期准妈妈要加倍小心，但精神不要过度紧张，积极预防感冒等传染病，以免发生流产。

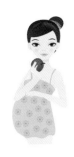

适合孕3月的滋补粥

潮汕一品海鲜粥

【材料】粳米50克，潮汕咸菜50克，干贝10颗，芹菜100克，北极虾10只，香葱1根。

【做法】

1.将干贝用清水冲净，用温水浸泡2小时，浸泡的水不要倒掉，将潮汕咸菜放入淡盐水中浸泡半小时后，切成小粒。

2.粳米洗净，用清水浸泡半小时；北极虾自然解冻，用清水冲净后氽烫备用；芹菜、香葱洗净，切碎。

3.把干贝和浸泡干贝的水倒入锅中，再补足清水，水开后煮3分钟，把干贝捞出，放在漏网中碾碎（煮粥时更入味）；将浸泡好的粳米倒入煮干贝的水中，用中火煮10分钟后，倒入干贝丝和潮汕咸菜粒，继续煮10分钟；放入氽烫后的北极虾，再大火煮开，放入芹菜碎、香葱碎搅拌均匀即可。

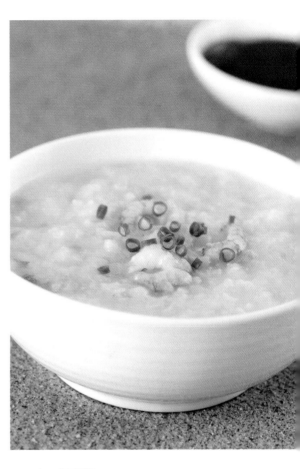

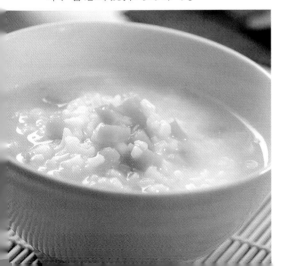

红薯粥

【材料】大米100克，红薯150克。

【做法】

1.大米洗净加水浸泡1小时，红薯去皮切成小丁。

2.锅中放入适量水煮沸，放入大米、红薯丁一起煮至米烂粥稠即可。

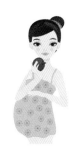

第 **79** 天

适合孕3月的美味汤

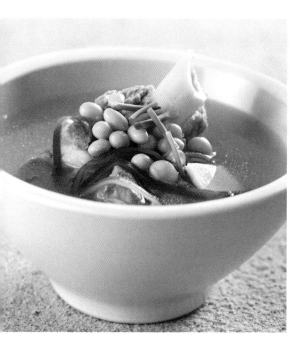

黄豆海带棒骨汤

【材料】棒骨150克，黄豆50克，干海带20克，葱段、姜片各适量。

【调料】醋1汤匙，盐少许。

【做法】

1.黄豆和干海带洗净后提前泡发，海带泡发后切片；棒骨用清水洗净后，焯水洗去浮沫。

2.棒骨和葱段、姜片先入砂锅，添加清水，大火煮开后，加几滴醋，再加入黄豆和海带片转小火煲2小时，最后加盐调味即可。

百合莲子鸡蛋汤

【材料】干百合15克，干莲子20克，鸡蛋1个，冰糖5克。

【做法】

1.干百合、干莲子用水浸泡2小时，鸡蛋煮熟剥皮备用。

2.锅中放入适量水将干百合、干莲子放入煮熟，再放入鸡蛋、冰糖，小火煮10分钟即可。

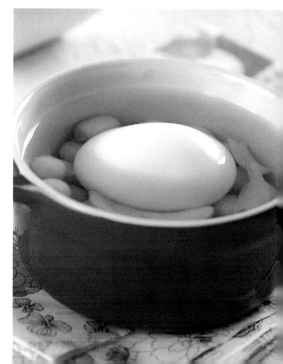

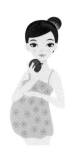

第 80 天
适合孕3月的花样主食

虾乳酪意粉

【材料】虾100克，意大利面200克，乳酪30克，紫皮洋葱1/4个，菠菜50克，蒜末5克。

【做法】橄榄油2汤匙，盐、胡椒粉、糖各1茶匙，生抽1汤匙。

【做法】

1.将锅中的水烧开，放入1/2茶匙盐和1汤匙橄榄油，再放入意大利面，煮熟后捞出，过凉水后再淋上1汤匙橄榄油拌匀；紫皮洋葱切丝；菠菜氽汤后切段。

2.炒香紫皮洋葱丝，放入意大利面、菠菜段，调入盐、胡椒粉、生抽、糖和蒜末，最后放入虾和乳酪翻炒均匀即可。

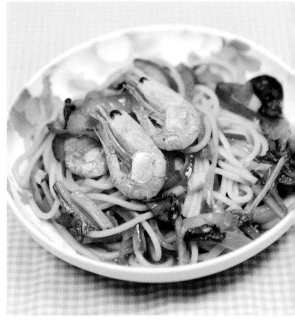

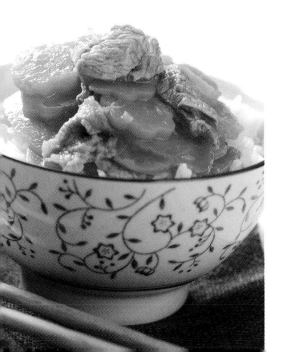

胡萝卜牛腩饭

【材料】米饭100克，牛肉100克，胡萝卜50克，南瓜50克。

【调料】高汤适量，盐少量。

【做法】

1.胡萝卜洗净，切块；南瓜洗净，去皮，切块待用。

2.将牛肉洗净，切块，焯水。

3.锅中倒入高汤，加入牛肉块，烧至牛肉八分熟时，下胡萝卜块和南瓜块，加盐调味，至南瓜和胡萝卜酥烂即可。

4.米饭装碗，浇上烧好的牛肉即可。

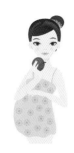

适合孕3月的营养热炒

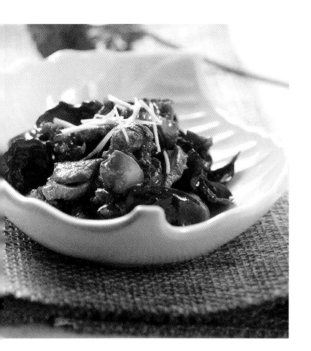

木耳炒肉片

【材料】猪里脊肉250克，干木耳10克，葱、姜各5克。

【调料】生抽15克，盐3克，料酒6克，淀粉3克，水淀粉15克。

【做法】

1.干木耳泡发后汆烫洗净，撕成小朵；猪里脊肉切片，用生抽、料酒、淀粉拌匀腌10分钟；葱切丝、姜切丝。

2.油锅烧热，爆香葱丝、姜丝，放入腌好的猪里脊肉片，炒至变色，盛出。

3.锅中留少许油，下入木耳，炒散，倒入炒好的猪里脊肉片及水淀粉，放盐调味，炒匀即可。

蒜蓉菜心

【材料】菜心300克，大蒜30克。

【调料】白糖1茶匙，胡椒粉、盐各少许。

【做法】

1.菜心洗净，控干水分，切段；大蒜剁成蓉。

2.锅中烧油，炒香蒜蓉，将菜心段下锅，炒至菜心段变软，加盐、白糖、胡椒粉，炒匀即可。

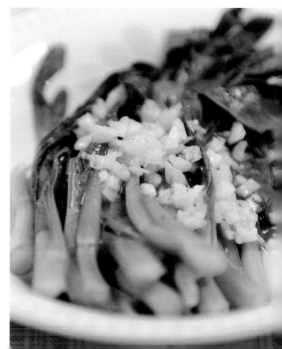

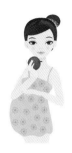

第 82 天
适合孕3月的爽口凉菜

鲜虾拌芦笋

【材料】虾仁100克，芦笋200克。

【调料】盐、香油、食用油各少许。

【做法】

1.芦笋洗净，入沸水中（水里加少许盐和食用油）氽烫后过水，沥干切段；虾仁洗净，去除肠线，放入焯芦笋的锅中，氽烫至熟后盛出。

2.将虾仁、芦笋放入容器中，调入盐、香油拌匀即可。

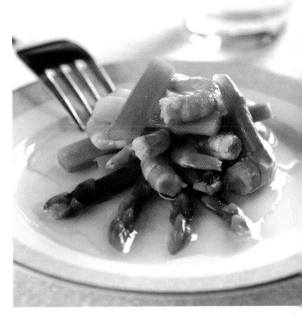

山药拌甜椒

【材料】山药200克，红椒、黄椒各半个，姜末5克。

【调料】盐、香油各少许。

【做法】

1.山药去皮，洗净，切条；红椒、黄椒均洗净，去籽，切丝。

2.锅中加水煮沸，分别氽烫红椒丝、黄椒丝、山药条，盛出冲凉放入盘中。

3.放入姜末、盐，淋香油，拌匀即可。

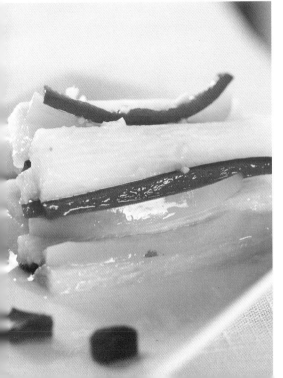

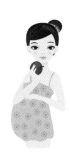

适合孕3月的健康饮品

橙子菠萝汁

【材料】橙子1个，菠萝150克，草莓5个。

【做法】

1. 橙子去皮切成小块；菠萝去皮，切成小块。
2. 将草莓洗净，与橙子块、菠萝块放入榨汁机中榨成果汁，倒入杯中饮用。

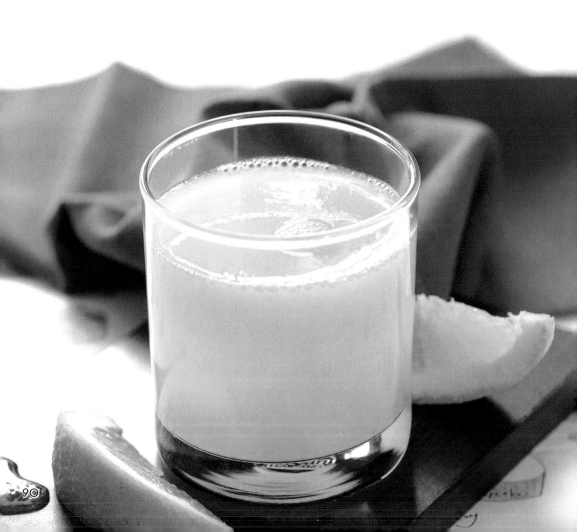

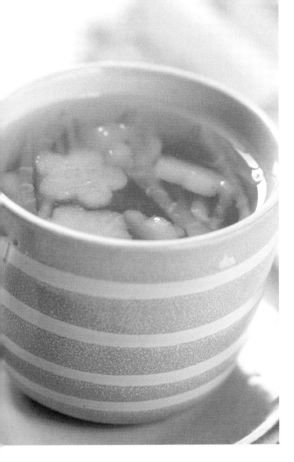

白萝卜生梨汁

【材料】白萝卜丝300克，鸭梨1个。

【做法】

1.将白萝卜切成细丝，鸭梨切成薄片。

2.将白萝卜丝倒入锅内加清水烧开，用微火炖10分钟后，加入鸭梨片再煮5分钟取汁饮用。

板栗红枣黑豆豆浆

【材料】板栗20克，红枣15克，黑豆80克。

【做法】

1.将板栗去皮，切小粒；红枣洗净，去核；黑豆浸泡10小时，备用。

2.将上述材料放入全自动豆浆机中，加水至上、下水位线之间，按下"豆浆"键，煮至豆浆机提示豆浆做好即可。

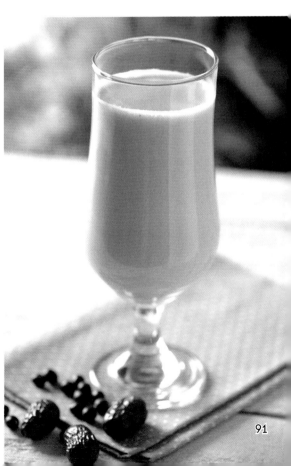

孕**4**月 骨骼增长期，注意补钙

第13周
胎盘和脐带发育完成

✤面部发育更加细致

现在，胎宝宝看上去更像一个漂亮的娃娃了。他的面部轮廓更加清晰，五官明显，双眼之间的距离还在缩小，已向面部中央进一步靠近了，眼睑仍然紧闭，小嘴张合的动作更加纯熟。脖子已经足以有力支撑头部了。

✤胎盘和脐带发育完成

在这一周，陪伴胎儿整个孕期的一个重要部分——胎盘发育完成。同时，从胎盘将营养和氧气输送到胎儿体内的通道——脐带也已经稳定地投入工作，它也将负责把胎儿的代谢废物运送出去。在接下来的日子里，胎儿将源源不断地通过胎盘得到自己所需要的营养和氧气，迅速发育。

✤胎宝宝身体迅速成熟

这一周，胎宝宝的骨骼发育明显，神经元迅速增多，神经突触形成，条件反射能力加强，手指开始能与手掌握紧，脚趾与脚底也可以弯曲，身体迅速长大和成熟起来。

✤准妈妈告别早孕不适反应

从这一周开始，准妈妈安全进入了孕中期。现在准妈妈会觉得胃口大开，食量也会猛增，这些都是因为胎宝宝正在迅速成长。

在这周，准妈妈可能会发现开始出现妊娠纹了，面部也许还出现了褐色的斑块，不必太担心，这些都是怀孕的正常表现。随着分娩的结束，斑块会逐渐变淡或消失。本周准妈妈的乳房会更加膨胀，乳头和乳晕的色素加深，同时阴道会有乳白色的分泌物流出。

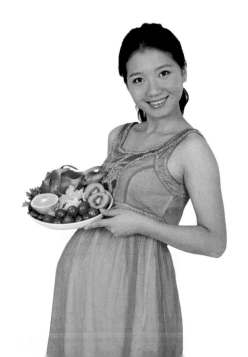

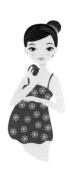

第 **85** 天

孕期科学喝水，让胎宝宝也 "水灵灵"

✻学会科学喝水

准妈妈不要等渴了才喝水： 口渴是大脑神经中枢发出要求补水的紧急信号。这时身体内的水分已经失衡，脑细胞脱水已经到了一定的程度。应每隔2小时喝一次水，每天喝8次，大概保持日饮水量1600毫升。

起床后先喝杯水： 研究证实，早饭前30分钟喝200毫升25℃～30℃的新鲜开水，可以滋润肠胃，促进消化液的分泌，从而促进食欲，刺激肠胃蠕动，有利于定时排便，防止孕期发生痔疮、便秘。

✻喝什么水才健康

蜂蜜水： 每天清晨喝1杯淡蜂蜜水可以预防便秘的发生。蜂蜜含有维生素、钙、铁、铜、锰、钾、磷和多种无机盐，是最常用的滋补品之一。

淡茶水： 茶多酚有很好的抗细菌、病毒的作用，含有多种维生素和氨基酸，有很强的抗氧化功效，有助于补充皮肤和身体的营养。但最好喝冲第二次的茶水。

✻不能喝什么水

没有烧开的自来水： 自来水中的氯与水中残留的有机物会相互作用，产生致癌物质三羟基。另外，即使烧开，也不能喝在热水瓶中储存超过24小时的水。

反复煮开的水： 水在反复沸腾后，水中的亚硝酸银、亚硝酸根离子以及砷等有害物质的浓度会相对增加。喝了久沸的开水以后，会导致血液中的低铁血红蛋白结合成不能携带氧的高铁血红蛋白，引起血液中毒。

用保温杯沏的茶会使有益成分被大量破坏，有害物质增多，味道也比较苦涩，饮用后会引起消化系统及神经系统紊乱。

冰水： 冰水可能会使准妈妈胃部痉挛，使胎儿的免疫力低下。

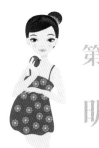

明星营养素：钙

钙是人体中最重要的矿物质，是骨骼和牙齿的主要组成物质。胎宝宝骨骼的生长发育及母体的生理代谢，均需大量的钙。即使母体缺钙时，胎宝宝仍然要从母体吸收定量的钙，因此，妊娠过程中必须注意钙的补充。

✽ 功效

身体内储备充足的钙可以有效降低准妈妈子宫的收缩压、舒张压并预防子痫前症。保证大脑正常工作，对脑的异常兴奋进行抑制，使脑细胞避免有害刺激。维护骨骼和牙齿的健康，维持心脏、肾脏功能和血管健康，维持所有细胞正常状态。有效控制准妈妈在孕期患上炎症和水肿。

✽ 缺乏的影响

对准妈妈的影响：对各种刺激变得敏感，情绪容易激动，烦躁不安，易患骨质疏松症，进而导致软骨症，使骨盆变形，造成难产。

对宝宝的影响：智力发育不良，新生儿体重过轻，颅骨钙化不好，前囟门长时间不能闭合。还易患先天性佝偻病。

✽ 食物来源

鱼、海参、牡蛎、海米、海带、紫菜等海产品，芝麻、芝麻酱、燕麦片、豆类、豆制品、牛奶等，杏仁、花生等坚果，水发黑木耳、蛋黄、柑橘、动物骨、茴香、藕等食物中都含有丰富的钙。

酸奶、鲜奶及奶制品是钙的最佳来源，不但含量丰富，而且人体吸收率高。小鱼、虾米、虾皮、脆骨、豆类及豆制品和蛋黄也是钙的良好来源。

✽ 专家建议摄取量

怀孕前、孕早期建议每日补充钙质800毫克，孕中期（13～28周）每日钙摄日量为1000毫克，孕晚期（29～40周）每日钙摄日量为1500毫克。准妈妈可以每日饮用200毫升～300毫升牛奶或其他奶类，膳食中钙摄取量不足的准妈妈可补充钙制剂。

青椒豆腐丝

【材料】青椒150克，豆腐皮2张。

【调料】盐、香油各适量。

【做法】

1.青椒洗净，去籽，切丝；豆腐皮洗净，切丝。

2.将青椒丝、豆腐丝分别放入沸水中焯一下后捞出，沥干水分装盘。

3.在盘里加入香油、盐，拌匀即可。

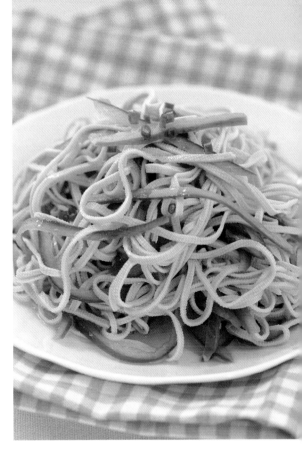

木耳香葱爆河虾

【材料】小河虾350克，干木耳15克，姜丝5克，香葱200克。

【调料】盐、香油各少许。

【做法】

1.小河虾洗净，氽烫；香葱洗净，切段；干木耳泡软，择洗干净，氽烫后撕成小朵。

2.油锅烧热，爆香姜丝，放入小河虾、木耳朵炒匀，淋少许水，最后放入香葱段，撒盐、淋香油炒匀即可。

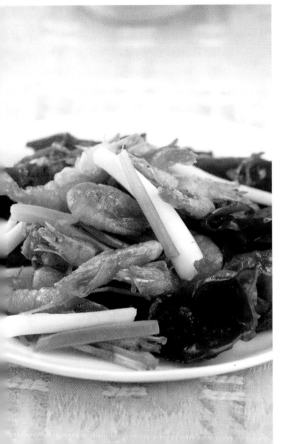

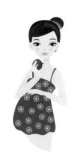

第**88**天

维生素D：抗佝偻病的阳光营养素

维生素D又称胆钙化醇、骨化醇，是脂溶性维生素，是准妈妈不可缺少的一种重要维生素。它被称作阳光维生素，皮肤只要适度接受太阳光照射便不会匮乏维生素D。因为维生素D是胆固醇的衍生物，具有抗佝偻病作用，也被称为抗佝偻病维生素，是人体骨骼正常生长的必要营养素。

❋ 功效

维生素D促进骨骼和牙齿的生长，增加钙和磷在小肠中的吸收，调节钙和磷的正常代谢。保持血液中钙和磷的比例适宜，可以使骨和软骨达到正常钙化。强化骨骼及牙齿。

❋ 缺乏的影响

维生素D缺乏时，准妈妈可出现骨质软化。最先而且最明显的发病部位是骨盆和下肢，先是髋关节及背部疼痛，以后逐渐波及脊柱、胸骨及其他部位，较重者容易发生骨折、脊柱畸形。严重者可出现骨盆畸形，影响自然分娩。维生素D缺乏可使胎儿骨骼钙化，牙齿萌出也会受影响，严重者可导致先天性佝偻病。

❋ 食物来源

干蘑、白萝卜干、干鱼、黄油。蛋类、奶类(脱脂奶除外)、海鱼油、动物肝脏、小虾等。

橙汁酸奶

【材料】鲜橙1个，酸奶200毫升，蜂蜜适量。

【做法】将鲜橙去皮，榨成汁，与酸奶、蜂蜜搅拌均匀即可。

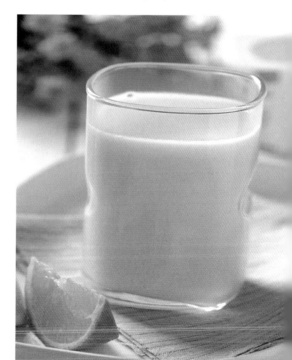

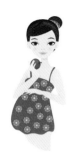

有些肉和水产品要慎吃

孕早期就要过去了，准妈妈的胃口也好起来了，很多准妈妈开始大吃大喝了，不过这里还是要提醒准妈妈有些美味要忌口，为了胎宝宝的健康，饮食上有所顾忌为好。

❋ 咸肉、咸鱼、咸蛋

过高的盐分会使准妈妈身体潴留更多的水分，容易导致准妈妈身体水肿，很可能引起妊娠高血压综合征。所以准妈妈要少吃高盐的食物，口味以清淡为主。

❋ 烤牛羊肉

香味四溢、外焦里嫩的烤肉总能让准妈妈的胃口好起来。然而，烤焦的食物中含有致癌物质；而里面尚未烤熟的牛羊肉可能含有弓形虫，准妈妈一旦感染会严重损害胎宝宝。为了胎宝宝的健康，准妈妈还是不要吃烤制的牛羊肉为好。

❋ 水产类

螃蟹：秋风起，蟹黄肥，大闸蟹的鲜美常常勾起人的食欲。不过准妈妈不要为了一时嘴馋而毫无节制。

虽然螃蟹含有较高的蛋白质，但中医认为，螃蟹性寒，吃多了会伤脾胃，而且螃蟹有活血祛瘀作用，特别是蟹爪，吃多了有流产的危险。

生鱼片：生鱼片鲜美可口、质地柔软，蛋白质和矿物质含量丰富，是很多人喜爱的美食。不过由于缺少加热烹调的过程，生鱼片中可能存在的寄生虫和病菌会给胎宝宝带来灾难性的伤害，所以，准妈妈还是暂时放弃生鱼片吧！

生田螺、生蚝等：和生鱼片一样，没有经过加热烹调的田螺或生蚝里面有可能存在寄生虫与细菌，会影响胎宝宝的发育。如果准妈妈实在想吃，一定要将田螺和生蚝做熟了再吃，不要贪图一时的生鲜美味而给胎宝宝造成难以弥补的缺陷。

第 90～91 天
明星食材：香菇

从孕期、分娩到产后，香菇都是优选食品。鲜香菇是高蛋白、低脂肪、低碳水化合物，富含维生素和矿物质的保健食品，能够增强准妈妈和胎宝宝的免疫力。

❋ 增加准妈妈的抗病能力

香菇中含有维生素D原，它经紫外线照射会转化为维生素D，被人体吸收，对于增强人体抗病能力起着重要作用。

香菇含有抗病毒活性的双链核糖核酸类，还含有一种多糖，能提高机体对病毒的抵抗力，具有明显的抗肿瘤活性和调节机体免疫功能等作用。

❋ 预防妊娠高血压和妊娠水肿

香菇中含有嘌呤、胆碱、酪氨酸、氧化酶以及某些核酸物质，能起到降血压、降血脂、降胆固醇的作用，可以预防妊娠高血压、妊娠水肿等疾病。

❋ 常吃对肠胃有好处

香菇是最有益于肠胃的食物之一，孕期多吃香菇，可以让准妈妈远离便秘困扰。

❋ 最佳食用方法

新鲜香菇以菇香浓郁、菇面平滑带白霜、菇褶紧实细白、菇柄短而粗壮的为佳，干香菇以干燥、不霉、不碎为良品。

干香菇宜用低于40℃的温水浸泡0.5～1小时，泡发香菇的水溶液有很多营养物质，过滤后加入菜中，能提升鲜味和增进营养。

香菇与鸡、鸭、鱼、肉相配或煮或炖，鲜美可口，其中最适合准妈妈食用的烹饪方法就是煲汤，不但益于肠胃，还有利于营养物质的消化吸收。

❋ 食用禁忌

特别大的香菇多是用激素催肥的，建议不要购买和食用。

患有顽固性皮肤瘙痒症的准妈妈应忌食香菇。

香菇鸡肉粥

【材料】大米50克，鲜香菇3朵，鸡胸肉100克。

【调料】生抽1茶匙，盐、香油各少许。

【做法】

1.将大米淘洗干净；鲜香菇去蒂，洗净，放入沸水中焯透，捞出，切丁；鸡胸肉洗净，切细丝，用生抽腌制半小时。

2.炒锅烧热，放入少许油，把鸡肉丝炒至变色盛出。

3.锅内加适量清水置火上煮沸，放入大米中火煮沸，转小火煮烂，再放入香菇丁和鸡肉丝，续煮5分钟，用盐和香油调味即可。

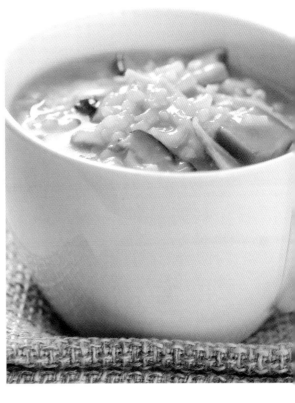

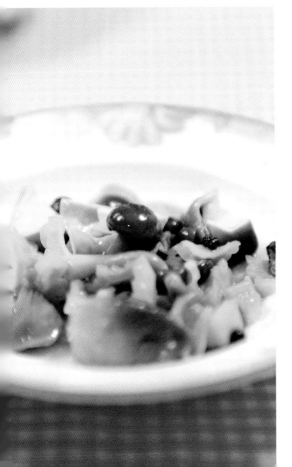

苦瓜炒三菇

【材料】鲜香菇、草菇、平菇各4个，苦瓜1根，姜末5克。

【调料】蚝油1茶匙，水淀粉2茶匙，盐少许。

【做法】

1.鲜香菇、平菇、草菇均洗净切片；苦瓜洗净，去瓤，切斜片。

2.炒锅倒油烧热，煸香姜末，下入苦瓜片、全部菇片，翻炒几下，淋入蚝油，放盐，翻炒均匀，最后用水淀粉勾芡即可。

第 **14** 周
开始皱眉做鬼脸

这一周，胎宝宝就像一个精致的小人儿，尽管他现在还非常微小，但他身体的所有基本构造都已经形成了。

由于大脑神经系统对外来刺激的作用越来越发达，胎宝宝细部肌肉的动作会越来越精细，面部肌肉也开始得到锻炼，此时的胎宝宝居然会斜眼、皱眉、做鬼脸了。

✳独一无二的标志——指纹印开始出现

胎宝宝的胳膊已经比较灵活了，但是腿还要再发育一段时间才能够比例协调，支撑头部的脖颈现在更加清晰、明显了，头重脚轻的状况就快要得到改善。令人惊喜的是，胎宝宝手指上有指纹出现了，这将是他以后独一无二的标志。

✳全身长出胎毛

这一周，胎宝宝全身长出非常细小的绒毛，几乎覆盖全身皮肤，这就是胎毛。此时，胎宝宝的肾已经能够熟练地发挥作用，同时胎宝宝还在子宫里练习着呼吸运动，羊水被吸进肺里又被呼出，这对肺部的发育有着必不可少的作用。发育完善的胎盘将准妈和胎宝宝连接得更加紧密，并为胎宝宝提供各种营养物质。

✳准妈妈腹部开始显现

到了这个时候，孕早期的疲劳、恶心以及尿频问题都已经缓解。现在准妈妈的子宫增大，腹部渐渐隆起。此外，一些准妈妈的乳头可以挤出少量乳汁，阴道黏膜增厚，分泌物增多，可能还会出现便秘或腹泻问题。

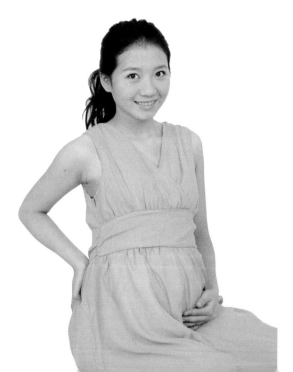

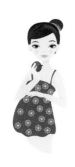

水果好吃，也要注意科学的吃法

水果中含有多种维生素，准妈妈多吃水果不仅可以从中摄取必需的维生素，还可以使胎宝宝的皮肤细腻柔润。但是，准妈妈要掌握科学的方法吃对水果，才能使自己和胎宝宝更健康。

❋ 切忌以水果代替正餐

有些准妈妈很喜欢吃水果，常常以水果代替正餐。这种做法是不可取的。虽然水果中含有丰富的维生素，但所含的蛋白质和脂肪量远远不能满足准妈妈子宫、胎盘及乳房发育的需要，更不能满足胎宝宝生长的营养需要。因此，准妈妈不能以水果代替正餐。

❋ 水果、蔬菜的食用量要均衡

水果中维生素的含量没有蔬菜的含量高，如果完全用水果代替蔬菜，会直接导致准妈妈维生素摄入量不足。所以，准妈妈一定要认识到，水果要吃，蔬菜也要吃，两者同样重要，缺一不可。

❋ 不过量食用糖分高的水果

如果准妈妈大量食用含糖量高的水果，再加上孕期运动量减少、体重增加，很可能导致准妈妈血糖升高，使准妈妈患上妊娠糖尿病，这对准妈妈和胎宝宝都有严重的危害。

❋ 吃完水果要漱口

准妈妈在吃完水果后要记得漱口，因为水果中一般都含有发酵类能量物质，对牙齿有较强的腐蚀作用。如果准妈妈在吃完水果后不及时漱口，会使残留的水果残渣长时间存在于口腔内，易造成龋齿。

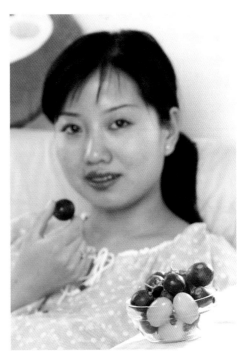

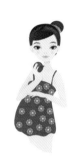

告别孕期便秘和痔疮的饮食调理

✱孕期便秘、痔疮，事出有因

准妈妈怀孕后，胎盘会分泌大量的孕激素，导致胃酸分泌减少，胃肠道的肌肉张力下降及肌肉的蠕动能力减弱。这样就使吃进去的食物在胃肠道停留的时间过长。

由于食物在肠道内停留时间过长，食物残渣中的水分又被肠壁细胞重新吸收，致使粪便变得又干又硬，难以排出体外。

准妈妈的身体活动要比孕前少，致使肠道肌肉不容易推动粪便向外运行；增大的子宫又对直肠形成压迫，使粪便难以排出；加之准妈妈腹壁的肌肉变得软而无力，排便时没有足够的腹压推动。

便秘是形成痔疮的一大主因，如果孕期长时间便秘，就很可能引发痔疮。此外，准妈妈也可能因为子宫增大压迫静脉循环，使得痔疮发生的机会增加。

✱对准妈妈和胎宝宝的影响

便秘使准妈妈肠静脉中的血液回流不畅，时间一久，会引起肠壁静脉曲张。便秘也会使准妈妈食欲受到很大影响，造成营养素摄入不足，给胎宝宝的生长带来不利影响。

准妈妈如果长期便秘，积累毒素，容易诱发各种不适症状，引起妊娠中毒症。

肠道产生的毒性物质被人体再次吸收后，会引起头痛、疲倦、失眠及神经功能紊乱等严重后果。便秘也会使准妈妈食欲受到很大影响，造成营养素摄入不足，给胎宝宝的生长带来不利影响。

✱预防和缓解孕期便秘的明星食物

首先，要养成每天定时排便的习惯，同时增加身体的活动量。其次，要合理安排饮食，多吃富含膳食纤维的食物，如苹果、萝卜等蔬果及豆类等。多吃含水分多的食物。哪些食物既可以通便又适合准妈妈食用呢？

土豆： 所含的粗膳食纤维可以促进肠胃蠕动，具有降低胆固醇和通便的作用，对改善孕期便秘很有帮助。

玉米： 粗粮中的保健佳品，其膳食纤维含量很高，能刺激胃肠蠕动，加速粪便排泄，对缓解孕期便秘大有好处。但注意一次食用不宜过多，否则易致胃满、胀气。

黄豆： 含有丰富的优质膳食纤维，能通肠利便，有利于改善便秘症状。

芋头： 准妈妈经常吃芋头，可以促进肠胃蠕动，帮助身体吸收和消化蛋白质等营养物质，还能消除血管壁上的脂肪沉淀物，对孕期便秘、肥胖等都有一定的食疗作用。但芋头易致胃满、胀气，食用时请避免过量。

扁豆： 豆荚中的膳食纤维丰富，有便秘的准妈妈常吃可以促进排便通畅，但烹煮时间不宜过短，否则会发生中毒。

蜂蜜： 便秘的准妈妈每天清晨喝1杯蜂蜜水可以缓解便秘症状，但蜂蜜含糖量较多，不宜喝太多，否则会影响准妈妈体内的糖代谢。

此外，准妈妈要定时喝水，保证水分充足。早餐前喝1杯凉开水或温开水，或1杯温牛奶，或蜂蜜加柠檬水，或1杯芦荟汁。平时也要多饮水，以保持肠道中有充足的液体。要掌握饮水的技巧，每天在固定的时间里饮水，要大口大口地饮但不是暴饮。

果味土豆沙拉

【材料】土豆、胡萝卜各50克，果汁适量。

【做法】

1.将土豆、胡萝卜洗净去皮，切成小丁，放入锅中蒸熟。

2.将土豆丁、胡萝卜丁放入盘中浇上果汁拌匀。

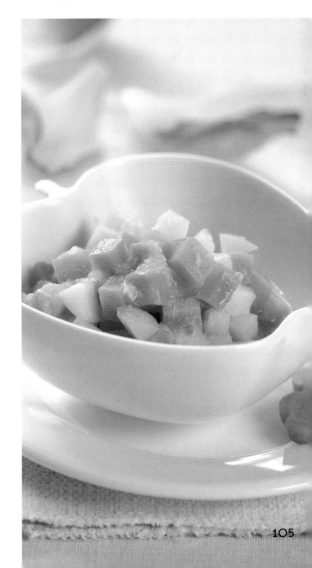

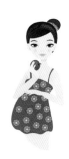

这个月大多数准妈妈孕吐已消失，心情也好起来了，开始进入怀孕的黄金时期，而且此时子宫也不大，没有压迫到胃肠，所以食欲较好。很多准妈妈为了给胎宝宝补充更多营养，往往"胃口大开"，造成不良后果，需要引起注意。

✽孕期食欲过盛的隐患

食欲过盛很可能会导致准妈妈的孕期体重超重，会给胎宝宝和准妈妈带来很多健康隐患。

毫无顾忌想吃啥就吃啥，尤其是甜食摄入过多，会造成血糖升高，有引发妊娠糖尿病的危险。

准妈妈若吃得太多而使肚子太大，还可能会压迫下肢血管，影响血液循环，使下肢水肿较重，易形成静脉曲张。

吃得过多，体重增长过快，会使妊娠纹过早出现，而且产后不易消失。

准妈妈吃得过多，一旦体重超重，就会影响产后身材恢复。相关研究表明，若准妈妈整个孕期体重增长超过16千克，产后继续肥胖的可能性也会增加。

✽控制孕期食欲过盛的方法

准妈妈孕期食欲过盛与体内激素的改变密切相关。但科学的饮食可以在保证营养的情况下让准妈妈体重正常增长。当然，这也需要一些饮食调理的方法来控制准妈妈的"馋嘴"。

饮食多样化： 每顿正餐都要精心准备，保证蛋白质、碳水化合物、脂肪和微量元素的足够摄入。各种食物吃的量不要多，吃的种类要多些，既可以保证营养全面，同时又可避免对某一种食物的偏爱而造成食用过量。

生活多彩化： 孕期不要把注意力都放在饮食上，要坚持适当运动，还要多关注胎教，学习新生儿的喂养知识等。

进食减速化： 进食时要细嚼慢咽。据统计，吃饭慢的人比吃饭快的人总的进食量要小，而且不易发胖，同时更容易吃饱。

加餐灵活化： 加餐时间不必拘泥，按需补充，加餐的种类要灵活多变，可以是水果、坚果、芝麻糊、燕麦粥、饼干、黄瓜、番茄、酸奶、瓜子等。

虾仁豆腐

【材料】虾仁4只，豆花100克，鸡蛋1个。

【调料】高汤300克，盐少许，水淀粉1汤匙。

【做法】

1.鸡蛋打成蛋液；虾仁洗净后，在背部划一刀，裹上蛋液。

2.高汤烧开后，放入虾仁煮滚，加水淀粉勾芡后放入豆花，煮沸后加盐调味即可。

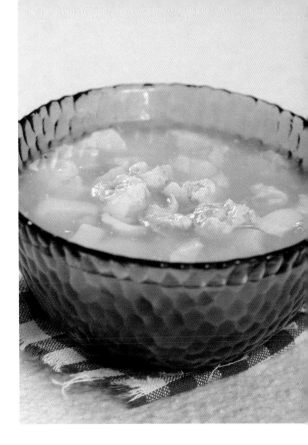

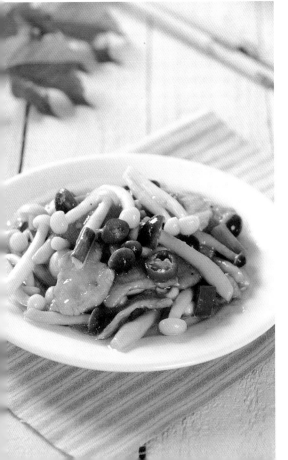

口味双菌

【材料】猪五花肉100克，海鲜菇、蘑菇各100克，青椒、红椒各50克，姜丝10克。

【调料】盐、生抽、蚝油各适量。

【做法】

1.猪五花肉切片，用生抽腌制20分钟；海鲜菇洗净；蘑菇洗净，切片；青椒、红椒洗净，切丝。

2.锅中油烧热，放入腌好的猪五花肉片炒至变色，盛出备用。

3.锅中留底油，爆香姜丝，放入海鲜菇、蘑菇片翻炒，放入少许蚝油，淋少许水，翻炒均匀，再放入炒好的猪五花肉片翻炒，最后放入盐和青椒丝、红椒丝，翻炒片刻即可。

第 15 周
能够感知光源了

这一周，胎宝宝的眼睑虽仍然闭合，但已经可以感觉到光。实验表明，此阶段的胎宝宝已经会本能地躲避光源了。

❋体重和身高变化加快

胎宝宝这周的发育会非常迅速，远远超过前几周，并且在接下来的几周内，他的身长和体重可能会发生更大变化，将增长1倍甚至更多。这个时候，胎宝宝腿长超过了胳膊，并且可以活动所有的关节和四肢，手也更加灵活，手指甲完全形成，胎宝宝在子宫里可以做更多的动作了。这个时候，胎儿经常将自己的大拇指放到嘴里吸吮，这些动作对他的大脑发育是非常有益的。

❋胎宝宝会打嗝了

本周发生的最大事情就是胎宝宝开始在子宫中打嗝了，这是胎宝宝开始呼吸的前兆，遗憾的是准妈妈无法听到这个声音，主要原因是胎宝宝此时的气管中充斥的不是空气而是流动的液体。

❋味觉成为胎宝宝的一种能力

胎宝宝感觉味道是通过味蕾来完成的，在妊娠3个月时味蕾就开始逐渐形成，直到出生之前才全部发育完成。妊娠4个月时，胎宝宝拥有了味觉，而且这成为他适应宫内环境的能力之一，他会津津有味地"品尝"羊水，并辨别出味道，从而决定吞咽与否，或吞咽多少。所以，准妈妈饮食要避免辛辣、刺激的味道，以免对胎宝宝的味蕾发育造成不良影响。

❋准妈妈尿频、多汗是正常现象

这个时期由于胎宝宝代谢物增多，准妈妈肾脏产生负担，尿频现象越来越严重。此外，由于血流量增加，准妈妈会经常感到发热、爱出汗，这时要注意及时补水，保证体内水分充足。

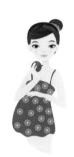

准妈妈要警惕补钙误区

误区1：喝骨头汤是补钙最好的方法：其实，喝骨头汤补钙的效果并不理想。骨头中的钙不容易溶解到汤中，也不容易被人体的胃肠道吸收，反而会使准妈妈体重猛增。

误区2：选择补钙产品盲目跟风：正常情况下，人体对钙剂的吸收率在30%左右。准妈妈可在医生的指导下补充钙质，不宜自己盲目选择补钙产品。

误区3：补钙吃钙片就可以了：对准妈妈来说，通过膳食调整补钙才是首选。准妈妈补钙的基本原则应是以食物为主，不足部分才可通过钙片补充。

误区4：钙片与饭菜同时服用：一般来说，植物性食物含有较多的鞣酸和草酸，二者与钙离子结合，会形成不溶性钙盐，不能被人体利用而排出体外；动物性食物含有大量的脂肪，过多的脂肪酸可以与钙离子结合成钙皂，也不能被人体所利用。因此，在进餐时服用钙剂就会使人体对钙的吸收率下降而造成浪费。

误区5：植物钙原比动物钙原好：生物学中"相似相容"的道理说明，最好的钙源是来自哺乳动物的骨骼。它与人的骨骼成分基本相同，且亲和力强，同时含有促进钙吸收和利用的各种活性因子，更利于人体对钙的吸收。

准妈妈切勿盲目地摄入高钙制剂，如大量加服钙片、维生素D等，这样对胎宝宝有害无益。营养学家认为，准妈妈补钙过量，胎宝宝有可能患上高血钙症；出生后，患儿会囟门过早闭合、颚骨变宽而突出、鼻梁前倾、主动脉窄缩等，既不利于宝宝的生长发育，又有损宝宝的容颜美。

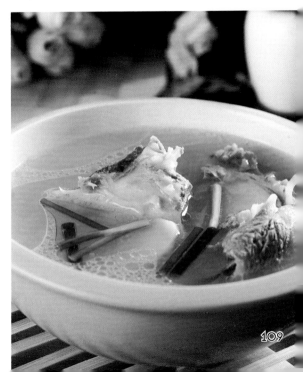

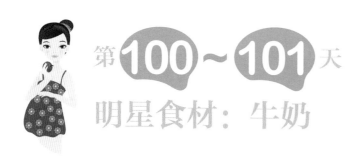

✿ 准妈妈最理想的补钙 "法宝"

牛奶是动物性食品中含钙最高的食物之一，是钙的最好来源。牛奶中的钙既丰富，吸收利用率高，它补充了植物性食品中钙吸收利用较差的缺陷。

✿ 富含易吸收的钙，让胎宝宝骨骼健壮

每升牛奶约含有900毫克的钙，且容易为人体吸收利用，很少刺激胃肠道，能有效地维持人体酸碱平衡，是准妈妈的理想饮品。经常饮用牛奶可预防缺钙，让胎宝宝拥有健壮的骨骼。另外，牛奶还富含磷、钾、镁等多种矿物质，可提高机体免疫力。

✿ 富含优质蛋白质

牛奶中有优质的蛋白质。蛋白质以醇蛋白为主，其次还有乳白蛋白和乳球蛋白，这3种蛋白质都是消化吸收率高的优质蛋白质，并且，含赖氨酸和蛋氨酸丰富，能补充谷类蛋白质的不足。

✿ 祛斑除纹，让准妈妈健康又美丽

牛奶中的维生素A，可以防止皮肤干燥及暗沉；牛奶中含有大量的维生素B_2，可以促进皮肤的新陈代谢，牛奶中的乳清蛋白对黑色素有消除作用，可消除多种色素沉着引起的斑痕。因此，喝牛奶能让准妈妈保持青春活力，变得更美。

✿ 最佳食用方法

早晚是喝牛奶的最佳时机，早餐喝牛奶，为身体提供充分的营养。睡前喝牛奶，有助于睡眠及营养成分的吸收。

✿ 食用禁忌

不要喝生奶，鲜奶要高温加热后饮用，以防病从口入。

牛奶中不宜添加果汁等酸味饮料。服药前后1小时不要喝牛奶。

不可空腹喝牛奶，喝牛奶前最好吃点东西，如面包、蛋糕、点心等，以减低乳糖的浓度，有利于营养成分的吸收。

牛奶麦片粥

【材料】麦片100克，牛奶250克。

【调料】白糖适量。

【做法】

1.牛奶放锅中加热。

2.放入麦片（一边搅一边往里倒，以免结块），煮2~3分钟。

3.加入白糖搅拌均匀即可。

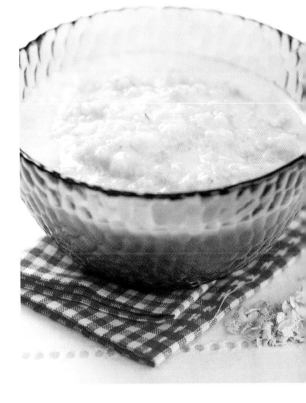

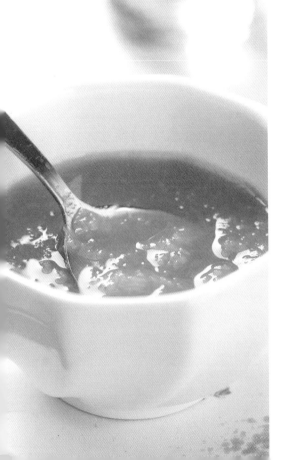

南瓜羹

【材料】小南瓜100克，牛奶200毫升，洋葱50克。

【调料】盐、白胡椒粉各适量。

【做法】

1.小南瓜洗净，去子，切片；洋葱切碎。

2.锅中加油烧热，先将洋葱碎炒出香味，再放入南瓜片翻炒3分钟，倒入牛奶煮沸，小火煮至南瓜片软烂，用勺子将南瓜片碾碎，加盐和白胡椒粉，煮至汤汁浓稠即可。

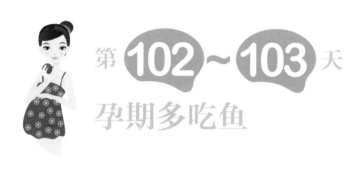

准妈妈多吃鱼不但对自己的身体有益，更重要的是对胎宝宝的生长发育也非常有利。研究显示，准妈妈吃鱼越多，怀孕足月的可能性越大，生出的婴儿也会比一般婴儿更健康、更精神。因为鱼富含ω-3脂肪酸，这种物质有延长怀孕期、防止早产的功效，也能有效增加婴儿出生时的体重。

❋ 保证营养供给

鱼肉蛋白质含量丰富，85%～90%为各种必需氨基酸，而且比例与合成人体蛋白质的模式十分相似，可利用率极高。鱼类脂肪含量不高，但鱼类脂肪多为不饱和脂肪酸，因此被人体消化吸收率可达95%。海鱼中不饱和脂肪酸高达80%，有益于胎宝宝大脑和神经系统的发育。鱼类含无机盐稍高于肉类，是钙的良好来源。海产鱼类的肝脏中含有丰富的维生素A、B族维生素、维生素D。

❋ 促进脑细胞发育

胎宝宝的脑细胞的发育有两个高峰期，一个是孕早期，另一个是孕晚期至出生后2周岁。此时脑细胞分裂，增长特别迅速，需要的营养物质多，是补充DHA和EPA的良好时机。所以，准妈妈多吃鱼对胎宝宝脑发育有极大的好处。

❋ 吃鱼有讲究

准妈妈尽量吃不同种类的鱼，不要只吃一种鱼，保留营养最佳的方式就是清蒸。用新鲜的鱼炖汤，也是保留营养的好方法，并且特别易于消化吸收。

适合准妈妈食用的鱼类：海鲈、枪鱼、鲶鱼、石首鱼、鳕鱼、比目鱼、青鳕、河鲈、红鱼、三文鱼、鲱鱼、鲭鱼、鲽鱼。

甲壳类水产品（必须煮熟）：蛤蜊、牡蛎、扇贝、龙虾、虾（每周食用鱼及甲壳类水产品总量不超过336克）

北芪炖鲈鱼

【材料】黄芪50克，鲈鱼500克，葱段、姜片各10克。

【调料】醋、料酒、盐各适量。

【做法】

1.将鲈鱼去鳞、鳃及内脏，洗干净。

2.黄芪装入纱布袋内扎紧口，同鲈鱼一起放进锅内，加入葱段、姜片、醋、料酒和适量水。

3.大火烧沸，用文火炖30分钟，下盐调味即可。

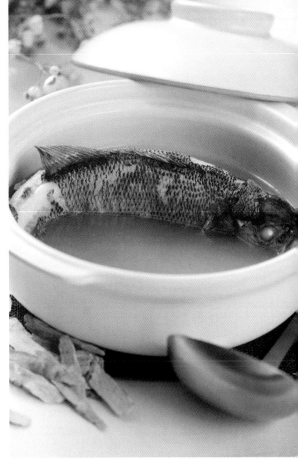

菠萝平鱼

【材料】菠萝250克，平鱼1条，柠檬1个。

【调料】水淀粉1汤匙，冰糖10克，盐少许。

【做法】

1.菠萝切小块；平鱼洗净，在鱼的两侧各划两刀，均匀抹上盐；柠檬洗净切半，取半个柠檬榨汁备用。

2.油锅烧热，放平鱼炸至金黄色，盛入盘中。

3.锅中留油继续烧热，放入菠萝块及水淀粉、冰糖煮至浓稠，淋在平鱼上，挤上柠檬汁即可。

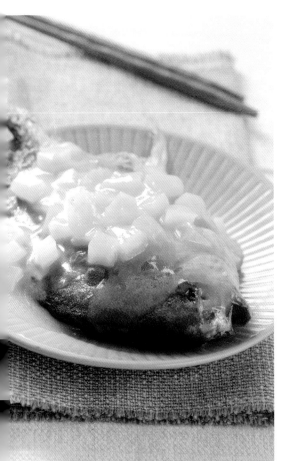

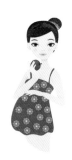

明星营养素：维生素C

维生素C，又称抗坏血酸，是水溶性维生素，不但是美容灵药，更是抗氧化、保护细胞、抗癌的维生素。能够防治坏血病，是细胞之间的粘连物，在人体代谢中具有多种功能，参与许多生化反应，促进机体蛋白质的合成，特别是结缔组织中胶原蛋白质和其他黏合物质的合成。摄取充分的维生素C，能为胎宝宝的智力加分。

在胎宝宝脑发育时期，准妈妈需要摄取大量维生素C，以便通过血液输送清新的氧气。维生素C主要增加准妈妈对疾病的抵抗力，同时辅助治疗一些过敏性、中毒性、传染性疾病。此外，充足的维生素C还可以防止准妈妈牙龈萎缩、出血。所以，准妈妈要每天补充维生素C，给准妈妈和胎儿的健康保驾护航。

✱食物来源

柑橘、柠檬、猕猴桃、草莓、菠萝、葡萄、橙、西瓜、哈密瓜、红枣、芋头、番茄、绿茶、白菜、油菜、韭菜、菜花、藕、尖辣椒、红椒、雪里蕻、菠菜、柿子椒(红)。

维生素C广泛存在于蔬菜和水果中，如橘子、柠檬、柚子、枣、番茄，各种绿色蔬菜中含量都很丰富。

✱专家建议摄取量

建议成人日摄取量是100毫克。妊娠期间为130毫克；哺乳期的女性则需要160毫克。

✱黄金搭档

维生素C的黄金搭档有维生素E、维生素A、维生素B_6、β-胡萝卜素、钙等。此外和叶酸、钙一起摄取可使维生素B_{12}产生最佳效果。

✱补充维生素C的贴心小提醒

维生素C易溶于水，在摄取过程中利用率很低，遇热、碱、氧均不稳定，很容易在烹饪中损失，所以准妈妈在做菜时要注意合理的烹饪方法，防止维生素C的损失。

水果、蔬菜储存越久，维生素C损失越多，因此应尽可能吃最新鲜的水果、蔬菜，若要保存，请尽可能储存在冰箱里。

水果、蔬菜不要切得太细太小，

切开的果蔬不要长时间暴露在空气中，应现吃现做，现切现做，以减少营养的损失。烹饪富含维生素C的食物时，时间尽可能短，并盖紧锅盖，以减少高温对营养的破坏。不应丢弃菜汤，以减少营养流失。

维生素C不耐高温，所以烹饪时间不宜过长，不可大火长时间煎炒。维生素C喜欢酸性环境，所以烹调时应该适当放点醋。

维生素C在水里容易流失，蔬菜买回后，处理干净切好后就不要再放进水中浸泡，也不要搁置太久。

蔬菜沙拉

【材料】生菜、圣女果各100克，芦笋50克，青椒1个。

【调料】盐、香油各适量。

【做法】

1. 生菜洗净，撕成小块；圣女果洗净，切两半。

2. 芦笋去除老根，洗净，切小段，用水烫熟；青椒洗净，切丝。

3. 把所有材料放在一个容器中，放入盐、香油拌匀即可。

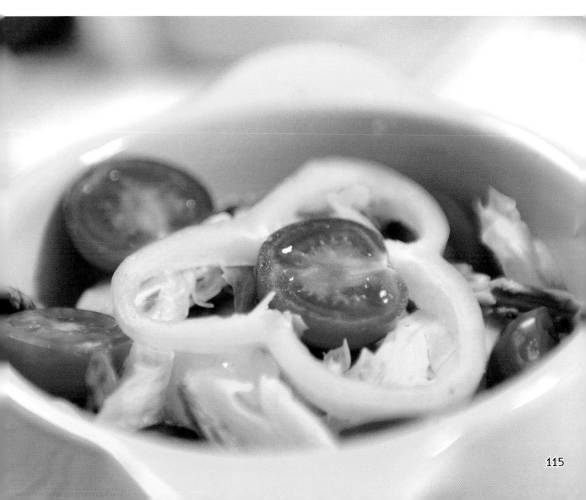

第 16 周
令人激动的胎心音

✿ 听听胎心音

胎宝宝现在可以用胸部做呼吸动作，吸吮拇指的活动也更加有力，虽然准妈妈尚未感觉到，但现在用多普勒胎心仪可以监听到胎心音，心率约为150次/分。

✿ 胎宝宝看起来像个梨

现在胎宝宝看上去就像个梨。胎宝宝的头部相比以前明显更加直立，双眼已经移到了面部前方，眼睑依然紧闭，但是眼球已经开始慢慢转动了；眼睫毛和眉毛正在生长；耳朵也达到了最终所在的位置；血管网遍布全身，通过薄而透明的皮肤就可以看到。

✿ 生长依然很迅速

这个时期胎宝宝生长依然很迅速，双臂和两腿的关节已经形成，腿的长度已超过胳膊，手指甲完整地形成了，指关节也开始活动。此时，已经可以辨别出胎宝宝的性器官了。

✿ 胎盘与准妈妈连接紧密

现在流产的可能性大大减小，因为胎盘与准妈妈身体的连接更加紧密、结实，羊水量也从这个时期开始急速地增加。

✿ 准妈妈开始感受胎动

这个时候，比较敏感的准妈妈已经能感觉到胎动了。第一次胎动通常发生在妊娠16~20周时。每个准妈妈感觉到胎动的具体时间通常不一样，胎宝宝的活动程度也不一样，所以不必因尚未察觉到胎动而担心。

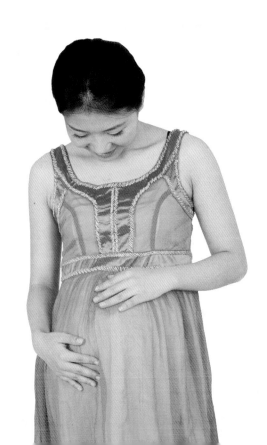

适合孕4月的滋补粥

鸡蛋糯米粥

【材料】鸡蛋1个，糯米75克。

【调料】盐、香油各少许。

【做法】

1.将鸡蛋打入碗内，用筷子顺着一个方向搅拌，备用。

2.将糯米淘洗干净，锅置火上，放入适量清水，旺火烧沸后下入糯米。

3.大火煮沸后改用小火熬煮30分钟，淋入蛋液搅匀，再次煮沸后加入香油、盐搅拌均匀即可。

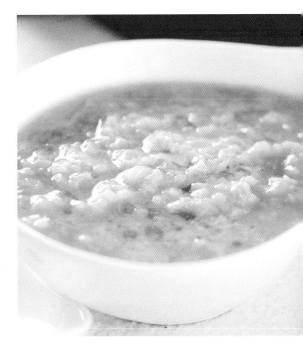

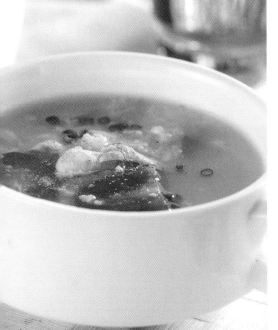

番茄鸡块粥

【材料】粳米100克，番茄1个，鸡腿2个，葱花适量。

【调料】盐、胡椒粉各适量。

【做法】

1.粳米淘洗干净，浸泡30分钟；番茄洗净，去蒂，切块；鸡腿洗净，用开水汆烫去血水后，切块。

2.锅置火上，放适量清水煮沸；放入粳米，用大火煮沸；加入鸡块煮沸，转小火煮20分钟；放入番茄块煮5分钟，加入葱花、盐、胡椒粉调味即可。

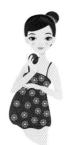

适合孕4月的美味汤

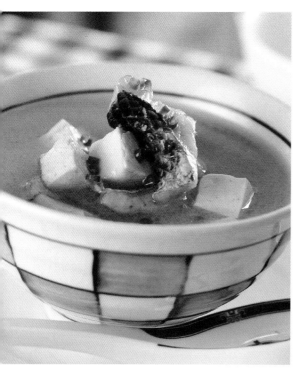

红枣莲子赤豆汤

【材料】红枣10颗，莲子10颗，赤小豆100克，红糖1汤匙。

【做法】

1.将莲子、赤小豆洗净，浸泡2~3小时；红枣洗净，去核。

2.将浸泡洗净后的莲子、赤小豆放入锅中，加入足量清水，旺火烧沸后，转小火焖煮1小时。

3.加入去核的红枣，继续小火煮半小时；煮至赤小豆、莲子酥透后，加入红糖调味即成。

豆腐黑鱼汤

【材料】黑鱼1条，豆腐1大块，葱段、姜片各10克，香葱适量，生姜适量。

【调料】黄酒1大勺，米醋少许，盐、食用油各适量，白胡椒粉少许。

【做法】

1.黑鱼去鳞、去鳃及内脏，洗净切段；香葱洗净打结；生姜切片。

2.豆腐切成小块，在开水中烫一下去除涩味，捞出沥水。

3.炒锅烧热，倒入食用油烧热，放入姜片、葱结爆香，下入黑鱼段，稍煎至两面微黄变色。

4.倒入黄酒去腥，加适量沸水和几滴醋，大火煮开，继续保持中大火煮约10分钟。

5.下入豆腐块，再继续煮约10分钟，最后去掉葱结、姜片，加入盐和胡椒粉调味，撒入葱花即可出锅。

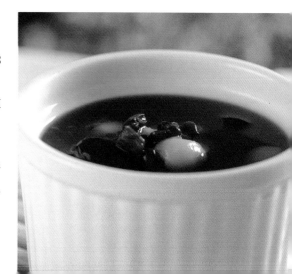

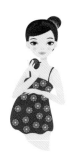

适合孕4月的花样主食

重庆小拌面

【材料】细面条100克，榨菜粒10克，姜末、蒜蓉、香葱粒各5克。

【调料】花椒油、辣椒油、酱油、香油各适量。

【做法】

1.将姜末、蒜蓉、榨菜粒放入碗中，调入酱油、花椒油和辣椒油，调拌均匀。

2.煮锅烧开水，下入细面条煮熟。其间加一两次凉水，直至面条无硬心，需3～5分钟。

3.将煮好的细面条捞出，沥掉多余水分，放入调好料的碗内拌匀，淋上香油，撒上香葱粒即可。

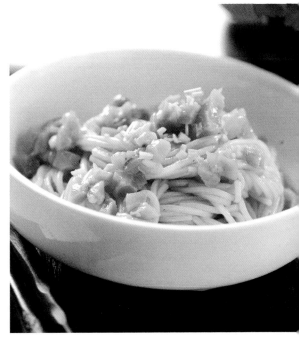

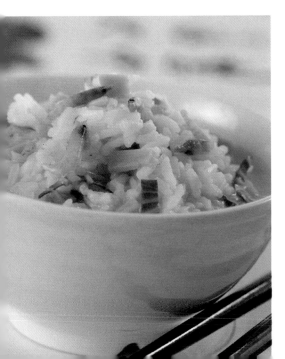

青菜烫饭

【材料】米饭150克，油菜100克，火腿肉50克，虾皮10克。

【调料】盐少许（可不放）。

【做法】

1.油菜洗净切成小碎丁；火腿肉切丁。

2.将米饭倒入锅中，加水（没过米饭），大火烧开，然后将火腿丁、虾皮放入煮5分钟，最后加盐（可不放）调味，放入油菜丁即可。

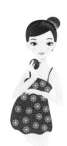

适合孕4月的营养热炒

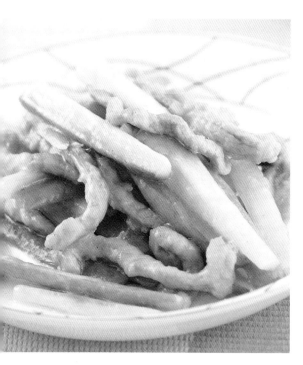

里脊炒芦笋

【材料】猪里脊肉150克，芦笋200克，大蒜2瓣。

【调料】盐少许，水淀粉适量。

【做法】

1.猪里脊肉切丝，芦笋洗净切段，蒜切片。

2.油锅烧热，爆香蒜片，放入猪里脊肉丝炒至变色。

3.放入芦笋段翻炒均匀，淋水淀粉炒匀，最后加盐调味即可。

雪菜豆腐

【材料】雪菜200克，豆腐、肉末各100克，葱花、姜丝各5克。

【调料】料酒、生抽各1茶匙。

【做法】

1.将雪菜泡水后挤干；豆腐切丁，焯水后捞出；肉末用料酒和生抽拌匀。

2.炒锅中放入少许油，烧热，放入肉末炒至变色，放入葱花和姜丝。

3.放入雪菜和豆腐丁，翻炒均匀即可。

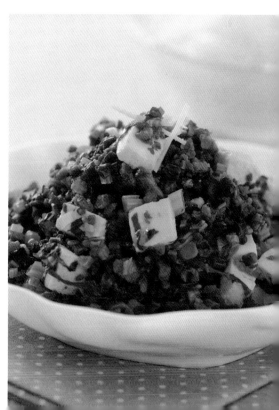

适合孕4月的爽口凉菜

白菜心拌豆腐丝

【材料】白菜心100克，豆腐丝200克。

【调料】醋1汤匙，盐、香油各少许。

【做法】

1.白菜心洗净切丝；豆腐丝在开水中烫一下，捞出沥干水分。

2.将白菜丝和豆腐丝放入盘中，加入盐、醋、香油，拌匀即可。

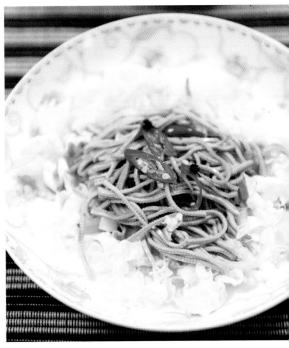

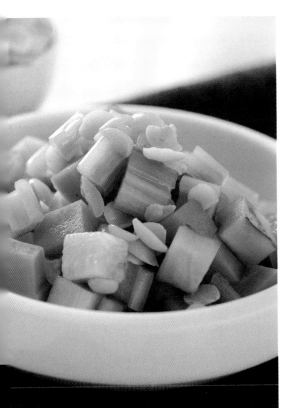

杏仁拌三丁

【材料】西芹100克，杏仁50克，黄瓜80克，胡萝卜20克。

【调料】盐、香油各少许。

【做法】

1.杏仁洗净；黄瓜、西芹、胡萝卜均洗净，切丁。

2.锅内倒水，加入盐煮沸，分别汆烫杏仁、西芹丁、胡萝卜丁、黄瓜丁，捞出冲凉。

3.将杏仁、西芹丁、胡萝卜丁、黄瓜丁放入盘中，加盐、香油拌匀即可。

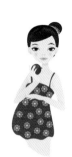

适合孕4月的健康饮品

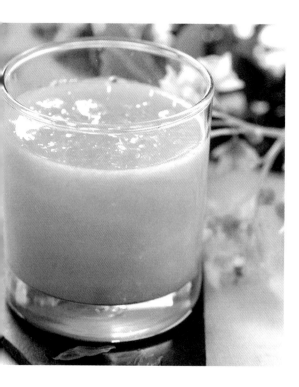

高维C果汁

【材料】橙子2个，橘子、红肉葡萄柚各1个，柠檬半个，蜂蜜1茶匙。

【做法】

1.将所有水果材料洗净，去皮去籽，切块，放入榨汁器中榨成果汁。

2.将果汁倒入杯中，加蜂蜜，调匀后即可饮用。

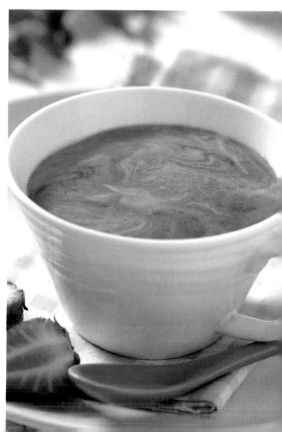

草莓奶昔

【材料】草莓200克，酸奶200毫升。

【做法】将草莓洗净，切小块，放入料理机打成泥，放入酸奶拌匀即可。

核桃汁

【材料】鲜核桃仁200克。

【做法】

1. 将核桃仁放入温水中浸泡5~6分钟，去皮。
2. 用榨汁机将核桃仁磨碎成浆汁，以纱布过滤，用小碗收集汁液。
3. 将核桃汁倒入锅中，加入适量清水（或牛奶），煮沸即可。

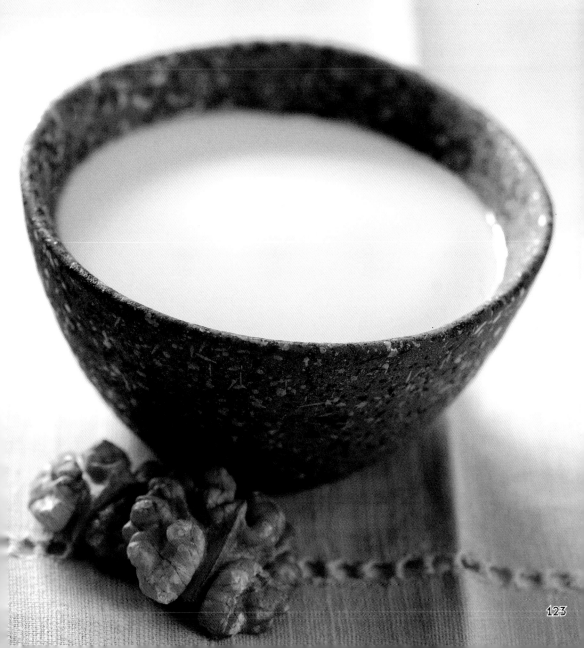

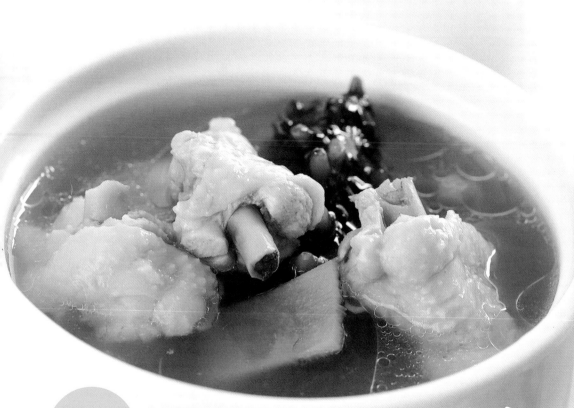

孕5月

注意补铁，预防
孕期贫血

第 17 周
胎动更加活跃

这一周，连接胎盘的生命纽带——脐带长得更粗、更强壮了。这是子宫里最有趣的玩具，胎宝宝很喜欢用手拉它、抓它，有时会抓得特别紧，紧到只有少量的氧气被输送，不过不用担心，胎宝宝会很快放手，好让自己得到充足的氧气和养分。

✳胎动变得活跃

胎宝宝现在变得灵活顽皮，能够活动关节及骨架，像挥手、踢腿等动作也变得熟练，手脚和身体活动得更加频繁。随着准妈妈子宫的迅速增大，胎宝宝的活动空间也增大了，所以胎动会非常活跃。

胎宝宝的骨骼，从现在开始会逐渐变硬，可以保护骨骼的卵磷脂开始覆盖在骨髓上。循环系统和尿道完全进入正常的工作状态，肺也开始工作。皮肤呈暗红色，皮脂腺已发育，并且开始分泌活动。此时，已出现的器官将不断增大，且不会再有新的器官出现。

胎宝宝几乎和准妈妈一起吸取养分，在准妈妈进食后的1～2小时内，胎宝宝就开始吸取养分了，几乎是同步进行。他的味蕾进一步发育，开始有吞咽动作。

✳准妈妈身体重心发生变化

准妈妈的身体重心随着子宫的不断增大而发生变化，会感到行动有些不方便，所以要注意衣服的舒适和随意，鞋要尽量选择软底平跟的。

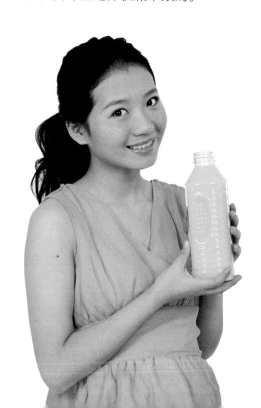

第113天
孕期贫血危害多

准妈妈孕期贫血的主要表现有：经常感到疲劳，即使活动不多也会感到浑身乏力，偶尔会感觉头晕；面色苍白；指甲变薄，而且容易折断；呼吸困难；心悸、胸痛等。

缺铁性贫血在孕期准妈妈中最为常见，一般在怀孕5~6月易发生。

✳ 孕期贫血危害多

铁是人体的必需元素，是制造血红蛋白的必要原料。孕期患缺铁性贫血不仅会影响准妈妈的健康，胎宝宝的生长发育也会受到很大影响。孕期贫血对准妈妈的主要危害表现在：

◆妊娠中毒症的发生率明显提高。

◆准妈妈分娩时易发生宫缩乏力、产程延长、产后出血多等不良后果。

◆准妈妈分娩时，胎宝宝容易发生宫内窒息而致死胎。

孕期缺铁对胎宝宝也有深远的不良影响，铁缺乏可能会导致胎宝宝早产、死产、宫内生长迟缓及患先天性缺铁性贫血，后天体弱多病，容易诱发呼吸道和消化道感染等。

✳ 孕期贫血，补铁最关键

由于准妈妈的子宫、乳房、胎盘、胎宝宝及母体均需铁储备，即使食物中有适量的铁，一般从怀孕后4个月开始，血中铁浓度及铁蛋白水平也会逐渐下降，至孕晚期时可达最低值。准妈妈应从孕中期开始补铁，一般从怀孕第6个月前后开始即可。

怀孕后准妈妈体内的需血量明显增加，对铁的需要量也会相应增加。

胎宝宝自身造血及身体的生长发育都需要大量的铁，这些铁只能靠母体供给。

为应对准妈妈分娩时的出血及产后乳汁分泌，身体也需在孕期储备一定量的铁。

✳ 专家建议摄取量

孕期与哺乳期女性要吃富含铁质的食物，准妈妈、乳母每日应摄入18毫克铁。在怀孕早期，每天应至少摄入15毫克铁；怀孕晚期，每天应摄入20毫克~30毫克铁。

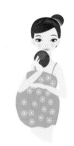

第114天

预防贫血，食补最好

铁是人体生成红细胞的主要材料之一。铁在人体内含量很少，主要负责氧的运输和储存。它是构成血红蛋白和肌红蛋白的元素。怀孕后体内铁的储量已较低了。准妈妈在妊娠期的激素作用下能增加对铁的吸收，因此，要通过饮食来适当补充体内所需的铁。

✱食物是铁质的最佳来源

在孕期第6~10个月及哺乳期间，准妈妈所需铁质约为45毫克/天。预防孕期缺铁性贫血，应多进食富含铁的食物，如瘦肉、蛋黄、菠菜、动物肝脏、干果等，动物来源的亚铁红血素比蔬菜中的铁更易于吸收。在植物性食物中，铁元素必须转化为二价铁后才容易被人体吸收。怎样通过合理的搭配，补充体内可能缺乏的铁元素，显得极为重要。

✱给准妈妈的饮食建议

孕中期以后，由于承担了为胎宝宝运送养料的重任，准妈妈的血液量大幅增加，如果红细胞不能及时增加，容易引发孕期贫血。所以，准妈妈应及时补铁，增加体内红细胞含量。

常吃富含铁的食物：从本月开始，可适量多吃富铁的食物。这类食物有动物血、动物肝脏和瘦肉、蛋类等，豆制品含铁量也较多，要注意搭配摄取。

做菜时多用铁炊具烹调：铁质炊具在烹制食物时会产生一些小碎铁屑，溶解于食物中形成可溶性铁盐，容易让肠道吸收铁。

多吃有利于铁吸收的食物：水果和蔬菜不仅能够补铁，其所含的维生素C还可以促进铁的吸收，因此在吃富含铁的食物时，最好同时吃一些水果和蔬菜，每天蔬菜水果的摄入量不要少于300克。

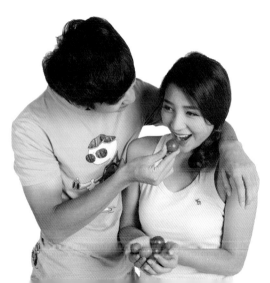

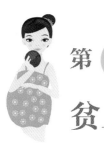

贫血的饮食调理

猪血豆腐汤

【材料】猪血、豆腐各100克，香菜末20克。

【调料】料酒15克，盐、胡椒粉各少许。

【做法】

1.猪血、豆腐切小块，汆烫备用。

2.热锅入油，油温后，加入猪血块、豆腐块滑炒；烹料酒去腥，倒入热水（或高汤），加盐、胡椒粉调味。

3.大火煮开后撒入香菜末即可。

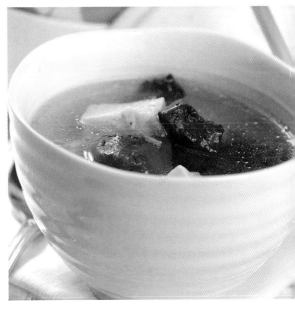

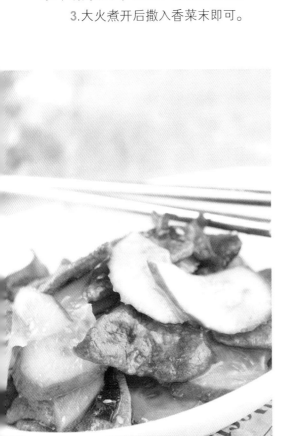

肝片炒黄瓜

【材料】黄瓜100克，猪肝150克，水发木耳、葱末、姜末、蒜末各适量。

【调料】生抽、白糖、水淀粉各1茶匙，盐适量。

【做法】

1.将猪肝洗净切成薄片，用适量水淀粉、盐拌匀；将黄瓜、木耳洗净切好。

2.将猪肝片炒八成熟时捞出沥油。

3.将锅放回火上，倒入油，待热后放入葱末、姜末、蒜末和木耳稍微炒几下；将猪肝片倒入，放适量生抽、盐、白糖等，再放入黄瓜片，翻炒均匀，用水淀粉勾芡，翻炒几下即可。

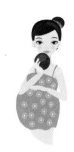

明星食材：红枣

红枣有"小型维生素丸"之称，又被誉为"百果之王"。红枣的营养非常丰富，准妈妈可经常吃红枣。

❋ 滋养气血，除烦去躁

怀孕和产后容易发生贫血，红枣就是十分理想的食疗佳品。同时，红枣能降低血清胆固醇，保护肝脏，促进人体造血。

准妈妈经常出现烦躁、心神不宁等，多食红枣可起到养血安神、疏肝解郁的作用，对于缓解准妈妈心神不安、预防孕期抑郁和产后抑郁都有所帮助。如果准妈妈感到精神紧张和烦乱，甚至心悸、失眠和食欲不振，可以在汤中或粥中加些红枣。

补充叶酸和锌，可促进胎宝宝大脑发育。红枣中含有十分丰富的叶酸，叶酸参与血细胞的生成，促进胎宝宝神经系统的发育。而且红枣中含有微量元素锌，有利于胎宝宝的大脑发育，促进胎宝宝的智力发展。

❋ 清香气味，缓解呕吐

红枣富含的矿物质有养胃作用，其清香的气味可减轻妊娠呕吐。

❋ 牙齿松动、腿脚抽筋多吃枣

红枣能够补中益气、养血安神，同时红枣富含钙和铁，对防治骨质疏松、产后贫血有重要作用。准妈妈出现的牙齿松动、四肢无力、抽筋、麻木、腰酸背痛、关节痛、风湿痛都是缺钙的表现，适当吃些红枣可以补充部分钙质，缓解症状。

❋ 最佳食用方法

每天吃5颗即可，过多食用会引起胃酸过多和腹胀。

❋ 食用禁忌

红枣含糖量高，有妊娠糖尿病的准妈妈最好少吃。

对于准妈妈，红枣可以每天都吃，但是不能一次吃得过多，否则会给消化系统造成负担，引起胃酸过多、腹胀便秘等症状。如果不注意口腔清洁，吃太多红枣还易引起龋齿。

另外，湿热重、舌苔黄的准妈妈不适合食用红枣。

红枣补血养颜粥

【材料】红枣5颗，红豆30克，紫米30克，花生30克，大米50克，红糖20克。

【做法】

1.将红豆、紫米、大米和花生洗净，用清水浸泡1小时；红枣洗净，去核。

2.锅中加入适量水煮沸，放入泡好的大枣、红豆、紫米、大米、花生，大火煮沸再小火煮1小时，熄火。食用时可加入红糖调味。

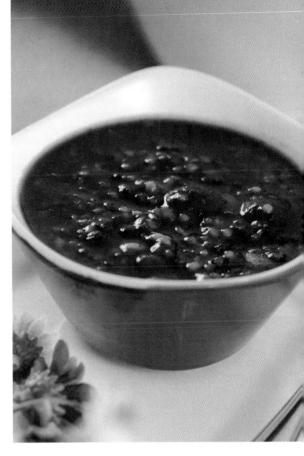

红枣枸杞煲乌鸡

【材料】乌鸡1只，姜片10克，红枣6颗，枸杞子15克。

【调料】盐少许。

【做法】

1.将乌鸡内脏去除，鸡头切掉不用；红枣洗净去核，枸杞子洗净，泡水备用。

2.乌鸡洗净后放入砂锅中，一次性加入2升清水，大火煮开撇去浮沫。

3.将姜片、红枣放入砂锅中，小火煲1个半小时。放入枸杞子，再煲半个小时。喝前放入盐调味即可。

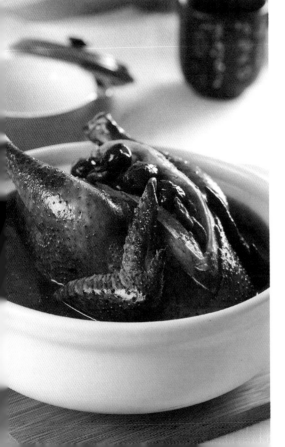

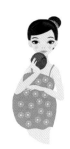

第 118~119 天

孕中期怎样进补最合理

怀孕后，为了给胎宝宝提供更多的营养，可以服用一些补品，以补充体内耗损的阴血，达到滋补身体的功效。但关于孕期进补，还是需要了解一些知识。

✳ 不宜盲目进补

并非所有营养品都适合准妈妈，不加选择地盲目进补，对准妈妈而言是很危险的。

从中医学的角度看，女性怀孕后，由于阴血聚以养胎，多数人有阴血偏虚的症候，而阴虚则会滋生内热，从而出现口干、口苦、大便干结、小便短赤等阴虚火旺的症状。如果这些症状不严重，过一段时间通过准妈妈自身对阴阳的调节会自然消失；如果症状严重，有经验的医生会很小心地选择一些对准妈妈和胎宝宝不会产生危害的清热凉血药进行治疗。而人参、桂圆属于甘温之物，会加剧孕妇阴虚火旺的症状，在这个时候是不能吃的。准妈妈们切勿听信"桂圆力大可保胎，食之将来孩子可眼大、漂亮"等说法，孕期应禁食桂圆。对人参和蜂王浆，若准妈妈的确气血亏虚，需要食用，也必须严格按

照医嘱使用。

有一些准妈妈由于缺乏医学知识而盲目进补，结果不仅没有起到保健作用，反而还造成了难产。如有些地方的准妈妈习惯食用黄芪或黄芪炖鸡，这类食物虽然可起到强壮胎宝宝的作用，但由于黄芪具有益气、提升的作用，会扰乱妊娠后期胎宝宝正常下降的生理规律，从而使产程延长或导致难产。因此，准妈妈只要保证营养充足即可，不要乱用补药，否则会使阴阳气血失调、脏腑功能受到干扰，出现各种不适症状，甚至造成严重后果。

✳ 准妈妈的进补原则

一般说来，准妈妈的进补原则与一般女性并没有很大的区别，具体如下：

◆必须在中医辨证施治原则下进补，只有分清准妈妈的体质属性（寒热虚实），才能进补。

◆进补的量必须根据每位准妈妈的体质差异而定，不可过量。

◆进补必须选择时期，冬季进补较为合适，夏季也并非一定不能进补，若为虚证则可以进补，但也要适量。需按"产前宜凉，产后宜温"的原则进补。

☀几种常用的孕期补品

人参： 体弱的准妈妈适量服用人参，可提高自身免疫力，还可增进食欲。

阿胶： 准妈妈出现先兆流产时，可用阿胶和其他中药配伍食用，有安胎作用。身体健康的准妈妈则没有必要吃阿胶。

蜂王浆： 准妈妈摄取一定的蜂王浆，能促进胎宝宝脑组织细胞的生长发育。

银耳： 有养阴润肺、益气生津的功效，适用于肺阴虚咳嗽、咯血及阴虚型高血压、失眠等症的准妈妈。

莲子： 健脾益气、宁神益智，适用于心悸怔忡、乏力、失眠、久泻等症的准妈妈。

莲子银耳红枣汤

【材料】银耳40克，红枣10颗，莲子20颗，枸杞子20粒，冰糖适量。

【做法】

1.莲子、枸杞子洗净泡软，红枣洗净，去核。

2.银耳泡发后洗净，剪去根部的黄色硬结，撕成小朵。

3.所有材料放入砂锅，加入适量水，大火煮沸，小火煲40分钟，加入冰糖调味即可。

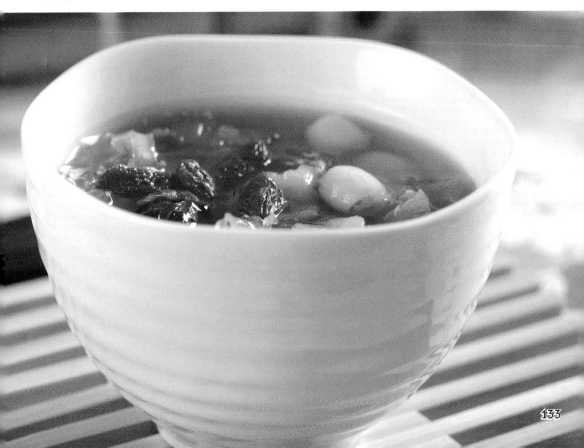

第 18 周
越来越不安分的胎宝宝

✽ 胎宝宝越来越爱动

这一周，胎宝宝的躯干、肢体都发育得比较完善，看上去越来越具有人形，下肢比上肢长，下肢各部分也成比例。这个时候的胎宝宝活动越来越频繁，忙着伸胳膊和蹬腿，经常戳、踢、扭动和翻转，准妈妈会越来越多地感觉到胎动。

胎宝宝的骨骼系统继续长出更多新骨，骨内已含钙质，在X射线下能够显影。股骨长度和头径都已经能够测量。

此时的胎宝宝能够听到准妈妈的心跳，准妈妈的情绪是否稳定直接影响着胎宝宝的发育，因此，准妈妈一定要保持乐观的情绪，这样才能传递给胎宝宝正能量。

✽ 胎宝宝性别发育完全

18周的时候，如果是女孩，她的阴道、子宫、输卵管都已经各就各位；如果是男孩，他的生殖器已经清晰可见。

✽ 准妈妈孕态更加明显

到了这周，准妈妈的外形体征更为明显，腹部隆起，子宫继续增大，子宫底在肚脐下面两横指的位置上。由于体形的变化及身体负荷的增加，准妈妈变得容易疲倦，偶尔还会出现身体失去平衡的情况。准妈妈的体温一般高于正常人。正常人的腋下体温是36.5℃左右，而本周准妈妈的腋下温度可能达到36.8℃，这主要与孕激素高有关。同时，大部分准妈妈还会受到痔疮的困扰。

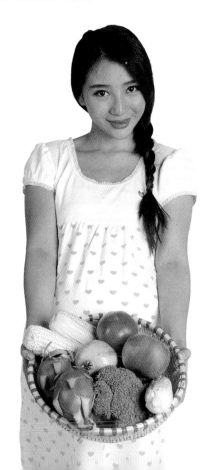

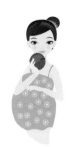

明星营养素：膳食纤维

粗粮、豆类、蔬菜、水果、海鲜、食用菌等天然食物中含有大量的膳食纤维。膳食纤维的主要作用有：

防止便秘：膳食纤维使食物在肠内通过时间的缩短，同时增加粪便体积，刺激肠道的蠕动，排便的次数相对增加，从而达到预防便秘的目的。

改善肠道菌群：膳食纤维能改进肠道菌群，使双枝杆菌等有益菌活化、繁殖，并因而产生有机酸使大肠内酸性化，从而抑制肠内有害菌的繁殖，并吸收掉有害物质和产生的致癌物。膳食纤维因能促进粪便的排出，缩短粪便在肠内的停留时间，减少粪便中的癌细胞与肠壁接触；同时增加了粪便体积，稀释有害物质，减少肠内的有害物质，从而起到了预防肠癌的作用。

膳食纤维可以延缓胃排空的速度，延缓淀粉在小肠内的消化或减慢葡萄糖在小肠内的吸收，降低饭后血糖浓度，对2型糖尿病有一定的控制作用。

大多数富含膳食纤维的食物仅含少量的脂肪；膳食纤维还可以增加胃的饱腹感，减少食物的摄入量，有控制体重的作用。

可溶性的膳食纤维，从而可抑制机体对胆固醇的吸收，有降低血胆固醇水平的作用。

薯丁炒玉米

【材料】鲜玉米粒200克，红薯150克，青椒50克，枸杞子10克。

【调料】盐、水淀粉各适量。

【做法】

1.玉米粒洗净，用沸水焯一下，捞出沥水；将红薯洗净去皮，切成同玉米粒大小的方丁；青椒去蒂及籽，洗净切小丁；枸杞子用温水泡发。

2.锅中留少许底油，下青椒丁和玉米粒略炒，再放入红薯丁、枸杞子翻炒，加入盐炒匀，用水淀粉勾芡即可。

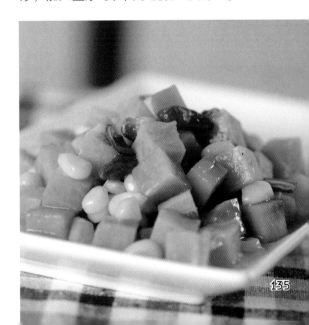

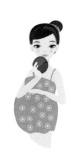

准妈妈不宜过量吃粗粮

✱准妈妈过量吃粗粮的危害

粗粮中含有膳食纤维和植酸较多，如果每天摄入膳食纤维超过50克，长期下去会使人体蛋白质补充受阻，脂肪利用率降低，造成骨骼、心脏、血液等脏器功能的损害。此外，摄取过多的膳食纤维可导致肠道阻塞、脱水等急性症状。

过多食用粗粮不仅不能促进消化，还会影响消化和吸收。

长期以粗粮为主食，会导致营养不良、免疫力降低。

✱孕期怎样健康吃粗粮

吃粗粮需及时多喝水：粗粮中的膳食纤维需要有充足的水分做后盾，才能保障肠道的正常工作。一般多吃1倍膳食纤维，就要多喝1倍水。

粗细搭配：研究发现，日常饮食中的粗粮、细粮比例为6:4最为适宜。所以，粗、细粮搭配食用最合理。

搭配荤菜：制作食物时，除了顾及口味嗜好和孕期营养需要外，还应该考虑荤菜与粗粮的搭配。

循序渐进：突然增加或减少粗粮的进食量，会引起肠道反应。如果准妈妈平时食肉较多，为了帮助肠道适应，增加粗粮的进食量时应该循序渐进，不可操之过急。每天粗粮的摄入量应根据具体情况适当调整。

糙米五谷粥

【材料】糙米、糯米、小米、高粱米、大豆、大麦等杂粮类谷物30克，冰糖适量。

【做法】

1.杂粮淘洗干净，泡水2小时。

2.把全部杂粮和水放入电饭锅，启动煮粥模式，煮至米烂粥稠，放入冰糖溶化即可。

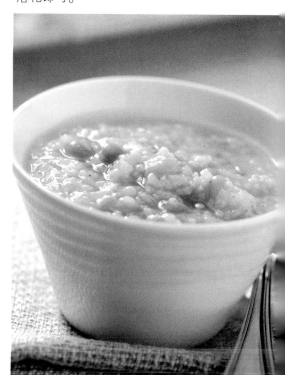

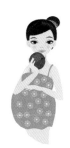

第 124 天
准妈妈补钙不要过量

✳ 食物补钙

为了促进胎儿骨骼的发育，应当多吃含钙较多且易吸收的食物，如小鱼、虾皮、牛奶、乳制品、芝麻酱、鸡蛋、豆腐、海带等，其中，乳制品含有大量的钙。另外，还要多晒太阳，促进钙的吸收。如果严重缺钙，就需要服用钙片来增加，但不宜盲目补钙，更非多多益善。补钙过量也会产生许多危害。

✳ 整个孕期不宜一直服用钙片

准妈妈不需在整个孕期都服用钙片来补钙，只需在孕24～28周服用钙，然后在孕32周重新开始吃钙片，直到分娩即可。平时只需通过食补来补钙。

✳ 补钙不宜过量

准妈妈长期采用高钙饮食，大量服用鱼肝油，过量加服钙片、维生素D等，对胎宝宝有害无益。胎宝宝有可能患高血钙症，出生后婴儿囟门过早关闭、颚骨变宽而突出、鼻梁前倾、主动脉窄缩，既不利于胎宝宝生长发育，又有损颜面美观。准妈妈血中钙浓度过高，会出现软弱无力、呕吐和心律失常等。因此，准妈妈不要随意大量服用钙制剂和鱼肝油。准妈妈过量补钙，还会造成胎宝宝出生时萌出牙齿。

虾仁炒豌豆

【材料】虾200克，豌豆100克，葱花5克。

【调料】生抽1茶匙，花椒粉1茶匙，盐少许，香油适量。

【材料】

1. 豌豆洗净，入沸水中汆烫过水备用；虾去头、去尾，挤出虾仁，剔出肠线，洗净，用生抽、花椒粉腌30分钟。

2. 油锅烧热，下入虾仁爆炒后，再下入葱花、豌豆，加水，稍焖煮，加盐、香油即可。

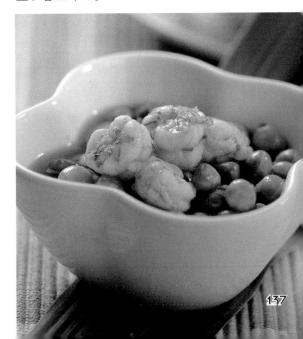

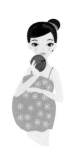

提升免疫力多吃菌菇类食物

菌菇不仅有着独特的香味和美味、口感爽滑，而且还是低热量、高纤维的食品，对于那些为体重过重、有便秘烦恼的准妈妈来说，菌菇是必不可少的健康食品。

*准妈妈食用菌菇类食品的好处

准妈妈在怀孕期间食用适量的菌菇，除了可以提升母体与胎儿的免疫力，还有抗老化和降低胆固醇等多种好处。对于有高血压、糖尿病或高胆固醇症状的准妈妈来说，可有效控制病情。因此，对没有特殊疾病的准妈妈来说，可以增加对菌菇中膳食纤维的摄取量。具体表现如下：

良好的自由基清除者： 研究发现，多糖体是很好的自由基清除剂。自由基是人类疾病的根源，多糖体能够保护巨噬细胞免于自由基的侵袭，进而促进体内细胞正常工作，对孕期免疫力低的准妈妈来说效果显著。

有降低胆固醇的作用： 多糖体在增进细胞功能、促进胆固醇消耗等方面具有良好的效果，是高胆固醇准妈妈控制病情的有益物质。

帮助糖尿病准妈妈康复： 研究发现，食用多糖体食物，有促进胰岛素分泌、降低血糖的功效。因此，多糖体已普遍用来协助糖尿病患者的康复，对于患有妊娠糖尿病的准妈妈非常有益。

抗老化： 人体老化的主要因素为免疫机能的低落、外在环境的恶化，如过度地暴露于放射线或紫外线之下以及使用含有大量抗生素的物质等，都会引发人体组织细胞的老化。多糖体可有效降低上述老化因素的侵袭，使准妈妈充满活力。

另外，菌菇类除了含有多糖体外，也含有丰富的蛋白质、维生素等物质，且不含油脂胆固醇，是对人体没有负担的食物。

准妈妈宜尽量摄取多种菌菇类，以便摄取多元的养分。

*适合孕期食用的菌菇类大家族

金针菇： 微香而爽滑，口感独特，富含可以提高糖分和脂肪代谢的B族维生素。

蟹味菇： 口感好，味道鲜美，含

有膳食纤维、钙、维生素D和B族维生素，可以帮助准妈妈缓解便秘症状和降低胆固醇。

鸡腿菇：口感香脆，和鲍鱼很像，甘甜爽口，能预防胆固醇过高。膳食纤维丰富，有利于改善准妈妈便秘症状。

香菇：除了含有B族维生素外，还含有可以预防动脉粥样硬化等的β-葡萄糖苷酶，并富含能生成维生素D的麦角酶等多种营养素，适用于孕期食用。

蘑菇：蛋白质、维生素B_1、尼古丁等含量高于其他菌菇类，营养特别丰富。伞部伤痕少、整体洁白的蘑菇质量较好。

白玉菇：没有一般菌类特有的苦味，非常适合孕期口味挑剔的准妈妈。

灰树花菇：含有维生素D、维生素B_2及膳食纤维等营养成分。

滑子菇：和山芋一样，滑子菇也富含黏蛋白，有助于分解蛋白质。此外，滑子菇富含B族维生素和膳食纤维，对改善孕期某些不适有益。

黑木耳：黑木耳中含有丰富的膳食纤维，钙、铁等无机盐也十分丰富，有利于胎宝宝的发育。

菌菇煲

【材料】草菇、茶树菇、平菇、蟹味菇各50克，蒜片、姜片各10克，青葱碎适量。

【调料】盐适量。

【做法】

1.将草菇洗净后对半切开；茶树菇去掉尾部硬结洗净；平菇洗净后撕成条；蟹味菇洗净。

2.锅中放入适量水煮沸，将所有蘑菇放入锅中汆烫2分钟，捞出冲水备用。

3.锅中油烧至六成热时，放入蒜片和姜片爆香，再放入蘑菇翻炒均匀。

4.将蘑菇倒入砂锅中，一次性加足清水，大火煮沸后，转小火煲2小时，喝前调入少许盐和青葱碎（不喜欢的可以不放）。

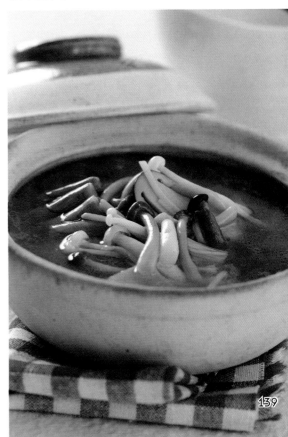

第19周
听听周围的声音

✾胎宝宝正在接收周围的声音

这一周，胎宝宝的世界又会迎来一个新的阶段，现在，他可以听到周围的声音了。胎宝宝最先听到的声音是准妈妈血液流过血管的声音、胃部消化的杂音、心脏跳动的声音以及声带发出的声音。

研究显示，胎宝宝听到声音后会学习分辨准妈妈与其他人的声音，并且很快会显示出对准妈妈声音的偏爱。当听到准妈妈说话时，胎宝宝的心跳会减慢，说明他感到安全，放松下来了。

✾小南瓜一样的胎宝宝

胎宝宝的胳膊和腿已经与身体的其他部分成比例了，肾脏继续产生尿液，头发也在迅速生长。胎宝宝的腺体开始分泌出一种黏稠的白色油脂状物质，这就是胎脂，具有防水作用。在未来的日子里，胎脂可防止胎宝宝的皮肤因长期浸在羊水中而被腐蚀。

✾准妈妈要为母乳喂养做准备

这一周，子宫已经达到肚脐下一横指的位置，皮下脂肪增厚，腹部突出更明显。随着乳腺的发达，乳房增大，怀孕前使用的内衣现在已经不太适合了。乳头受到过度压迫会阻碍乳腺的发育，因此这时应该使用稍大型号的文胸。此时，身体也开始为母乳喂养做准备了：有些准妈妈的乳头会分泌出乳汁，皮肤的色素增加，使乳头颜色变深并伴有刺痛感，乳房皮肤表面的静脉非常明显。

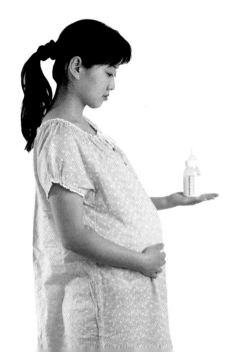

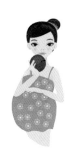

双胞胎准妈妈要注意孕中期饮食

孕中期，准妈妈的食欲大振，每餐进食量也会增多。为了腹中的胎宝宝，准妈妈要养成规律的饮食习惯。

✿饮食定时

饮食定时就是要求准妈妈养成准时吃饭的习惯。因为人的各个器官基本上是按时间顺序有规律地工作的。各种食物在人体胃肠内停留的时间也在一个大致的范围内，所以到了一定时间人就会出现饥饿感。这时，血糖下降到较低的程度，可使人心慌意乱甚至四肢发抖。如果准妈妈经常出现类似情况，无疑会出现胎宝宝营养供给不及时的情况。准妈妈担负着向胎宝宝提供营养物质的任务，所以，必须按时就餐，尊重代谢规律。

✿饮食定量

对于准妈妈来说，定量饮食更为重要。如果一个准妈妈饮食无规律，饥一顿，饱一顿，对胎宝宝的营养供给也会随之出现不正常状况，这会影响胎宝宝的正常发育。

增加营养应从饮食多样化上下功夫。当然，有些准妈妈担心胎宝宝太大或担心自己太胖影响美观，而不敢吃足应吃的饭量，这对胎宝宝和准妈妈本身是不利的。为了不使自己身体过胖，可以适当增加一些活动来促进消化，这对母婴双方都是有益的。

✿多吃富含铁的食物

本阶段对铁的需求量达到高峰，每日应保证摄入35毫克的铁。动物肝脏、动物血、瘦肉是铁的良好来源，这些食物中铁的含量丰富，易于被人体吸收。此外，蛋黄，豆类，某些蔬菜如油菜、芥菜、雪里蕻、菠菜、莴笋叶等也含有一定量的铁。水果和蔬菜不仅能够补铁，所含的维生素C还能促进铁的吸收。因此，在吃富铁食物的同时，最好多吃一些水果和蔬菜，也有很好的补铁作用。

✿服用补铁口服液

通过正常进餐摄取铁成分非常重要，但如果准妈妈有贫血现象，最好遵从医生建议服用补铁口服液。服用补铁口服液时饮用适量橙汁会提高铁的吸收率，但牛奶、咖啡、红茶等会妨碍铁的吸收，要避免同时饮用。

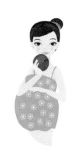

预防妊娠纹的饮食

对于准妈妈来说，以内养外非常重要。所以，平时要注意合理规划饮食，以帮助身体减轻水肿，有效阻断脂肪的堆积，减少橘皮组织，淡化妊娠纹，促进皮肤弹性纤维的恢复。

✽注意补充能制造骨胶纤维的食物

准妈妈要让肌肤保持一定的弹性，肌肤的胶质纤维越多，产生妊娠纹的机会就越少。但是，妊娠时激素的变化会降低肌肤纤维的胶原含量，让肌肤纤维变得脆弱而容易断裂。因此，孕期要注意补充维生素C和蛋白质等。它们能制造更多的骨胶纤维，使胶原纤维不容易断裂，能够预防因怀孕而产生的骨胶纤维的流失，避免肌肤变得缺乏弹性。

✽远离妊娠纹的明星食物

西蓝花： 西蓝花中含有丰富的维生素C、维生素A和胡萝卜素，能够增强皮肤的抗损伤能力，有助于保持皮肤弹性，使准妈妈远离妊娠纹的困扰。准妈妈每周宜吃3次西蓝花。

番茄： 番茄具有保养皮肤的功效，可以有效预防妊娠纹的产生。番茄对抗妊娠纹的主要成分是其中所含的丰富的番茄红素，它可以说是抗氧化、预防妊娠纹的最强武器。

猕猴桃： 猕猴桃被称为"水果金矿"，其中所含的维生素C能有效地抑制和干扰黑色素的形成，预防色素沉淀，有效对抗妊娠纹的形成。

三文鱼： 三文鱼肉及其鱼皮中富含的胶原蛋白是皮肤最好的营养品，常食可使准妈妈皮肤丰润饱满、富有弹性，从而远离妊娠纹的困扰。

猪蹄： 猪蹄中含有较多的蛋白质、脂肪、各种维生素及无机盐、丰富的胶原蛋白可以帮助准妈妈有效预防妊娠纹，对增强皮肤弹性和韧性及延缓衰老具有特殊意义。

在饮食中注意均衡摄取营养，可帮助准妈妈改善皮肤肤质，使皮肤更有弹性。

三餐有规律，少吃零食和夜宵： 准妈妈要少吃零食和夜宵，特别是临睡前两个小时最好不要多吃东西，因为此时脂肪很容易在体内堆积。

吃饭的时候要细嚼慢咽： 吃得过快，食物嚼得不精细，容易在不知不觉间进食过多，不仅增加了胃的负担，也不利于消化，对皮肤改善也没有好处。

注意多吃一些绿色蔬菜：蔬菜热量不高，既能满足饱腹感，还有助于体内钙、铁、维生素的吸收，可以防止妊娠纹的出现。

调整饮食习惯：每天早晚可以喝一杯脱脂牛奶，少喝全脂牛奶；喝清汤，少喝浓汤；吃含膳食纤维丰富的蔬菜、水果和富含维生素C的食物，以防孕期妊娠纹的出现。

此增加细胞膜的通透性和皮肤的新陈代谢功能，改善不良肌肤问题。

少吃油腻食物：控制甜食、巧克力、蛋糕、冰激凌及饮用富含糖类的饮料等，多吃富含蛋白质、维生素的食物，增加皮肤质感。

不能无节制地进食：按照专家建议的营养摄取原则，只要能够满足胎宝宝的生长发育需要就可以了。孕中期就应该适量控制饮食，把体重控制在合理的范围内，这样才能有效地预

三文鱼肉粥

〖材料〗粳米80克，三文鱼150克，豌豆、豆腐各25克，鸡蛋1个。

〖调料〗盐少许。

〖做法〗

1.三文鱼洗净，切丁；豌豆洗净，放入锅中煮熟；豆腐用开水汆烫后，切丁；鸡蛋打散，搅拌均匀；粳米淘洗干净，浸泡30分钟。

2.锅中加适量水煮沸，放入粳米，大火煮沸，转小火煮15分钟，放入豌豆、三文鱼丁、豆腐丁，煮沸后倒入蛋液，再煮沸，加盐调味即可。

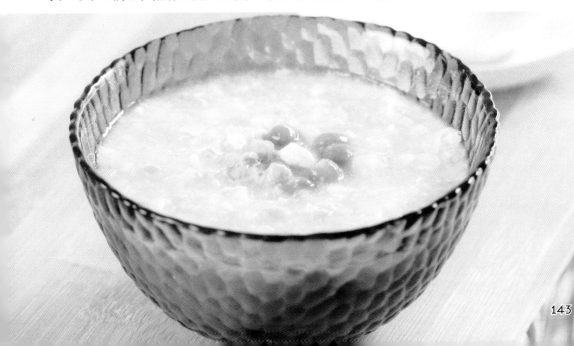

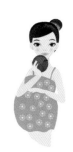

核桃：出类拔萃的"益智果"

中医自古就把核桃称为"长寿果""益智果"，认为核桃能补肾健脑、补中益气、润肌肤、乌须发，也有为胎宝宝补脑的功效。

❋ 提升准妈妈记忆力，愉悦心情

核桃含有丰富的蛋白质及人体必需的不饱和脂肪酸，能增强脑功能，提高记忆力，防衰抗老，让准妈妈摆脱健忘的苦恼，时刻保持头脑清醒，心情愉悦。

❋ 润肤养颜

孕期，准妈妈不宜经常使用化妆品，因为化妆品的化学物质会对胎宝宝产生刺激。经常吃核桃，可以让皮肤光滑细润。

核桃含有容易被人体吸收的脂肪和蛋白质，富含多种维生素，可提高皮肤的生理活性让皮肤润滑，有光泽，还能使准妈妈的头发保持乌黑靓丽。

❋ 清洁血管，增强活力

核桃所含的近七成的脂肪都是亚油酸或亚麻酸等优质不饱和脂肪酸，有利于降低血脂，从而为人体提供更好的新鲜血液，让准妈妈有活力，促进胎儿发育。

❋ 最佳食用方法

核桃可以补"先天之本"，大米、红枣可以补"后天之本"，把核桃仁和红枣、大米一起煮粥食用，保健效果最好。

每天吃30克（相当于2~3个核桃）为宜。如果不喜欢吃核桃，可以适量摄取核桃油。

❋ 食用禁忌

核桃火气大，含油脂多，吃多了会令人上火和恶心，正在上火、腹泻的准妈妈要等症状消失了之后再食用核桃。

核桃仁表面的褐色薄皮营养也很丰富，吃核桃时不必剥掉这层皮。

核桃紫米粥

【材料】紫米80克，核桃仁100克，冰糖适量。

【做法】

1.紫米洗净，泡水备用；核桃仁洗净，切碎。

2.锅中水烧开，下紫米、核桃仁，大火煮沸，水开后转小火煮至紫米软烂，放入冰糖搅拌至溶化即可。

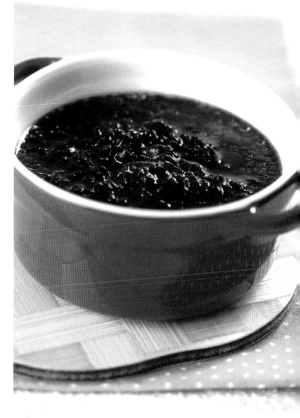

青笋桃仁

【材料】青笋200克，鲜核桃仁100克。

【调料】盐、香油各适量。

【做法】

1.将青笋削去老皮，切成片，再在每片中间竖切两刀，但两头不要切通。鲜核桃仁洗净，去皮。

2.锅中烧水煮沸，分别汆烫青笋片、鲜核桃仁，捞出备用。

3.将青笋片、鲜核桃仁放入碗内，加盐、香油拌匀，再将核桃仁嵌入青笋片上即成。

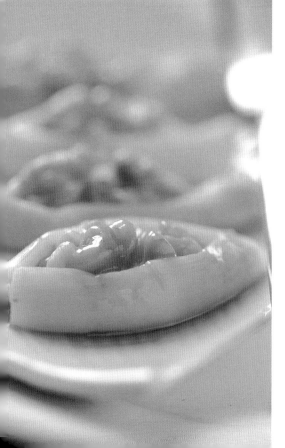

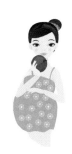

准妈妈孕期如何吃零食

孕5月，腹部日益增大的准妈妈单靠一日三餐来满足营养需求有些困难。因此，零食就成了补充营养的必需品。千万不要小看了这些零食的作用，它们不仅能为胎宝宝健康成长提供能量，而且还能缓解准妈妈的不适。

✴ 准妈妈零食摄取准则

如果准妈妈本身很瘦，这个时期，可以多增加一些零食的摄取量，如果准妈妈已经过重，就要控制吃零食了。一般而言，孕早期不需要额外增加热量，正常饮食即可。但由于此时正值胎宝宝快速成长阶段，每天需要的热量和蛋白质大大增加，所以，准妈妈有必要适当吃些零食，营养的来源最主要应是糖类、蛋白质、脂肪。

需要注意的是，有些零食有可能对准妈妈的身体造成不良影响，如腌制的食品、冰激凌、罐头食品和过甜的糕点等，这些零食都不应成为准妈妈饮食中的必选之品。此外，还要注意零食的卫生，不要吃露天售卖的食品。

✴ 给准妈妈的零食建议

三餐之外，肚子饿了可以随时吃一些小零食，但不宜过量。因为很多零食都是高热量的，虽然看着体积小，但可能比一碗饭的热量都要高。

◆少选用过咸的零食。孕期要保持清淡的口味，不宜过咸。再者，正餐中的盐量已经足够，再吃咸的食物，会口干舌燥，也会增加患妊娠水肿和妊娠高血压症的风险。

◆少吃易上火的热性食物，如炒货或桂圆、荔枝、杧果等热性水果。

◆多吃坚果。坚果中含有较丰富的不饱和脂肪酸，有利于胎宝宝的大脑及神经系统发育。

◆饼干类的点心可以在饥饿时吃，但不宜过多，不宜选又甜又油的糕点或曲奇，摄入量要算入主食的量。

✳最适合孕期的6种零食

6种营养零食的能量、营养与功效

食物	能量与营养	功效	备注
栗子	每100克含能量345千卡	健脾养胃、补肾强筋、活血止血，常吃有利于胎宝宝骨盆的发育成熟	生食难以消化，熟食易滞气，故不可食用太多
花生	每100克含能量540千卡，含人体必需的不饱和脂肪酸高	和胃健脾、润肠润肺、化痰养气，常吃花生可以预防新妈妈产后缺乳。花生衣还是准妈妈防止出血的良好食品	热量较高，每次食量不要超过20克
核桃	含有丰富的维生素E、亚麻酸及磷脂，尤其是亚麻酸含量极高	对促进胎宝宝大脑发育很重要	多食会造成准妈妈身体发胖，引起血糖、血脂和血压升高
葡萄	含铁量非常高	补气血、利水消肿，可以预防准妈妈孕期贫血和水肿	患妊娠糖尿病的准妈妈禁食
奶酪	每100克含能量360千卡，是牛奶经浓缩、发酵而成的奶制品，被誉为"乳品中的黄金"	每千克奶酪制品浓缩了约10千克牛奶的蛋白质、钙和磷等，是准妈妈优质的钙质来源	奶酪所含能量较高，每次食用最好不要超过20克
苹果	含丰富的维生素，含有构成胎宝宝骨骼肌、牙齿的必需成分	可以帮助准妈妈预防骨质软化症，还可改善孕期便秘和情绪抑郁	最好保证每天吃一个苹果

第20周
羊水中更加自如的胎儿

✿可爱的"白眉大侠"

这一周，胎宝宝发育得比较平稳，皮肤开始增厚，牙齿正在发育，四肢已发育良好。免疫抗体能通过准妈妈的血液传送到胎宝宝身体里，这将帮助胎宝宝在出生后的最初一段时间里抵抗疾病。

眉毛和眼睫毛还在生长，头发慢慢变粗，无论以后宝宝的头发颜色有多深，他现在的头发都是完全不着色的，眉毛和睫毛也都是白色的，看起来就像个"白眉大侠"。

✿神经与肌肉建立联系

从胎宝宝的脑部开始，神经组织正被一层髓质保护层覆盖，这是胎宝宝走向成熟的重要一步，因为这样可使大脑发出和接收信息有方便的通道，记忆与思维功能也在增强。

✿游刃自如的胎宝宝

现在准妈妈子宫的空间尚宽敞，加上羊水的浮力和子宫壁的弹性，胎宝宝会很活跃，他在子宫中变换各种姿势，时而盘腿而坐，时而斜靠着吸吮拇指，有时甚至翻个筋斗倒转过来。他还喜欢用小手、小脚以及头部等撞击子宫壁，就像在水里游泳的鱼儿一样自由。

✿准妈妈疲劳感加重

随着子宫的日渐增大，腰部和腹部也开始膨胀了，膨大的腹部破坏了整体的平衡，使准妈妈易感疲劳，对肺、胃、肾脏的压迫也逐渐增强，导致准妈妈呼吸急促、消化不良和小便频繁，甚至可能在无意识的情况下小便。孕中期，准妈妈腹部肌肉增加，会出现妊娠纹，这是一种自然现象，准妈妈不必对此忧心忡忡。为了避免体重突然增加，准妈妈平时应该坚持运动。

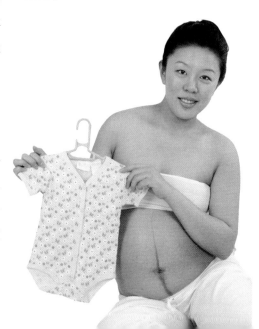

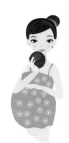

适合孕5月的滋补粥

香菜肉末粥

【材料】猪里脊肉100克，粳米
100克，香菜80克。

【调料】盐、生抽、香油各适量。

【做法】

1.猪里脊肉剁成末，放盐、生抽抓
匀，腌10分钟；粳米淘洗干净，浸泡
30分钟；香菜洗净，切碎。

2.锅中放入适量水烧沸，放入粳
米，大火煮开，再转小火煮20分钟，把
腌好的肉末放入粥里，开大火，用汤勺
划散肉末，煮开后，放入香菜，煮至香
菜碎断生，淋香油即可。

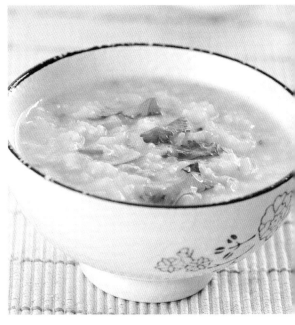

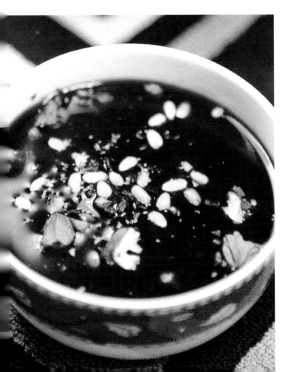

核桃松仁紫米粥

【材料】紫米100克，核桃仁50
克，松仁30克，冰糖适量。

【做法】

1.将核桃仁洗净，拍碎，大小同松
仁相当。

2.紫米淘洗干净，浸泡3小时以上。

3.锅中放入适量水煮沸，放入紫米
大火煮沸，再改小火煮30分钟，放入核
桃仁、松仁继续小火熬煮至材料软烂，
放入冰糖煮至溶化即可。

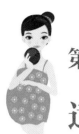

适合孕5月的美味汤

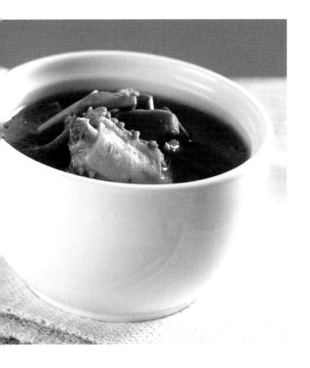

墨鱼排骨汤

【材料】排骨200克，墨鱼干100克，生姜1小块。

【调料】盐少许。

【做法】

1.排骨洗净剁小块；墨鱼干泡软、去骨，洗净切块；生姜洗净拍松。

2.锅内放入适量水煮沸后放入排骨块、墨鱼块，用中火煮至断生，捞出备用。

3.在砂锅内投入排骨块、墨鱼块、生姜，注入清水，用小火煲2小时，加盐调味即可。

罗汉果猪肺汤

【材料】猪肺150克，罗汉果1个，葱段、姜片、香菜段各10克。

【调料】料酒1汤匙，盐适量。

【做法】

1.猪肺洗净，切块，汆烫备用。

2.砂锅中加适量水烧开，放入猪肺块、罗汉果、料酒、葱段和姜片，小火炖煮40分钟，加盐后盛入碗中，撒香菜段即可。

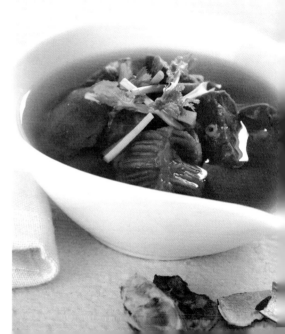

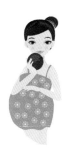

适合孕5月的花样主食

肉丝炒乌冬面

【材料】乌冬面150克，猪里脊肉100克，绿豆芽50克，韭菜1小把，青椒、红椒各半个，鲜香菇1个。

【调料】生抽、老抽、蚝油、盐各适量。

【做法】

1.猪里脊肉洗净切丝，用生抽腌制10分钟；韭菜洗净，切段；青椒、红椒、鲜香菇洗净，切丝；绿豆芽洗净备用。

3.锅中倒入油，烧至五成热时，放入肉丝煸炒至变色盛出；继续在锅中放入香菇丝、青椒丝、红椒丝、绿豆芽。当香菇丝炒至微软时，倒入煸好的肉丝，倒入煮熟的面条，再调入老抽、蚝油、盐，大火翻炒均匀后，临出锅时撒入韭菜段，翻炒几下即可。

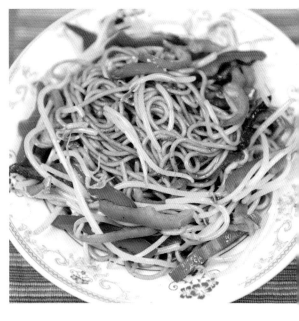

韭菜糊饼

【材料】玉米面150克，韭菜100克，鸡蛋2个，虾皮10克。

【调料】香油、盐适量。

【做法】

1.玉米面内加水调成半湿，即看起来仍有些松散，但用手一攥即可成团的程度；韭菜洗净沥干，切碎；鸡蛋打散，虾皮切碎。

2.将蛋液、虾皮倒入韭菜碎中，放适量盐和香油调味，搅拌均匀。

3.平底锅内薄薄涂一层油，取一勺玉米面糊倒入锅中，摊平；再将一勺韭菜馅放在玉米糊上，摊匀。盖上盖子，小火烙熟即可。

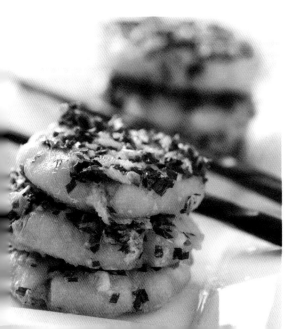

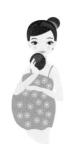

适合孕5月的营养热炒

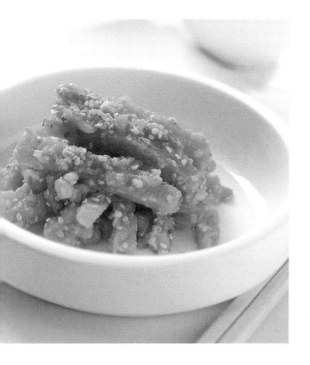

咸蛋黄炒南瓜

【材料】小南瓜300克，熟咸鸭蛋黄4个，熟白芝麻20克，香葱段少许。

【调料】黄酒1茶匙。

【做法】

1.将熟咸鸭蛋黄和黄酒放入小碗中，入蒸锅隔水大火蒸8分钟，取出趁热用小勺碾散，呈细糊状；小南瓜去皮，去籽，切条。

2.锅内放油烧热，爆香香葱段，加入南瓜条煸炒，待南瓜条边角发软，倒入蒸好的咸鸭蛋黄，撒熟白芝麻，再翻炒均匀即可。

胡萝卜炒猪肝

【材料】猪肝300克，胡萝卜150克，青蒜2根，鸡蛋1个。

【调料】盐、水淀粉、料酒、酱油各适量。

【做法】

1.胡萝卜切薄片；猪肝洗净切片；青蒜洗净，切段；猪肝加蛋清、料酒、酱油拌匀后腌制30分钟。

2.油锅烧热，将腌好的猪肝片过油滑炒迅速盛出。

3.锅留底油，煸炒青蒜段后加少许水，放盐，淋入水淀粉煮沸调匀，将猪肝片、胡萝卜片放入，炒匀即可。

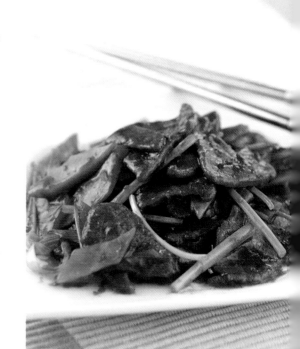

适合孕5月的爽口凉菜

凉拌萝卜缨

【材料】萝卜缨200克，蒜末20克，花椒5克。

【调料】生抽、醋、香油、盐各适量，芝麻酱2茶匙。

【做法】

1.萝卜缨洗净，用开水汆烫一下，捞出，沥水，切段装盘。

2.将生抽、醋、香油、蒜末、芝麻酱调成汁，浇在萝卜缨上拌匀。

3.锅中放入少许油烧热，放入花椒炸出香味，熄火，将花椒油泼在盘中拌匀即可。

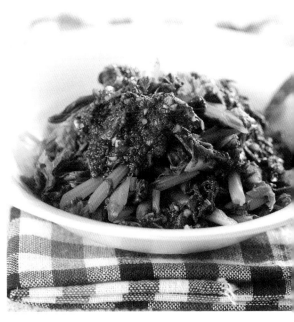

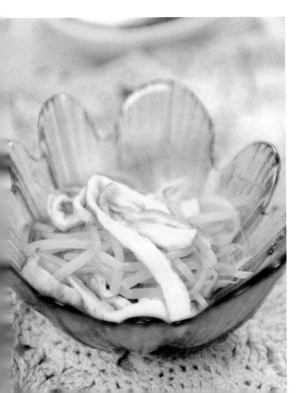

绿豆芽拌蛋皮

【材料】鸡蛋3个，绿豆芽200克。

【调料】生抽1茶匙，盐、香油各少许。

【做法】

1.将绿豆芽去根洗净，在开水中汆一下，沥干水分，放入盘中。

2.将鸡蛋打散，倒入热油锅中摊成蛋皮凉凉，切成细丝，放入盛绿豆芽的盘中。

3.将生抽、盐、香油撒在盘中，拌匀即可。

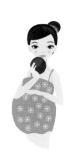

适合孕5月的健康饮品

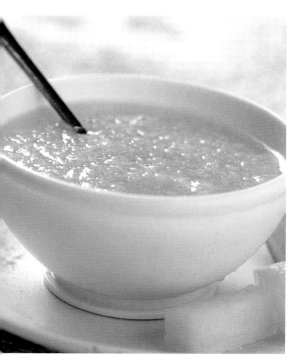

橙子萝卜汁

【材料】橙子2个，白萝卜1根。

【做法】

1.将橙子洗净去皮，切块；白萝卜洗净去皮，切块。

2.将橙子块、白萝卜块放入榨汁机，加入少许凉开水，榨汁饮用。

胡萝卜苹果汁

【材料】胡萝卜1根，苹果1个。

【做法】

1.苹果与胡萝卜分别洗净，去皮切成小块。

2.将苹果块、胡萝卜块放进搅拌机，加入少许白开水，榨汁饮用。

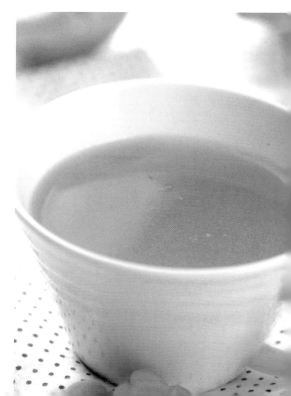

樱桃汁

【材料】樱桃300克。

【做法】

1.樱桃洗净，去核，去蒂，切碎。

2.将切碎的樱桃放入果汁机，加入少许白开水，榨汁饮用。

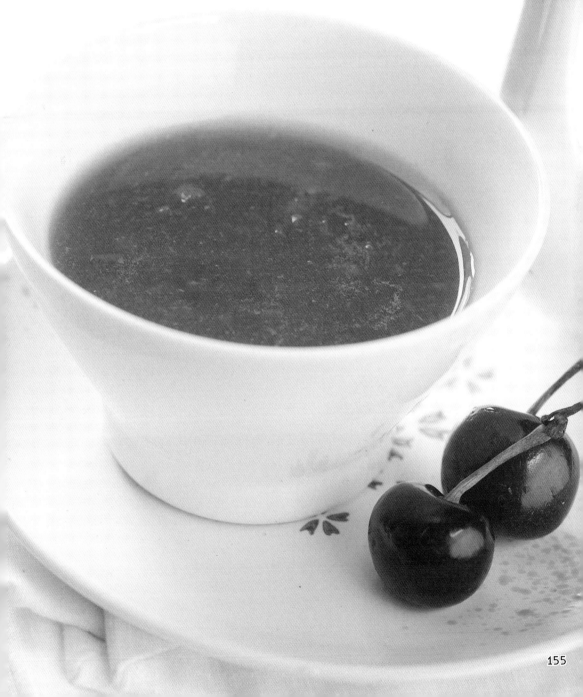

怀孕怎么吃每日一读

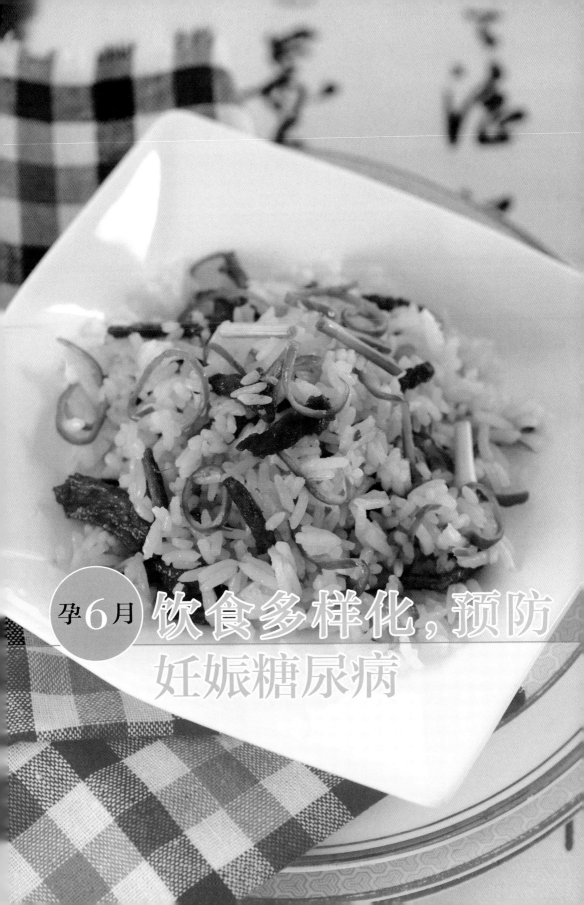

孕6月 饮食多样化，预防
妊娠糖尿病

第 21 周
胎宝宝全身盖满了胎脂

✱ 体重增长开始加速

这一周，胎宝宝体重为300克~350克，在接下来的日子里，他的体重要开始大幅度增加了。现在胎宝宝身体比较匀称，虽然整体看上去头仍然显得稍大，但是腿、手臂和躯干并不会显得太短。现在胎宝宝的眉毛和眼睑清晰可见，手指和脚趾也开始长出指（趾）甲。细细的胎毛已经布满全身，此外，身体表面还有一层胎脂，看上去滑溜溜的。胎脂能保护胎宝宝的皮肤免受羊水侵蚀。

✱ 声音能传到大脑了

这一周里，胎宝宝的中耳骨（人体最小的3块骨头）开始硬化，使声音能够被传导。因此在这个阶段，胎宝宝可以把声音的信息传递到大脑，而且胎宝宝的听力也达到了一定水平，所以他对外界的声音会更加敏感和好奇。

✱ 大脑迅速发育

胎宝宝的大脑迅速发育起来，这个过程会一直持续到他5岁的时候，现在可以表现在听觉上：当听到外界的声音或活动时会被惊醒；突然发出的噪声、喧闹的音乐，甚至洗衣机的震动都会吵醒他。

✱ 准妈妈身体变得笨重

准妈妈这时的体重比怀孕前增加了5千克~6千克，子宫上升比较多，腹部明显隆起。准妈妈身体的重心发生变化，突出的腹部使重心前移。这个时候，准妈妈的呼吸变得粗重，即使稍作运动也会气喘吁吁，这是子宫向肺部抬升、压迫肺部造成的。

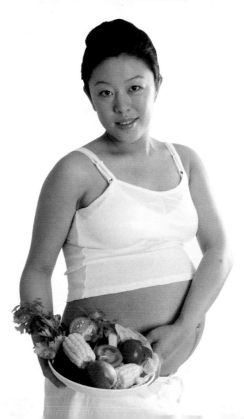

警惕妊娠糖尿病

一项报告数据显示，妊娠糖尿病发病率为1%～14%。据专家估计，目前我国妊娠糖尿病的发病率为6%～7%，在超过35岁的高龄准妈妈中，这一比例最大。按照国家统计局近两年的新生儿统计，我国每年约有2000万新生儿。以此推算，每年至少新增120万"糖妈妈"。

✲妊娠糖尿病对母婴的影响

妊娠糖尿病对母婴影响严重，容易引起准妈妈自然流产、早产、合并妊娠高血压综合征、感染、羊水过多等症状。如不能认真治疗，准妈妈常会发生酸中毒，导致胎宝宝死亡或脑神经纤维受损。糖尿病患者的胎宝宝发生畸形的比例很高，新生儿成活率也较正常人低；胎宝宝常伴有高胰岛素血症，出生后常会发生低血糖反应。

患有妊娠糖尿病的准妈妈妊娠期内分泌失调，导致血糖偏高，这些糖通过胎盘进入胎宝宝体内，胎宝宝正常胰腺组织分泌的胰岛素将这些糖转化为多余的脂肪和蛋白质，导致胎宝宝体重过重，增加难产的发生概率。

✲哪些准妈妈孕期可能患上糖尿病

有些糖尿病患者在怀孕期间会表现出明显的症状，出现"三多""一少"，即多饮、多食、多尿及体重下降。但是，有些准妈妈没有明显的糖尿病症状。以下列出与糖尿病有关的高危因素，准妈妈与家属要引起注意。

◆孕早期随意检查尿糖呈阳性，或空腹尿糖呈阳性。

◆有糖尿病家族史，如父母或同胞患有糖尿病。

◆分娩过巨大儿或本次妊娠胎儿巨大或羊水过多者。

◆曾有过原因不明的死胎、死产或新生儿死亡史。

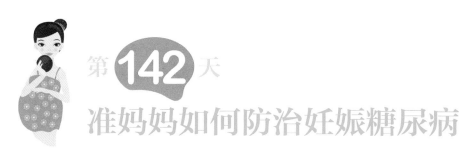

第142天
准妈妈如何防治妊娠糖尿病

准妈妈如果血糖高，容易导致巨大胎儿，易发生难产。孕期应注意预防糖尿病。

糖尿病是一种多基因有遗传倾向的疾病，妊娠期由于糖原利用率增加，加之胎盘分泌的泌乳素对胰岛素有抑制作用，使葡萄糖代谢发生障碍，导致妊娠期发生糖尿病的概率明显增加。要预防妊娠期间的糖尿病，饮食方面应注意以下方面：

◆严格控制进食量，限制米、面、薯类的摄入量，控制高糖食物的摄入量。

◆蛋白质要充足，蛋白质占每日摄取总热量的25%，主要由肉、蛋、奶及豆制品提供。

◆脂肪摄入要以植物油为主，限制盐的摄入量，尽量吃清淡的食品。

◆维生素和矿物质的补充主要来自蔬菜、牛奶、虾皮、海带及果仁等。

◆糖尿病患者应少食多餐，使24小时的血糖浓度维持在一个相对平稳的正常水平。

妊娠糖尿病大多数发生在妊娠晚期，大多数准妈妈无任何临床症状，而且空腹血糖多为正常，因此，容易被漏诊。因此，在妊娠期，产科医生、内科医生和准妈妈要密切合作，可以减少胎宝宝畸形率和新生儿死亡率。准妈妈要每1～2周做一次检查，包括尿酮体及蛋白尿的检查、血压、体重的测定，以及心血管检查。一般患糖尿病的准妈妈，应在产前3周左右住院待产，以便更好地控制糖尿病，对胎宝宝进行密切的监护。

妊娠期糖尿病和糖尿病合并妊娠不是一回事。妊娠期糖尿病是仅限于妊娠期发生的糖尿病，多发生在孕3月后，分娩后大部分恢复正常，只有少部分于产后数年发展成真性糖尿病。糖尿病合并妊娠是指妊娠前已经患有糖尿病，或原有糖尿病未被发现，妊娠后进展为糖尿病。

第143天
糖尿病准妈妈的饮食控制

✽注意餐次分配

为维持血糖值平稳及避免酮血症的发生，餐次的分配非常重要。因为一次进食大量食物会造成血糖快速上升，且母体空腹太久时，容易产生酮体，所以建议少食多餐，将每天应摄取的食物分成5~6餐。特别要避免晚餐与隔天早餐的时间不要相距过长，建议睡前补充点心。

✽摄取健康主食

应该尽量避免多吃加有蔗糖、砂糖、果糖、葡萄糖、冰糖、蜂蜜、麦芽糖的含糖饮料及甜食，可避免餐后血糖快速增加。

建议准妈妈尽量选择膳食纤维含量较高的未精制主食，可更有利于血糖的控制。患有妊娠糖尿病的准妈妈早晨的血糖值较高，因此早餐淀粉类食物的含量必须要少。

✽注重蛋白质摄取

如果在孕前已摄取足够的营养，则孕早期不需额外增加蛋白质摄取量，孕中、晚期每天需适度增加蛋白质，其中主要来自高蛋白食物，如蛋、牛奶、深红色肉类、鱼类及豆浆、豆腐等豆制品。

科学实验证实，含蛋白质多的食物的血糖生成指数会降低。普通小麦面条血糖生成指数为81.6%，加鸡蛋的小麦面条为55%，强化了蛋白质的意大利细面条仅为37%，比普通小麦面条低44.6%。

✽多摄取膳食纤维

在可摄取的分量范围内，多摄取高膳食纤维食物，如以糙米或五谷米饭取代白米饭，增加蔬菜的摄取量，吃新鲜水果，不喝果汁等，可延缓血糖的升高，帮助血糖的控制，但千万不可不加控制地吃水果。

✽适当加醋会降低生糖指数

食物经发酵后会产生酸性物质，可以使食物的血糖生成指数降低。在食品制造中适当地加点儿醋或柠檬汁，也是降低血糖生成指数简便易行的办法。糖尿病患者进餐时吃些醋，也有防止餐后高血糖的作用。

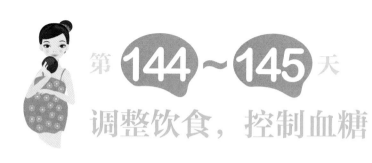

第 144~145 天

调整饮食，控制血糖

✽患妊娠糖尿病是因为甜食吃多了吗

糖、脂肪和蛋白质，是三大重要营养素，它们不仅为母体提供充足的能量，同时也为胎宝宝在子宫的发育和健康成长提供必备的养分。但这里所说的糖，并不是平时常说的白糖等狭义的糖，而是泛指所有碳水化合物，因而导致糖尿病发生的原因也不是甜食吃多了那么简单。

糖的大家族

分类	范围	特性
单糖类	葡萄糖、果糖、半乳糖、木糖醇等	没有甜味，易溶于水
低聚糖类	乳糖、蔗糖、麦芽糖、海藻糖等	有甜味，易溶于水
多糖类	淀粉、菊糖、膳食纤维、树胶等	没有甜味，不易溶于水

孕期是个特殊的时期，胎盘所分泌的胎盘泌乳素、催乳素、糖皮质激素、孕激素等对胰岛素有拮抗作用。

随着孕周的增加，即使摄入的碳水化合物没有太大的变化，也会因为孕期抗胰岛素分泌的增加和一系列的改变而引发糖尿病的一些症状，从而导致妊娠糖尿病的发生。

✽如何正确摄取糖类

摄取糖类的目的是为身体提供能量、维持正常代谢。切不可误以为不吃淀粉类食物可以控制血糖或控制体重、完全不吃主食就可控制血糖，而应该尽量控制含糖饮料或甜食的摄取量。

准妈妈也不要把水果当主食。虽然水果的营养丰富，口感好，但是长期大量地摄入高糖分水果，加上准妈妈的运动量减少和孕期生理变化等，往往会导致机体的糖代谢紊乱，极易引发妊娠糖尿病。

魔芋南瓜汤

【材料】南瓜150克，魔芋豆腐80克，姜末5克。

【调料】盐、胡椒粉、香油各少许。

【做法】

1.南瓜洗净，去皮去瓤，切块；魔芋豆腐切块。

2.锅中放少许油烧热，煸香姜末，放入南瓜块翻炒，然后加入适量水煮10分钟，再放入魔芋豆腐块续煮5分钟，加盐、胡椒粉、香油调味即可。

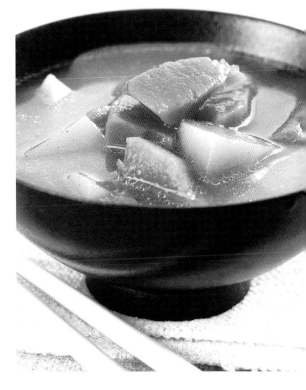

荞麦蛋汤面

【材料】荞麦面条100克，鸡蛋1个，小白菜50克，葱花、姜丝各5克。

【调料】花椒粉、盐、香油各少许。

【做法】

1.小白菜洗净，切段。

2.炒锅中放油烧热，下葱花、姜丝、花椒粉爆香，加入清水，烧开后下入荞麦面条。

3.面条快熟时放入鸡蛋和小白菜段，加盐、香油调味即可。

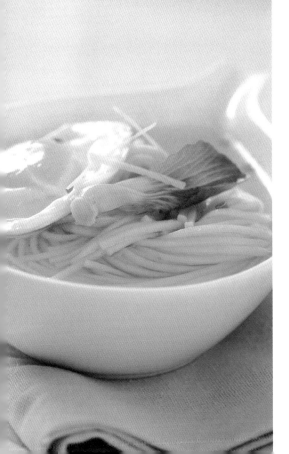

第 146~147 天

明星食材：牛肉

牛肉味道鲜美，蛋白质含量高，而脂肪含量低，准妈妈不妨多吃牛肉，增强自身体质。

❋维持健康免疫系统，预防缺铁性贫血

牛肉含维生素B6、锌，可增强人体免疫力，促进蛋白质的新陈代谢和合成，既有助于胎儿神经系统的发育，又有助于准妈妈安然度过漫长的孕期，迎接考验体能的分娩大事。

牛肉中富含铁，而铁是人体必需的造血原料之一。多吃牛肉能有效预防孕期贫血，这对准妈妈和胎宝宝都非常有利。

❋准妈妈的御寒佳品

牛肉中富含蛋白质，其含有的氨基酸比猪肉更接近人体需要，这一特点使牛肉对增长肌肉、增强力量特别有效。寒冬食牛肉，有暖胃作用，是准妈妈的寒冬补益佳品。

❋健脾胃，消除下肢水肿

牛肉具有补中益气、滋养脾胃的作用，可用于防治准妈妈因内分泌变化而造成的慢性腹泻、食欲不振、下肢水肿等症。

❋富含维生素D，预防骨质疏松

维生素D能促进全身骨骼和牙齿的发育，预防佝偻病和骨质疏松。准妈妈对维生素D的需求是平常人的2倍，平时可适当增加进食量。

❋最佳食用方法

烹调牛肉时多采用炖、煮、焖、煨、酱等长时间加热的方法，使牛肉的营养和鲜美滋味慢慢散发出来。

由于牛肉性温热，常吃容易上火，一周1次为宜，可搭配凉性和平性的蔬菜，如冬瓜、丝瓜、油菜、菠菜、白菜、金针菇、蘑菇、莲藕、茭白等，能达到清热、解毒、去火的功效。

食用牛肉以每餐80克为宜。

❋食用禁忌

患皮肤病、肝病、肾病的人应慎食牛肉，牛肉与中药牛膝忌同食。

红烧牛肉面

【材料】牛肉200克，面条100克，葱段、姜片、蒜瓣各10克。

【调料】盐、老抽、白糖各1茶匙，料酒、醋、生抽各1汤匙；小茴香、山楂各1茶匙，八角1粒，桂皮1小块。

【做法】

1.牛肉切块，洗净后，用冷水烧开，去除血水，盛出洗净备用。

2.炒锅加油烧热，爆香葱段、姜片、八角、蒜瓣，倒入牛肉块，炒至肉色发黄，加入料酒、生抽、老抽、醋、白糖，加满冷水，再把桂皮、山楂和小茴香一起放入；煮开后，小火炖煮2小时，关火前加适量盐调味。

3.面条煮熟，加入烧好的牛肉块，拌匀即可。

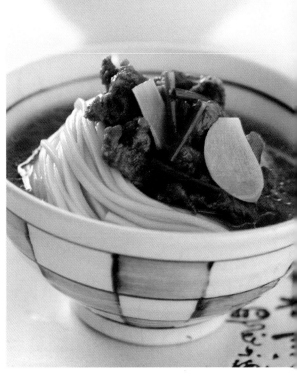

青椒牛肉饭

【材料】米饭150克，嫩牛肉100克，青椒1个，葱10克。

【调料】酱油、料酒、淀粉各1茶匙，盐少许。

【做法】

1.嫩牛肉切丝，拌入料酒、酱油、淀粉略腌一下；青椒去蒂和子切丝；葱切小段。

2.热油锅中下入腌好的牛肉丝，快速翻炒几下断生即盛出。

3.重新烧热油锅，放葱段、青椒丝翻炒几下，然后倒入米饭炒匀，再加牛肉丝、盐翻炒均匀即可。

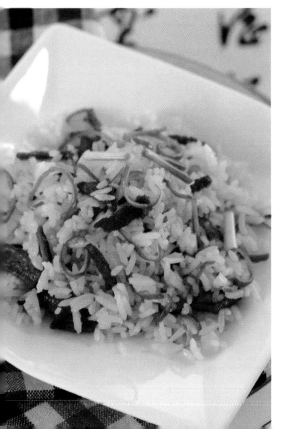

第 ㉒ 周
又红又皱的胎儿

✳每天听着妈妈的心跳声入睡

本周，胎宝宝体重350克～400克，他的体重还处于大幅增加的阶段，虽然看起来还不是很大，但已经像一个小宝宝了。他每天都能听见妈妈心跳的声音，妈妈说话的声音、呼吸声以及胃肠发出的咕噜声都是他打发时间的伙伴。

此时，他的胎心音变得越来越强，产生激素的胰腺也在稳步发育。

✳小老头一样皱巴巴

这个时候胎宝宝的皮下脂肪还不够丰满，脂肪含量仅占体重的1%，因此胎宝宝的皮肤还是皱皱的、红红的；而且胎宝宝的皮肤还是透明的，可以看见皮肤下的骨骼、内脏器官和血管。

✳有了长牙的最初迹象

胎宝宝嘴唇越来越清晰，恒牙的牙胚在发育，牙尖也出现在牙龈内，显露出长牙的最初迹象。

骨关节开始发育

通过B超，准妈妈可以清楚地看到胎宝宝的头盖骨、脊椎、肋骨、四肢的骨骼，骨关节也开始发育了，身体逐渐匀称。

✳准妈妈要预防贫血

此时，准妈妈体内的血液量大幅增加。增加的血液量主要是在怀孕期间引起生理性贫血的血浆，而血浆能够稀释准妈妈的血液。血液的浓度被称作血球容量，它的数值在孕中期会变得很低。因此，很多准妈妈在这段时间会患上贫血症，所以摄取充分的铁质来预防贫血就显得非常重要。

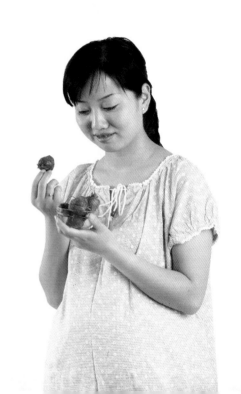

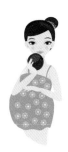

五谷豆浆，孕期好伙伴

五谷豆浆综合了五谷的营养价值，给准妈妈提供了一道营养丰富又美味的餐点。准妈妈常喝五谷豆浆，既能摄入五谷类食物的丰富营养，给胎宝宝均衡全面的关爱，而且口感滑爽、口味醇香，更利于准妈妈的吸收。

改善体质： 五谷豆浆中富含的钙可以增强准妈妈的体质，尤其是在孕早期，准妈妈因为妊娠反应不能很好地摄取营养，喝五谷豆浆可以提高身体抵抗力。

稳定血糖： 五谷豆浆含有大量膳食纤维，能有效地阻止糖的过量吸收，减少糖分，对血糖过高的准妈妈来说，更能有效地改善妊娠糖尿病的症状。

预防和缓解妊娠高血压： 五谷豆浆中所含的豆固醇和钾、镁，是抗钠盐物质，可以有效预防妊娠高血压。

防止妊娠期贫血： 五谷豆浆对于贫血的调养，比牛奶的作用都要大。以热豆浆的方式补充植物蛋白，可使人的抗病能力增强，对于妊娠期贫血能够有较好的预防作用。

补充膳食纤维： 五谷豆浆中的膳食纤维不仅可以有效清除体内毒素，改善胃肠道平衡，还能够润肠通便、促进肠道蠕动、缩短肠道内容积物通过肠道的时间。

美容： 五谷豆浆中所含的硒、维生素E和维生素C有较强的抗氧化能力，能使人体的细胞"返老还童"。其所含的一种植物雌激素——黄豆苷原，可调节女性内分泌系统。

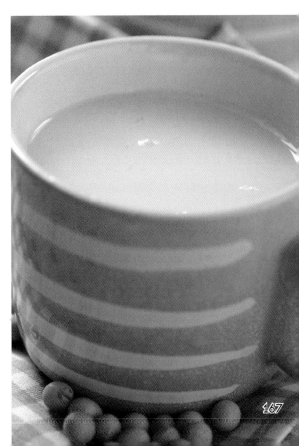

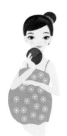

明星营养素：维生素A

维生素A又名视黄醇，是脂溶性维生素，主要存在于海产鱼类肝脏中。它的消化与吸收需要矿物质和脂肪的参与，可储藏于体内，并不需要每日补充。维生素A有两种：一种是维生素A醇，是最初的维生素A形态，只存在于动物性食物中；另一种是β-胡萝卜素，在体内转变为维生素A的合成物质，可从植物性及动物性食物中摄取。植物组织内存在的β-胡萝卜素在人体肠内可还原成两分子维生素A，成为维生素A来源的另一途径。维生素A能促进机体生长及骨骼发育，同时也是促进脑发育的重要物质。它具有维持人的正常视力、维持上皮组织健全的功能。人若缺乏维生素A，就会在暗光下看不清四周的物体，出现夜盲症和干皮病。

❋功效

保护胎宝宝的毛发、皮肤、黏膜等，促进机体对细菌的抵抗力。维持胎宝宝正常生长发育与母体各组织的增长。防治夜盲症和视力减退，有助于多种眼疾的治疗。有抗呼吸系统感染作用；有助于免疫系统功能正常，生病时能促进机体早日康复。

❋缺乏的影响

容易出现早产、死胎。准妈妈身体抵抗力降低，容易发生产后感染。妊娠期维生素A缺乏，可引起流产、胚胎发育不良。

❋食物来源

猪肝、牛肝、羊肝、鸡肝、鸭肝、牛奶、奶制品、黄油、鸡蛋、鸭蛋、河蟹、牡蛎、鲫鱼、带鱼。

维生素A最好的食物来源是各种动物肝脏、鱼肝油、鱼卵、牛奶、禽蛋以及核桃仁等；胡萝卜等黄绿蔬菜、黄色水果等含量也相当丰富。

❋专家建议摄取量

妊娠前5个月，每日需要摄入900微克视黄醇活性当量国际单位，乳母在分娩后1年内每日需摄入1300微克视黄醇活性当量。一般来说，每日合理的混合性食物，完全能满足准妈妈每日维生素A的需要量。

胡萝卜阿胶汤

【材料】胡萝卜150克，阿胶10克，猪瘦肉150克，姜、葱各适量。

【调料】盐少许。

【做法】

1.胡萝卜洗净，切小块；猪瘦肉洗净，切小块；姜切片，葱切段。

2.猪瘦肉块、胡萝卜块、阿胶、葱段、姜片同放砂锅内，加适量水，大火煮沸后改小火煮40分钟，下盐调味即可。

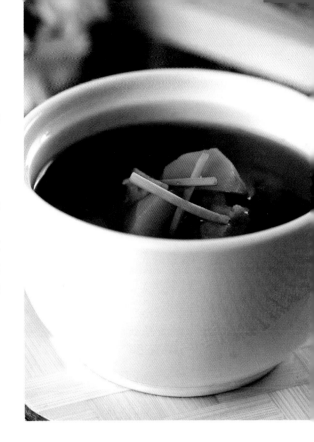

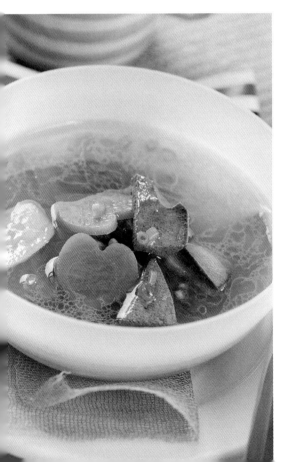

胡萝卜猪肝汤

【材料】胡萝卜200克，猪肝150克，姜丝、葱花各5克。

【调料】盐少许。

【做法】

1.胡萝卜洗净，切片；猪肝去筋膜，洗净，切片。

2.锅中放油烧热，爆香姜丝、葱花，再放猪肝片、胡萝卜片翻炒均匀，放入适量水炖20分钟，加盐即可。

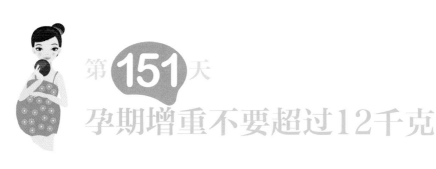

孕期增重不要超过12千克

准妈妈由于生理需要，必须适当增加营养，但也不能使体重无限制地增加。事实证明，体重过重的准妈妈，极易发生妊娠高血压、妊娠糖尿病等，更易造成分娩困难。

❋ 准妈妈过于肥胖的危害

准妈妈营养补充过多、脂肪摄入过多、摄入热量过高，身体锻炼偏少，不仅使准妈妈体重过重，而且导致胎宝宝的脂肪细胞分裂加速，脂肪细胞明显地多于正常的胎宝宝，使正常胎宝宝变成肥胖的巨大儿。

过于肥胖，准妈妈易患糖尿病，胎宝宝的血糖也会持续增高，并刺激胎宝宝胰腺分泌过多的胰岛素，这就势必造成脂肪、蛋白质和糖原在胎宝宝体内蓄积过多，导致先天性肥胖，为孩子的健康埋下深深的隐患。过于肥胖的准妈妈所生的婴儿，脊柱裂、无脑儿等神经管畸形的发生率，要比正常体重的准妈妈高出1倍。

❋ 孕期增重12千克最合适

一般来说，孕早期（3个月以内）体重增加2千克左右，孕中期怀孕（4~7个月）和孕晚期（怀孕8~10个月）各增加5千克为宜。如果整个孕期增加20千克以上或体重超过80千克，都是危险信号。

肥胖的女性最好减肥后再怀孕，并应注意每日摄取的总热量，而体重过轻的准妈妈可以增加些体重，并制订出适合自己的增重计划。

孕期可增加的体重范围（千克）

准妈妈的体重	孕早期	孕中期	孕晚期	总计
过轻	2~3	6	6~7	14~16
正常	1~2	5	5~6	11~13
过重	1	5	3	9

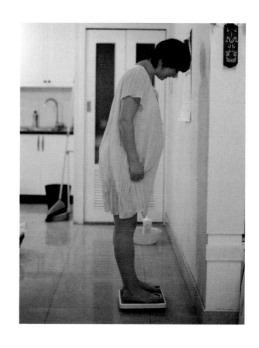

吃对也能瘦身

控制体重增长，首先要在饮食上下功夫，需要养成良好的饮食习惯，还需要掌握一些技巧。

调整饮食习惯：每天只在食物中增加一种水果或蔬菜，慢慢适应后再增加一种，照此规律，直到每天可以达到8～10种；每餐至少吃两种水果或蔬菜，饮食要有计划，不要随意增加每餐食物的配额。

抵抗饮食中的特殊欲望：想要保持身材，控制饮食欲望很关键。如果准妈妈爱吃油炸食品、奶油制品、高热量的面包、蛋糕等，就无法控制体重，准妈妈要控制摄入这类食物。

多吃清淡的食物：当盐摄入过多时，就要多喝水。而当饮水过多，脾胃运化功能又会减弱，易引起浮肿性肥胖。因此，要注意经常食用清淡的食物，减少盐分的摄入。

科学安排一日三餐：合理安排一日三餐进食量的分配比例，早餐要吃好，中餐要吃饱，晚餐要吃少，长期坚持。

食物营养要巧组合：人体所需的各种营养素对健康均同等重要，缺一不可。关键在于巧妙组合，宜将富含油脂的食物与豆类、蔬菜组合，而要尽量避免和米、面、土豆等富含碳水化合物的食物同吃，这样既能使食物营养摄取均衡，又有利于控制体重。

进食速度不宜过快：研究发现，进食速度快，当大脑食欲中枢发出停止进食信号时，往往已经吃了过多食物。所以，经常进食过快可能会引起身体肥胖。平时就餐是如果减慢进食的速度，可有效控制食量。

多食膳食纤维丰富的食物：膳食纤维能阻碍食物的吸收，同时也可以在胃内吸水膨胀，形成较大的体积，使人产生饱腹感，有助于减少食量，对控制体重有一定的作用。而且，膳食纤维能促进肠道蠕动，可以预防便秘。

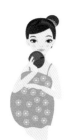

孕期生病时如何用中药

中医认为，妊娠后人体的阴血下聚养胎，准妈妈整个机体会出现"血感不足，气易偏盛"的特点。因此，孕期服用中药要掌握一定的原则，因为中药并非绝对安全，有的可直接或间接影响胎宝宝的生长发育。

✿中药的祛病强身功效

一般来说，只要准妈妈在孕期饮食营养均衡，每天摄入足量的蛋白质、维生素及各种人体所需的无机盐，基本就能满足胎宝宝生长发育的需要。平时体质比较弱、气虚的准妈妈，可适当选用益气之品，如太子参、党参、西洋参等。

如果没有特殊的不适，孕期一般不主张服药，但如果机体出现异常，如准妈妈在孕期感冒发热时，部分解热镇痛药可能对胎宝宝有影响，而中药的副作用就小得多，可在医生指导下选用银翘散、荆防败毒散等缓解感冒症状；孕期易并发尿路感染，西药抗生素的选择要慎重，而此时可用中药清热利水通淋，能有效改善尿频、尿急、尿痛症状；妊娠水肿，可用中药利水化湿。

党参杞子猪肝粥

【材料】党参20克，枸杞子30克，粳米60克。

【做法】

1.党参、枸杞子分别洗净，浸泡30分钟；粳米洗净，泡水30分钟。

2.锅中放入适量水大火煮沸，放入粳米、党参共煮，30分钟后加入枸杞子，续煮10分钟即可。

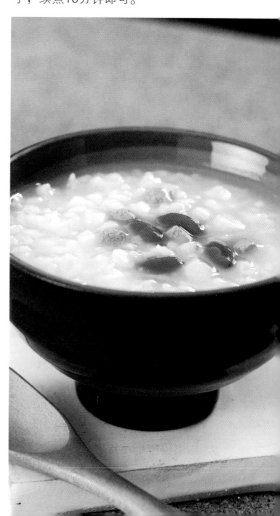

✳孕期服用中药的原则

孕期用药时，必须考虑每一种药对胎宝宝是否有影响。因此，准妈妈到其他科室就诊治病时，不要忘记告诉医生自己已经怀孕以及怀孕多长时间。

怀孕期间，可用不可用的药物尽量不用，尤其是早孕时能避免或可以暂停使用的药物，则考虑不用或暂时停用。

任何药物的应用都应在医生指导下进行，禁止自己滥用药或听信"偏方""秘方"之类。

由于疾病需要用药，要选择对胎宝宝无害的药物。

如果病情必须用某种药物，而这种药物对胎宝宝又有害时，最好参考医生建议考虑终止妊娠。

中药或中成药可按"孕妇慎用""孕妇禁忌"执行。

应严格掌握剂量和持续时间，合理用药，及时停药。同时要考虑妊娠晚期用药的持续作用。

茯苓淮山红枣粥

【材料】粳米50克，茯苓、淮山各20克，红枣5颗，冰糖适量。

【做法】

1.粳米淘洗净，泡水1小时；茯苓、淮山分别洗净；红枣洗净，去核。

2.锅中放入适量水煮沸，放入粳米大火煮沸，放入红枣、茯苓、淮山转小火继续煮至米烂粥稠，放入冰糖煮至溶化即可。

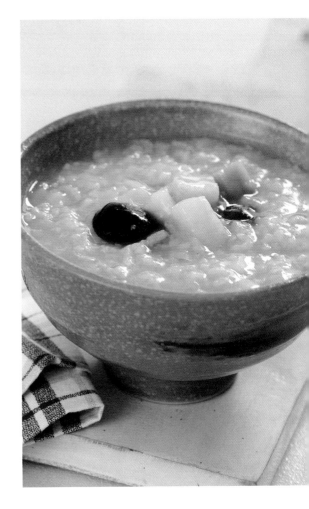

✲成了一个健壮的小宝宝

本周，胎宝宝体重400克左右，骨骼和肌肉已经长成，身材比较匀称，可以说，他现在已经很健壮了。这个阶段，胎儿肺中的血管还在形成，呼吸系统正在快速地建立，为了锻炼呼吸功能，他在不断地进行着吞咽动作。

✲视网膜成形，能看见东西了

这一周，胎宝宝的听力基本形成，经过一段时间的练习，他现在已经比较熟悉准妈妈说话的声音、心跳的声音以及准爸爸的声音。

这个时期，胎儿能模糊地看见东西了，他的视网膜已形成，因而具备了微弱的视觉。另外，嘴唇、眉毛和眼睫毛已各就各位，清晰可见；激素的分泌也正在稳定的发育过程中。

✲胎宝宝的肤色与血液颜色相似

胎宝宝的皮肤看上去还是红红的、皱皱的，这种颜色其实是透过皮肤看到的血管里血液的颜色。现在最细小的血管——毛细血管开始生长，当血液流进这些血管时，胎宝宝的皮肤会呈现红色或粉红色。

✲准妈妈成为真正的"大肚婆"

这个时期，准妈妈会发现自己的乳房、腹部的妊娠纹增多了，大腿上也出现了淡红色的纹络，甚至耳朵、额头或嘴周围也生出小斑点来，下腹和外阴的颜色似乎比以往加深了些。准妈妈这时变成了一个真正的"大肚婆"，肚子不仅大了，而且食欲也非常好，所以准妈妈一定要好好利用这段时间，加强营养，增强体质。

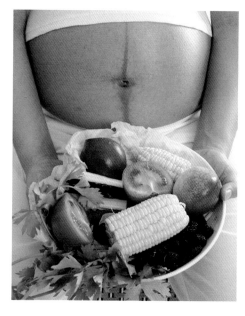

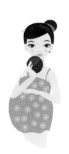

准妈妈怎样吃西餐

现在西餐成了很多家庭的一种饮食选择。由于怀孕后，准妈妈身体免疫力有所下降，一些细菌和寄生虫可能潜藏在一些未经恰当方式烹饪的食物中，会影响胎宝宝的健康，而准妈妈毫无知觉。因此，准妈妈在吃西餐的时候也应有所注意，避免由食物带来的一些不必要的感染。

饮料：西餐一般用红葡萄酒、白葡萄酒来配餐。处于孕期的准妈妈最好不要饮酒，可以水代酒或要一杯柠檬水、果汁等。

主食：如果选择烤牛排，最好选择全熟的，不要点五分熟、七分熟的牛排，准妈妈食用未经烤熟的牛排，可能会感染弓形虫，会严重影响胎宝宝健康。

沙拉：准妈妈吃沙拉的时候，要避免沙拉汁里有生鸡蛋，最好选择以蔬菜、水果为主的沙拉。

奶酪：一些由生牛奶制成的奶酪可能携带李氏杆菌，只有在高温消毒时才能杀灭。因此，要尽量选择一下经过深加工的硬奶酪。

快餐：如热狗，含有较多的硝酸盐、脂肪和钠，准妈妈还是少吃为宜。

汉堡：汉堡中常夹有各种肉类，准妈妈在吃汉堡的时候，一定要留意这些肉是否彻底熟透。而且，汉堡的热量很高，一次不能多吃。

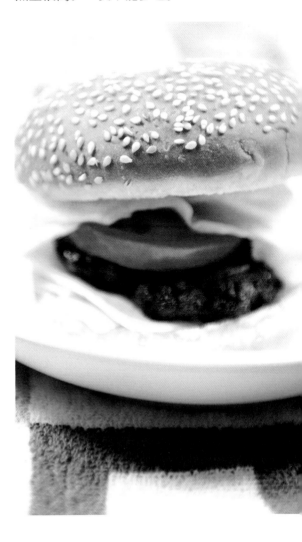

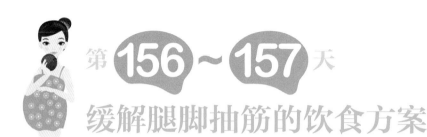

缓解腿脚抽筋的饮食方案

到了妊娠五六个月后，很多准妈妈在夜里都会发生腿脚抽筋和疼痛的现象，使睡眠受到影响。根据一份医学研究报告指出，孕期腿脚抽筋者占准妈妈总人数的50%左右，大多数准妈妈仅在夜间有腿脚抽筋的现象，还有一些准妈妈则白天和晚上都会发生。

✽ 腿脚抽筋，体内缺钙的信号

我国传统膳食中缺少奶类及其制品，导致我国居民膳食结构中钙的摄取量远远低于营养学会推荐的钙摄入量，使准妈妈的缺钙问题十分突出，许多准妈妈到了怀孕中、晚期往往会出现腰腿酸痛、小腿抽筋等问题。

孕期腿脚抽筋的准妈妈除了要安排自己每天到户外晒太阳外，还要从食物中补充钙质。准妈妈在怀孕早期由于孕吐反应，对身体所需的营养素的摄入量减少，其中包括钙质。然而，胎宝宝在一天天长大，对营养的需求也越来越多，尤其是妊娠5个月以后，胎宝宝的骨骼和牙齿生长迅速，进入迅速钙化时期，对钙质的需求量剧增。维生素D对钙的吸收有促进作用，但食物中的维生素D含量很少，所以建议准妈妈多晒太阳，促进身体内维生素D的合成。

✽ 给准妈妈的饮食建议

食补是孕期补钙的有效途径。准妈妈应从怀孕的第5个月开始，在饮食中有意增加富含钙质的食物量，特别是孕吐反应剧烈的准妈妈更要加强。准妈妈必须每天喝250毫升的牛奶或酸奶，奶制品不但钙质高，而且吸收率高。此外，宜多吃富含钙的食物，如鸡蛋、豆制品、小鱼干、虾米、虾皮、藻类、贝壳类水产品、鳗鱼、软骨等均为含钙较高的食品，准妈妈不妨经常食用。

在进食高钙食品时，不要忘记饮食中要适当增加蛋白质的摄取，避免吃高脂肪食物。同时，搭配富含维生素D的食品，如蘑菇、鱼类等，也有利于钙质的吸收。

在补钙的同时还应注意补充富含锰、硼的食物，如动物肝脏、肾脏及莴笋、核桃、豆类、苹果、葡萄、花生及绿叶蔬菜等。

虾皮紫菜蛋汤

【材料】虾皮、紫菜各10克，鸡蛋2个，姜末5克。

【调料】料酒、醋、盐、香油各适量。

【做法】

1.鸡蛋打入碗内，搅拌均匀；虾皮洗净，用料酒浸泡10分钟；紫菜撕碎，备用。

2.将炒锅置旺火上，加入清水，放入姜末煮沸，放入紫菜、虾皮，烧开后，淋入鸡蛋液、醋，待蛋液浮起后，加入盐、香油调味。

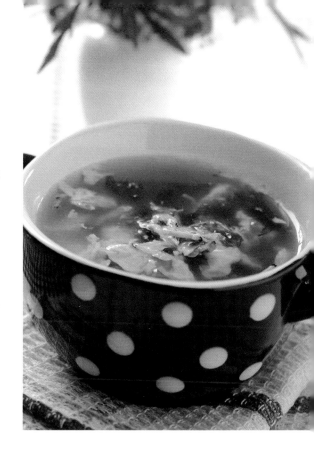

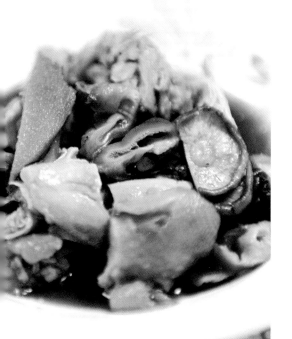

蘑菇炖鸡腿

【材料】鲜蘑菇150克，鸡腿2只，姜片5克。

【调料】料酒3茶匙，生抽2茶匙，糖1茶匙，盐适量。

【做法】

1.鲜蘑菇洗净后，撕成小块；鸡腿洗净，切块，用生抽、料酒腌30分钟。

2.锅内倒油烧热，下入姜片煸炒，然后下入鸡腿块翻炒，接着放入蘑菇块炒几下后，放入糖炒匀，加入适量水，用小火炖20分钟，大火收汤加盐调味即可。

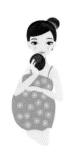

明星食材：鸡蛋

鲜鸡蛋所含营养丰富而全面，营养学家称之为"完全蛋白质模式""理想的营养库"，是怀孕和产后最常见的营养品。

鸡蛋中的蛋白质、卵磷脂对肝脏组织有修复再生的作用，还可增强代谢功能和免疫功能。

准妈妈食用，可以保证自身和胎宝宝的营养需求。

❋富含DNA和卵磷脂，直接供给胎宝宝大脑发育

蛋黄中的DHA、卵磷脂、甘油三酯、胆固醇和卵黄素，可健脑益智，对胎宝宝的神经系统、大脑发育和身体发育有很大的促进作用。

❋富含胆碱，增强准妈妈记忆力

俗话说，"一孕傻三年"，很多准妈妈怀孕后都会发现记忆力有所下降。有研究表明，蛋黄中富含"记忆素"——胆碱，美国研究者指出，摄入足够的营养胆碱，可以改善不同年龄人的记忆力。准妈妈每天食用1~2个蛋黄，就能够保证摄入足够的胆碱。

❋为准妈妈保持完美肌肤

100克鸡蛋蛋黄含铁6.5毫克，足够的铁能够使人面色红润，让准妈妈在孕期也能保持滋润的肌肤。

❋最佳食用方法

蒸鸡蛋羹、做荷包蛋、带皮煮鸡蛋、炒鸡蛋都是很好的吃法。此外，鸡蛋最好和馒头、面包等面食一起吃，可以使鸡蛋中蛋白质最大限度地被人体吸收。

鸡蛋中的维生素C含量不高，所以吃鸡蛋时最好辅以适量的蔬菜。

❋食用禁忌

吃生鸡蛋、开水冲鸡蛋等不利人体健康。发高烧时，不宜吃鸡蛋。准妈妈每天吃1~2个鸡蛋为宜，吃多了反而会增加身体负担，引起消化不良。

香蒜面包汤

【材料】法式面包100克，蒜瓣10粒，鸡蛋2个。

【调料】盐、橄榄油各少许。

【做法】

1.鸡蛋洗净，磕入碗中，打散；法式面包切块。

2.炒锅置火上烧热，倒入橄榄油，炒香蒜瓣，倒入适量热水煮开，淋入蛋液搅成蛋花，加盐调味，放入法式面包块即可。

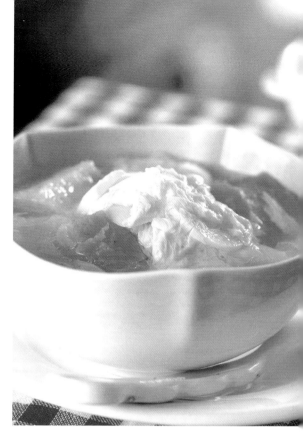

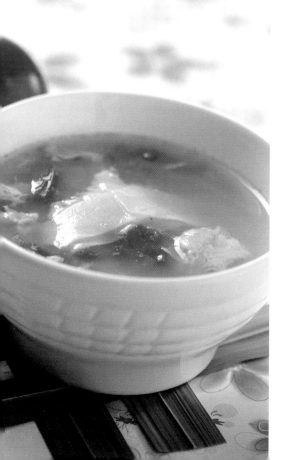

鸡蛋番茄柳叶面片汤

【材料】鸡蛋1个，番茄1个，面粉150克，姜丝5克。

【调料】生抽、盐、香油各适量。

【做法】

1.面粉放入盆中，加入适量温水揉成面团，盖上保鲜膜放置30分钟。

2.番茄洗净，切小块；鸡蛋打散，搅匀；将醒好的面团揉匀，擀成大薄片，再切成条。

3.锅中放油烧热，爆香姜丝，放入番茄块炒软，淋少许生抽，倒入适量水大火煮沸，将切好的面片放入锅中，煮3分钟，淋入蛋液，大火煮沸，放入盐、香油调味即可。

准妈妈纯天然饮食方案

胎宝宝的健康在很大程度上取决于准妈妈的饮食是否健康，然而，各种化学物质充斥在准妈妈的生活环境中，作为胎宝宝营养的提供者，准妈妈有责任为胎宝宝选择一个健康的饮食方案，尽可能胎减少化学物质等毒素的摄入，打造属于自己的纯天然饮食方案。

❋ 怀孕期间就要选择健康食品

准妈妈的饮食决定了胎宝宝的发育是否健康，所以应该尽可能食用健康食品。所谓健康食品，最重要的就是要尽可能购买和食用自然状态的食物，如选择新鲜的水果，而不是水果罐头，食用家里烹饪的食品而不是吃快餐。

准妈妈的饮食习惯有可能导致胎宝宝与有害物质接触，从而出现损害胎宝宝健康的情况，那么最佳、最简单的办法就是改变自己的饮食习惯。

❋ 为胎宝宝选择有机食品

合格的有机食品常常意味着其中所含的杀虫剂残留少。所以，有机食品对于准妈妈和胎宝宝来说，都要比普通食品更健康、更安全。生活条件允许的情况下，准妈妈的菜篮子最好选用有机食品，或者每个星期在菜篮中添加一小部分有机食品。

如何选择有机食品中的蔬菜，对于准妈妈非常重要，有以下3个原则可供准妈妈们参考。

认清标志： 有机蔬菜在包装上会有合格的验证标志，这是最简单的确认方式。即使是没有包装的蔬菜，也一定会有验证标志。

保证蔬果是应季的、新鲜的： 尽量不要买不合时令的蔬果，要多吃新鲜的蔬果。本地生产的当季蔬果应该是口味最好的，且正常成熟后采摘的新鲜蔬果中含有更多的营养物质和提升口味的成分。

彻底清洗： 无论是否为有机农产品，食用之前都应彻底清洗。

第161天
选对食物预防黄褐斑

黄褐斑的形成与孕期饮食有着密切关系，如果准妈妈的饮食中缺少一种名为谷胱甘肽的物质，皮肤内的酪氨酸酶活性就会增加，从而导致黄褐斑"大举入侵"。

✳ 预防黄褐斑的食物

猕猴桃： 猕猴桃被喻为"水果金矿"，含有丰富的食物纤维、维生素B、维生素C、维生素D、钙、磷、钾等。

猕猴桃中的维生素C能有效抑制皮肤内多巴醌的氧化，使皮肤中深色氧化型色素转化为还原型浅色素，干扰黑色素的形成，预防色素沉淀，保持皮肤白皙。

番茄： 番茄具有保养皮肤、消除雀斑的功效。它富含的番茄红素、维生素C是抑制黑色素形成的最好武器。有实验证明，常吃番茄可以有效减少黑色素形成。

每天喝1杯番茄汁，能令准妈妈面色红润；准妈妈还可先将面部清洗干净，然后用番茄汁敷面，15～20分钟后再用清水洗净，这种方法对治疗黄褐斑有很好的疗效。

柠檬： 柠檬也是抗斑美容水果。柠檬中所含的枸橼酸能有效防止皮肤色素沉着。

各类新鲜蔬菜： 各类新鲜蔬菜含有丰富维生素C，具有消退色素的作用。其代表有：土豆、圆白菜、花菜、冬瓜、丝瓜等，准妈妈也要多多食用，它们也具有显著的美白功效。

豆制品和动物肝脏： 豆制品和动物肝脏等食品对消除黄褐斑有一定的辅助作用。

大豆： 大豆中所富含的维生素E能够破坏自由基的化学活性，不仅能抑制皮肤衰老，更能防止色素沉着于皮肤。

牛奶： 牛奶有改善皮肤细胞活性、延缓皮肤衰老、增强皮肤张力、刺激皮肤新陈代谢、保持皮肤润泽细嫩的作用。

带谷皮类食物： 随着体内过氧化物质逐渐增多，极易诱发黑色素沉淀。谷皮类食物中的维生素E，能有效抑制过氧化脂质产生，从而起到干扰黑色素沉淀的作用。

第 **24** 周
大脑开始有意识了

本周，胎宝宝的身体变得更大、更丰满，几乎占据了整个子宫腔。面部已大致发育完全，双眼靠近了一些，但仍然紧闭着。

✳大脑对来自感官的信号开始有意识

此时，胎宝宝大脑内部的数百万个神经细胞正在发育，并连接成形；神经细胞数量已与成人基本相同；脊髓神经周围开始形成一个鞘，以避免神经受损害。胎宝宝的大脑发育得非常快，现在能够熟练地通过大脑的意识来区别苦味和甜味。此外，大脑脑电波开始对视觉和听觉系统有反应，大脑开始有意识了。但是和其他所有系统一样，大脑的这种意识还需要更多的锻炼，可以通过多和胎宝宝说话、唱歌等方式进行锻炼。

✳棕色脂肪沉积在身体各部分

现在棕色脂肪已经开始沉积在颈部、胸部和大腿两侧，并将一直持续到足月。这种特殊的脂肪组织是为了使身体产生热量、维持体温而产生的。胎宝宝的骨骼已经相当结实，胎心音变得越来越强。

✳准妈妈体重明显增加

本周，准妈妈的体重明显增加，肚子大得引人注目，可以感觉到子宫已超过肚脐，达到肚脐往上5厘米的地方。乳房也明显增大、隆起，接近了典型的孕妇体形。从这时起，准妈妈进入非常容易疲劳的阶段。由于长大的子宫压迫各个部位，导致下半身的血液循环不畅，因而格外容易疲劳，而且疲劳感很难消除。同时，由于支撑身体的双腿肌肉疲劳加重，隆起的腹部压迫大腿的静脉，会使腿部出现抽筋或麻木状态。

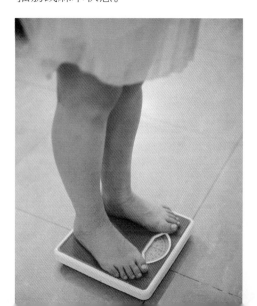

适合孕6月的滋补粥

菠菜鸡蛋小米粥

【材料】菠菜100克，鸡蛋1个，小米30克。

【调料】盐、香油各少许。

【做法】

1.将菠菜洗净后，放入滚水中氽烫，冲水后切段；鸡蛋打散备用。

2.小米淘洗干净，放入锅中大火煮沸后改小火煮30分钟，再次煮沸后淋入蛋液。

3.放入菠菜段，下盐、香油调味即可。

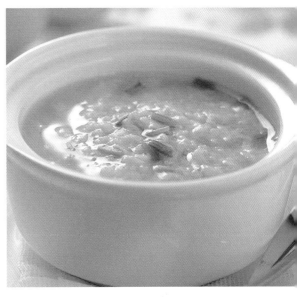

果味麦片粥

【材料】燕麦100克，葡萄干10克，猕猴桃、木瓜、橙子各20克，牛奶250毫升。

【做法】

1.葡萄干清洗干净，沥干水分；猕猴桃、木瓜分别切成1厘米见方的果粒；橙子去皮切丁。

2.锅中加入适量清水，大火煮开后放入燕麦和葡萄干，煮3分钟，过程中不时搅拌；转小火，倒入牛奶，搅拌均匀，待煮沸后关火。

3.将煮好的麦片粥盛入碗中，放上切好的鲜果粒即可。

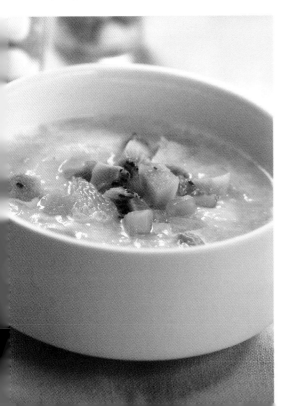

163天

适合孕6月的美味汤

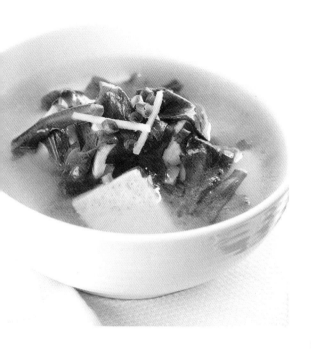

茼蒿豆腐汤

【材料】豆腐100克，茼蒿200克，香葱、姜丝各10克。

【调料】盐、食用油、香油各适量。

【做法】

1.豆腐洗净，切小块，入沸水锅中汆烫后盛出，冲洗后备用。

2.茼蒿择洗干净，切段；香葱洗净，切碎。

3.锅中放入少许食用油烧热，放入一半姜丝爆香，放入豆腐块，翻炒均匀，倒入适量水，大火煮沸后，放入茼蒿，再次煮沸，下盐、香油调味，出锅时撒上剩下的姜丝和香葱碎。

双瓜排骨汤

【材料】排骨250克，南瓜、冬瓜各100克，蒜片、姜片各5克。

【调料】盐、香油各少许。

【做法】

1.排骨切小块，汆烫后洗净放入锅内，加蒜片、姜片煲1小时。

2.冬瓜、南瓜分别去皮，切块，放入锅内煮软，最后加盐、香油调味即可。

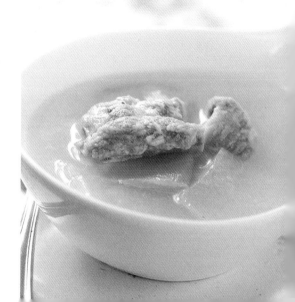

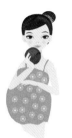

适合孕6月的花样主食

鸡丝汤面

【材料】细挂面100克，熟鸡肉100克，紫菜10克，香菜、葱花、姜末各5克。

【调料】盐、生抽各1茶匙，香油各少许。

【做法】

1.将熟鸡肉用手撕成细丝；香菜择洗干净，切段；紫菜洗净，用手撕成小块；细挂面煮熟后盛入碗内。

2.锅置火上，放油烧至七成热，爆香葱花、姜末，倒入清水烧开，撇去浮沫，加生抽、盐，调好口味，撒入香菜段、紫菜块，拌匀，淋入香油，分别舀入面条碗内，再把鸡肉丝放在面条上拌匀即成。

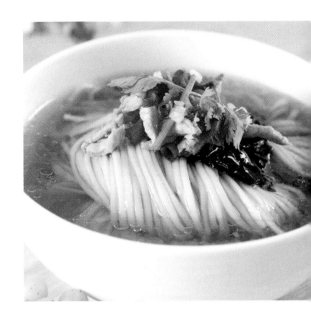

蔬菜鸡蛋饼

【材料】菠菜（或油菜、胡萝卜）300克，鸡蛋3个。

【调料】盐少许。

【做法】

1.菠菜（或油菜、胡萝卜）洗净，切碎；鸡蛋打散，加入菜末和盐，打匀。

2.平底锅内放入极少量油，使薄薄的一层油铺在锅底，油热后将鸡蛋液均匀平铺在锅底成薄饼状。

3.小火将小薄饼烤熟一面，再翻过来烤另一面；烤熟后切成小块即可。

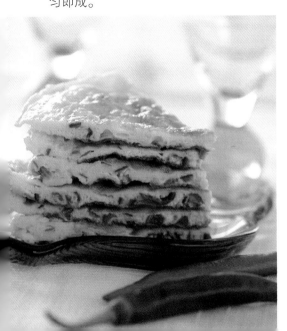

第 **165** 天

适合孕6月的营养热炒

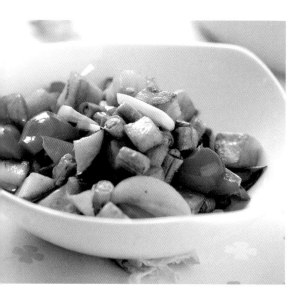

青笋木耳炒肉片

【材料】青笋150克，干木耳3朵，瘦猪肉150克，葱、姜丝各5克。

【调料】料酒、水淀粉各1汤匙，盐少许。

【做法】

1.将青笋去皮洗净、切片；干木耳泡发后择洗干净，撕成小朵；瘦猪肉洗净，切片，用料酒和水淀粉抓匀，腌15分钟。

2.锅置火上，倒入油，待油温烧至七成热，爆香葱、姜丝，放入肉片滑熟，加木耳朵翻炒均匀，淋入适量清水烧2分钟，放入青笋片翻炒1分钟，下盐调味即可。

茄子青椒炒豇豆

【材料】长条茄子1根，青椒1个，小红辣椒2根，豇豆200克，大蒜4瓣。

【调料】生抽1汤匙，白糖、盐各适量。

【做法】

1.豇豆洗净，切小段；青椒去籽，切丁；小红椒切粒；大蒜去皮切片；将茄子去蒂去皮洗净，切丁。

2.锅中倒入适量油，大火加热至七成热时，放入茄丁，煸炒3分钟，待茄子变软炒熟后盛出。

3.锅中留底油，大火加热至四成热时，放入蒜片爆出香味后，倒入豇豆翻炒3分钟，再倒入青椒丁、红椒粒快速翻炒，将炒好的茄丁倒回锅中。

4.淋入生抽，加入白糖和盐，翻炒均匀即可。

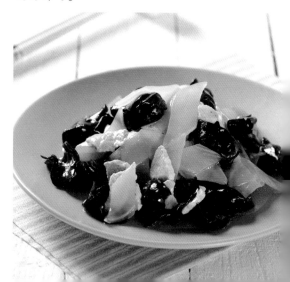

适合孕6月的爽口凉菜

果珍脆藕

【材料】莲藕200克。

【调料】白糖20克，速溶果珍50克。

【做法】

1. 将速溶果珍、白糖放入奶锅中，加一小碗水煮开，倒出凉凉。

2. 莲藕洗净去皮，切薄片，放入沸水中汆烫后盛出，浸入冰水中，并迅速捞出。

3. 取一密封盒，倒入凉凉的果珍糖水，把藕片沥干水分装入盒内；盖严盒盖，放入冰箱冷藏室几小时后食用。

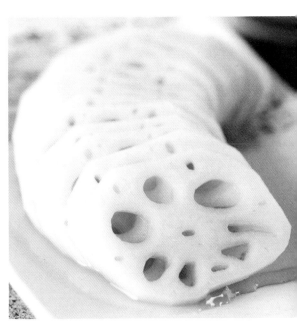

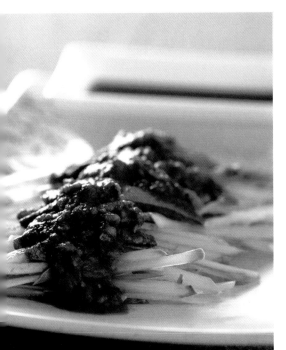

猪肝拌黄瓜

【材料】熟猪肝150克，黄瓜100克，姜末、蒜末各5克。

【调料】芝麻酱15克，醋、生抽各10克，香油、盐各少许。

【做法】

1. 将熟猪肝切丝，黄瓜洗净切丝；放入盘中。

2. 将芝麻酱放入盐、生抽、醋、香油、蒜末、姜末调匀，淋在盘中拌匀即可。

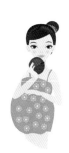

适合孕6月的健康饮品

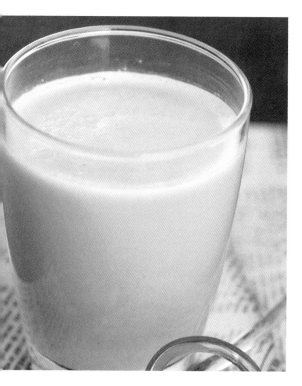

奶香玉米汁

【材料】甜玉米2个，白糖1汤匙，牛奶100毫升。

【做法】

1.将甜玉米去皮洗净后，用刀将玉米粒切下来。

2.将玉米粒倒入锅中，再倒入清水，大火煮开后，撇掉浮沫，改成中火煮10分钟左右。

3.将玉米和汤一起倒入搅拌机中，搅打呈茸状；将打好的玉米茸过筛，用勺子按压筛中的玉米茸，使玉米汁尽量多地过滤出来。最后在玉米汁里加入白糖、牛奶搅匀即可。

美白养胎汤

【材料】杨梅100克，梨1个，番茄1个，红薯100克。

【调料】冰糖、蜂蜜各适量。

【做法】

1.红薯去皮，洗净，切小块；梨去核，洗净，切小块；番茄洗净去皮，切小块；杨梅洗净。

2.锅中放入适量水，放入红薯块、梨块、番茄块和杨梅，煮沸后加入冰糖续煮5分钟。

3.煮熟熄火凉凉后，调入蜂蜜即可。

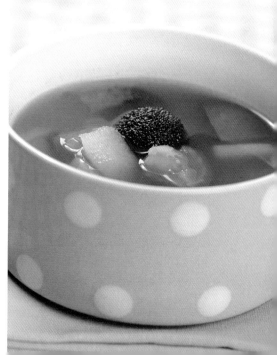

香蕉核桃香瓜西柚汁

【材料】香蕉1根，核桃仁30克，香瓜1/2个，西柚1/4个，纯净水100毫升。

【做法】

1.香蕉去皮，切丁；核桃仁压碎；香瓜去皮去瓤、西柚去子去皮，果肉切丁。

2.将全部材料放入榨汁机榨汁。

怀孕怎么吃每日一读

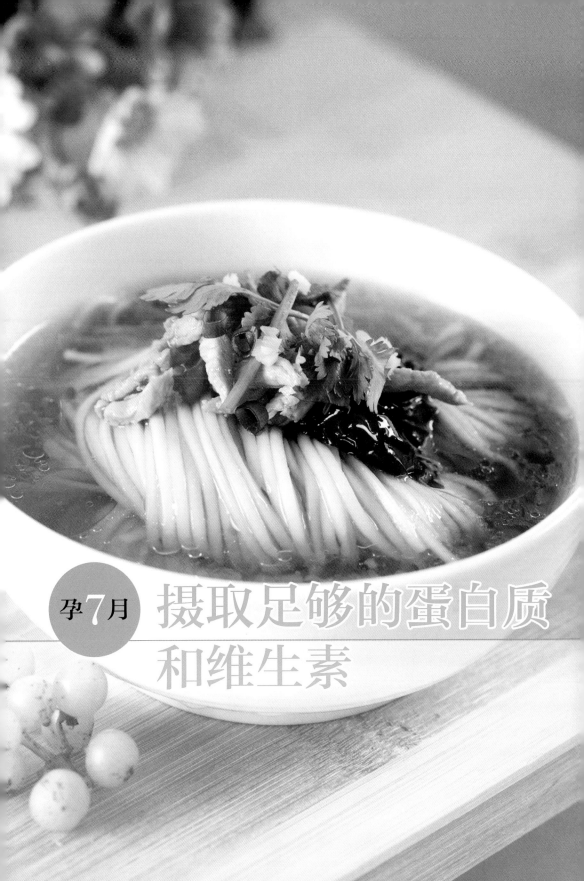

孕7月 摄取足够的蛋白质和维生素

第 25 周
胎宝宝越来越强壮

❋胎宝宝继续长大

到了今天，胎宝宝已经整整度过6个月的时光，长成了一个健壮的小家伙。本周，胎宝宝体重为600克～700克，身体比例很匀称，皮肤仍然薄而皱，几乎没有皮下脂肪，但看起来较上周饱满了些。胎宝宝的味蕾正在形成，也许已经能品尝到食物的味道了。胎宝宝不仅全身覆盖了一层细细的绒毛，而且头发的颜色和质地也有所显现。这个时候，胎宝宝在子宫中已经占据了相当大的空间，甚至开始充满整个子宫。

❋大脑发育又进入高峰期

这一周，胎宝宝的大脑细胞迅速增殖分化，体积增大，他的脑电波图像和足月出生的宝宝相像，同时大脑半球的划分仍在继续。大脑发达起来了，胎宝宝的动作也越来越频繁，越来越剧烈，准妈妈甚至一整天都能断断续续感受到胎动。尽管如此，胎宝宝现在还没有完全具备在体外生存的适应能力，若在此时出生，往往会因为发育不良而不易存活。

❋准妈妈腹部愈加沉重

这一周，准妈妈的子宫大约有足球大小，可以感觉到子宫的顶部在肚脐至胸骨的中间。由于胎儿体重增大，准妈妈的腹部愈加沉重。准妈妈还会发现自己的身体出现一些暗红色的妊娠纹。

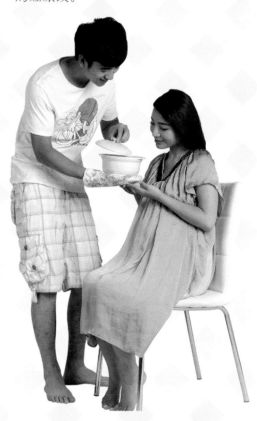

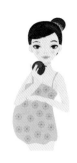

第 **169** 天

益生菌，准妈妈和胎儿健康的双重保证

✿ 益生菌的益处

益生菌是对人体有益的细菌。益生菌含有多重保健功效，孕期经常食用含益生菌的牛奶、酸奶、新鲜乳酪等对胎宝宝和准妈妈都大有裨益。益生菌的整肠作用能够调整肠道，防止腹泻，预防胃溃疡。益生菌能够活化肠道中部分巨噬细胞、T细胞及淋巴细胞的产生，使免疫球蛋白增加，因而能强化人体免疫系统，增强人体抗病能力。

此外，益生菌还能预防阴道感染，可以通过降低pH值来抑制有害细菌的生长，还可以通过与有害细菌竞争空间和资源而遏制它们。

✿ 益生菌怎么进食

当温度超过60℃时，益生菌会进入衰亡阶段。因此，准妈妈最好是将冷藏中的益生菌产品取出后直接食用，避免高温加热。益生菌产品最佳食用时间为饭后。

✿ 益生菌吃多少才有效

益生菌的摄取需要达到30亿～50亿个才有效，虽然市售酸奶及其他含益生菌饮品多标榜有高达数百亿的活菌数，然而这并不表示其对人体完全有用。而一般益生菌饮品多含有砂糖，热量高，过度摄取将徒增身体的负担。因此，建议准妈妈要注意益生菌饮品的摄入量，以每天1杯左右为宜。虽然饮用益生菌饮品可能无法立即达到改善肠胃功能的效果，然而长期坚持仍有助于胃肠道益生菌的生长。

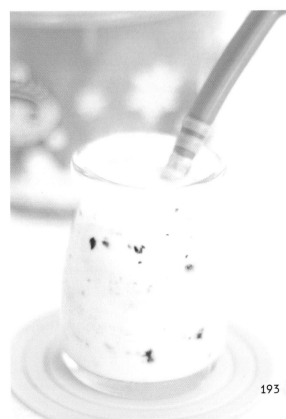

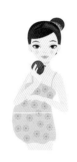

遭遇孕期水肿怎么办

妊娠水肿，主要是由于准妈妈的内分泌发生改变，体内组织中水分及盐类滞留所致；如果取仰卧位，增大的子宫压迫盆腔及下肢的静脉，阻碍血液回流，使静脉压增高，此类水肿经常发生在肢远端，以足部及小腿为主，特别是从事站立工作的准妈妈更为明显。另外，营养不良性低蛋白血症、贫血和妊娠高血压综合征也是产生水肿的原因。严重时全身水肿，伴有疲劳、沉重、气短、喘气、尿量减少等症状。如在妊娠晚期，仅见脚部水肿，且无其他不适者，为妊娠后期常见现象，不必做特殊治疗，产后可自行消失。

✳ 预防孕期水肿的饮食原则

摄入足量的蛋白质： 水肿的孕妇，特别是由营养不良引起水肿的孕妇，每天一定要保证摄入畜、禽、鱼、虾等动物类食物和蛋、奶及豆类食物。这类食物都含有丰富的优质蛋白质。

摄入足量的蔬菜水果： 蔬菜和水果中含有人体必需的多种维生素和微量元素，可以提高机体的抵抗力，加强新陈代谢，还具有解毒、利尿等作用。

不吃难消化和易胀气的食物： 不吃如油炸的糯米糕、白薯、洋葱、韭菜等难消化和易胀气食物，以免引起腹胀，使血液回流不畅，加重水肿。

控制水分的摄入： 妊娠水肿期间，饮水过多容易积水助湿，加重水肿。冬瓜、西瓜等瓜果含有丰富的钾和果糖，具有利尿作用，可以减少体内的水分。

饮食以清淡为主： 准妈妈不要吃过咸和过甜的食物。过咸的食物容易使水钠滞留；过甜的食物容易积甘助湿，导致水肿加重。不必无盐饮食，但切不可过咸，避免食用腌肉、泡菜、腐乳、话梅等高盐食物。

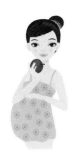

准妈妈消肿这样吃

孕期出现水肿症状的准妈妈一定要注意自己的饮食，以下几种食物，能帮助准妈妈减轻水肿症状。

冬瓜：冬瓜含有丰富的钾，可减少体内水分，有利尿、解毒的作用。

鸭肉：鸭肉具有滋阴清热、利水消肿的作用，很适合体质燥热、容易水肿的准妈妈。

酒酿汤圆：酒酿甘辛温，可益气活血、散结消肿。用酒酿汤圆做早餐，可使钠盐摄入量降到最低，不仅有利于准妈妈消肿，也适合哺乳期的女性通利乳汁。

荸荠：荸荠有清热泻火、润肺凉肝、消食化痰、利尿明目的功效，准妈妈经常吃荸荠，可防治妊娠水肿症状。

另外，水肿的诱因多属脾胃不足、气血虚弱，所以准妈妈在食物的选择上，应多吃健脾补血的食物，如鲤鱼、红豆、茯苓等。

荷叶冬瓜汤

【材料】嫩荷叶1张，鲜冬瓜150克，盐少许。

【做法】取嫩荷叶1张剪碎，鲜冬瓜去皮切成薄片，放入锅中加适量水煮20分钟，去荷叶，加盐调味即可。

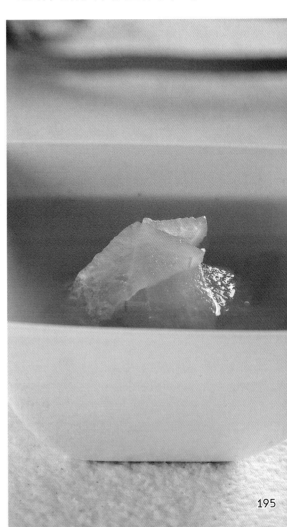

薏米煲鸭汤

【材料】鸭腿1只，薏米50克，冬瓜100克，猪瘦肉80克，葱段、姜片各20克。

【调料】盐、胡椒粉各少许。

【做法】

1.鸭腿洗净，切块，放入沸水焯去血水，捞出沥干；猪瘦肉洗净切块；冬瓜洗净、去皮、切块；薏米洗净，浸泡2小时。

2.锅置火上，放入油烧至七成热，下葱段、姜片煸出香味，放入薏米和适量水，煮40分钟。再下鸭肉块、猪肉块，至肉七成熟时放入冬瓜块煮至烂熟，下盐、胡椒粉调味即可。

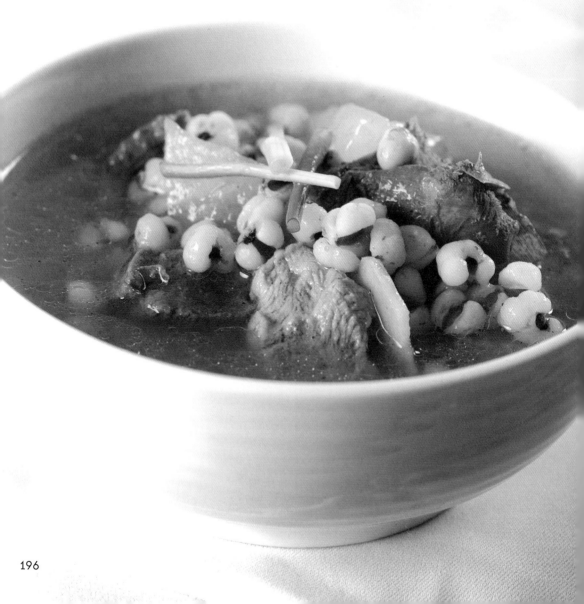

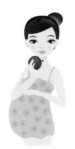

第173天

准妈妈吃水果的宜与忌

✵不宜空腹吃香蕉

准妈妈吃香蕉能保护肠胃，润肠通便，每天吃1～2根香蕉为宜。注意不宜空腹吃香蕉。空腹吃香蕉会使人体中的镁元素骤然升高，破坏人体血液中的镁钙平衡，长期空腹食用香蕉，会对心血管产生抑制作用，不利于身体健康。有妊娠糖尿病的准妈妈忌食香蕉，因为香蕉糖分高，一根香蕉约含120卡热量，食用后会使血糖升高。

✵饭后不宜立即吃猕猴桃

猕猴桃营养丰富，但其性寒，脾胃虚寒者应慎食，经常腹泻和尿频者更不宜食用。不宜空腹食用，饭后1个小时食用比较好。

✵谨慎食用荔枝

荔枝和桂圆同属热性水果，过量食用容易产生便秘、口舌生疮等上火症状。因此，准妈妈食用荔枝要谨慎，一次不宜食用过多。

✵不宜多吃柑橘

柑橘性温味甘，补阳益气，过量食用不仅不能补益身体，反而容易使人上火，发生口腔炎、牙周炎、咽喉炎等。准妈妈每天吃柑橘不应超过3个，总重量在250克以内。

✵不宜过量吃柿子

柿子性寒，如果空腹大量食用，它含有的单宁、果胶与胃酸会和未被消化的膳食纤维混合到一起，在胃里易形成结石。柿子的收敛作用很强，准妈妈食用过多会引起便秘。

✵阳桃降血糖效果好

阳桃水分多，热量低，果肉香醇，有清热解毒、消滞利咽、通便等功效。阳桃含有丰富的维生素C和有机酸，阳桃能减少人体对脂肪的吸收，降低血糖、血脂、胆固醇，非常适合患有妊娠糖尿病的准妈妈食用。

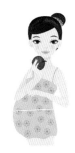

偏食准妈妈的营养补偿计划

❋准妈妈偏食影响胎宝宝健康

偏食的准妈妈可以合理搭配不同食物而达到均衡体内营养的目的。但偏食的饮食习惯可能会对胎宝宝的将来产生不良影响。调查表明，偏食准妈妈的饮食习惯，70%~80%可能影响腹中的胎宝宝，造成胎宝宝的偏食。

❋准妈妈的口味影响着胎宝宝的口味

研究表明，孩子在饮食上的喜好与其母亲在孕期和哺乳期间所摄入的食物有着密切的关联。准妈妈每天所摄取的食物可能会直接影响胎宝宝，让胎宝宝间接地感受到准妈妈的偏好，从而对某些食物产生强烈的偏好差别。

毋庸置疑，怀孕的准妈妈每餐所摄取的食物一定是安全的，胎宝宝也通过某种特殊渠道开始认同食物的口味。这可能就是人们在食物口味偏好方面的最初来源。大多数孩子都喜欢或认同妈妈特别喜爱的食物。

因此，如果准妈妈在孕期能够尽量保持荤素平衡，多进食一些时令蔬菜及新鲜水果，宝宝出生后也会相对更容易接受品种丰富的蔬菜、水果。

❋给偏食准妈妈的饮食建议

尽量减少甜食的摄入：蛋糕、曲奇、巧克力等都是又甜又油的点心，这类食物含糖量很高，如果过度摄入可能会增加准妈妈患肥胖症、糖尿病、高血压的概率。爱吃甜食的准妈妈要尽量养成少吃甜食的习惯。如果想吃甜食，也尽量用玉米、全麦面包、红薯、银耳等天然食物来代替。

多吃绿叶蔬菜：绿叶蔬菜富含维生素和膳食纤维，其吃法也很多，可以做成凉拌菜、沙拉、蒸菜等。如果饮食中吃不到足够的蔬菜量，可以添加含有孕妇配方的多元维生素或孕妇配方奶粉。也可通过补充营养品的方式来补充食物中摄取不足的问题。

酸和甜的水果都有营养，均不宜拒绝：大多数酸味水果的维生素C含量可能会更高一些，如猕猴桃等。还可以选择火龙果、雪莲果等含糖量低但不太酸的水果。

改变鱼的烹调方式： 准妈妈不喜欢吃鱼，可能是因为早孕反应期间不喜欢闻到鱼腥味造成的。不少准妈妈怀孕后，嗅觉比平时更加灵敏，往往无法容忍鱼的腥味而拒绝吃鱼。如果是这个原因，可用红烧或油煎的方式减少鱼的腥味。

❋偏食准妈妈如何寻找营养替代品

豆制品的替代品： 豆制品是植物蛋白中营养价值最高的，因为它的蛋白质吸收率高。如果不喜欢的话，可以用豆芽来代替豆腐等食品。奶、蛋、禽肉、鱼虾、菌菇类食品也含有较多的优质蛋白质，每天保证适量摄取这类食物，并多变变花样就可以了。

猪肉的替代品： 牛肉、兔肉等比猪肉含有更多蛋白质，而且脂肪含量更少，对准妈妈来说更为有益。鸡肉、鸭肉、鸽子肉等禽肉的营养价值极高，可以代替猪肉。此外，汤里的肉，炒菜里搭配的肉丝、肉片或肉丸子，饺子、馄饨里的肉馅，也同样可以相互代替。

肝、血制品的替代品： 可以食用其他补血的食物，如动物心、腰花及瘦肉、牛肉或鸭血汤等。

鸭血豆腐汤

【材料】鸭血100克，嫩豆腐100克，香菜末10克。

【调料】醋、水淀粉、盐、胡椒粉各适量。

【做法】

1.嫩豆腐、鸭血分别洗净，切小块；锅中放入适量水烧沸，先汆烫豆腐，再汆烫鸭血，盛出后冲洗干净，备用。

2.锅中放入适量水煮沸，放入豆腐块、鸭血块，大火煮沸，加醋煮10分钟，用水淀粉勾薄芡，下盐、胡椒粉调味，最后撒上香菜末即可。

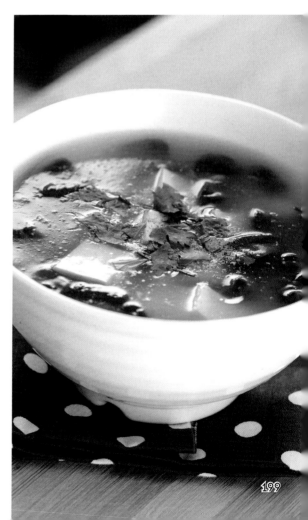

第 26 周
对声音的反应更灵敏

✽开始囤积脂肪

本周，胎宝宝的体重将继续增加。从现在开始到出生前，胎宝宝的脂肪开始迅速累积，体重会增加3倍以上。此时大脑更加发达，胎动更加协调，而且多样，不仅会手舞足蹈，而且还能转身。

✽听觉器官发育成熟

这一周，胎宝宝的听觉器官发育成熟，此时耳朵的结构基本上和出生时相同，只有中耳的鼓室与乳突部分要到出生时随着他的啼哭与呼吸才能完全发育完成。从这一周起，胎儿的耳朵具有了接收声波并将声波的"机械振动能"转换为"神经冲动"的能力，他的传音系统完成，对声音的反应更加灵敏，由声音引起的反应也更强烈。

✽肺部正在发育

胎宝宝开始有了呼吸动作，但是肺部尚未发育完全，胎儿只是继续在羊水中小口地呼吸，为出生后第一次呼吸空气打好基础。胎儿的视觉也有了发展，眼睛已经能够睁开了。

✽准妈妈要均衡饮食，控制体重

均衡饮食不仅是准妈妈和胎宝宝健康的保证，而且这将对胎宝宝日后的饮食习惯起到很好的引导作用。食物要粗细搭配，每天要保证一定量的蔬菜、水果。由于胎宝宝的味觉正在稳步地发挥作用，准妈妈的饮食结构会通过神经在胎宝宝的大脑里留下深刻的印象，这种印象会左右胎宝宝日后对食物的选择和接受程度。

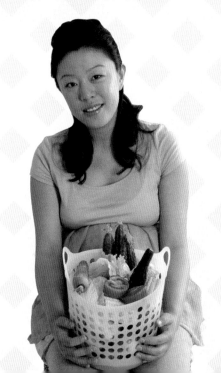

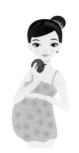

准妈妈科学喝牛奶

牛奶是人类饮食中蛋白质和钙的最佳来源之一。对于身体适宜的准妈妈来说，每天应保证喝一杯牛奶，以保证和促进胎儿的发育。

✳ 每天喝一杯牛奶的好处

牛奶中酪氨酸能促进快乐激素大量增加。

牛奶中的铁、铜和维生素A有美容作用，可使皮肤光滑细嫩。

牛奶中的维生素A可提高视力。

牛奶中的钙能增强骨骼的生长。

酸奶和脱脂乳可增强免疫系统功能。

✳ 如何饮用牛奶才能为健康加分

选择牛奶时应选用有口碑的大品牌，并注意查看牛奶的营养成分、生产日期、保质期、保存条件。

早上饮用，切忌空腹：最好先吃点儿食物，如可以吃点儿面包、饼干等，然后再喝牛奶。

晚上饮用，安神助眠：晚上饮用牛奶可在饭后2小时或睡前1小时。

饮用方式（热饮或冷饮）要看个人习惯和肠胃道对冷牛奶的适应能力而定。

✳ 准妈妈每天喝多少牛奶合适

一般推荐，孕中期以后，每天要喝300毫升～500毫升牛奶（1～2袋），以补充钙和蛋白质。同时，还可以补充一些其他的营养素，如维生素、矿物质等。

✳ 哪些准妈妈不宜喝牛奶

患有下列疾病的准妈妈在选择是否喝牛奶时要谨慎：

缺铁性贫血患者：食物中的铁只有在消化道中转化成亚铁才能被吸收利用。有缺铁性贫血的准妈妈若喝牛奶，其体内的亚铁就会与牛奶中的钙盐、磷盐结合成不溶性化合物，影响铁的吸收利用，不利于准妈妈恢复健康。

乳糖酸缺乏患者：牛奶中乳糖含量较高，但必须在消化道乳糖酸作用下分解为半乳糖和葡萄糖后才能被人体吸收。如果乳糖酸缺乏，食用牛奶后就会引起腹痛、腹泻。

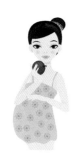

第 177 ~ 178 天
明星营养素：DHA

蛋白质所含的一些氨基酸是合成胎宝宝大脑细胞核蛋白的必需原料，而DHA能优化胎宝宝大脑锥体细胞膜磷脂的构成。DHA、EPA和脑磷脂、卵磷脂等物质合在一起，被称为"脑黄金"，是人体大脑发育必需不饱和脂肪酸之一，是细胞脂质结构中重要组成成分，存在于许多组织器官中，特别是在神经、视网膜组织器官中含量最为丰富。整个生命过程都需要维持正常的DHA水平，尤其是从胎宝宝期第10周开始至6岁，这个阶段是大脑及视网膜发育的黄金阶段，人体需要大量DHA满足其实际需求。

✳功效

DHA对大脑细胞，特别是神经传导系统的生长、发育起着重要作用。足够"脑黄金"的摄入，能保证胎宝宝大脑和视网膜的正常发育。孕晚期是胎宝宝大脑细胞增殖高峰，神经髓鞘化迅速，需要充足的亚油酸转化为花生四烯酸，满足大脑发育。

✳缺乏的影响

如果母体中缺少"脑黄金"，胎儿的脑细胞膜和视网膜中脑磷脂就会不足，对胎宝宝大脑及视网膜的形成和发育极为不利，甚至会造成流产、早产、死产和胎儿发育迟缓。

✳食物来源

鸡、鸭、鲤鱼、沙丁鱼、鳝鱼、秋刀鱼、竹节虾等鱼虾类。

✳专家建议摄取量

准妈妈在一周之内至少吃1~2次鱼，以吸收足够的DHA，满足胎儿的脑发育需求。比如海藻油DHA被推荐为婴幼儿及妊娠期、哺乳期女性补充DHA的安全来源。

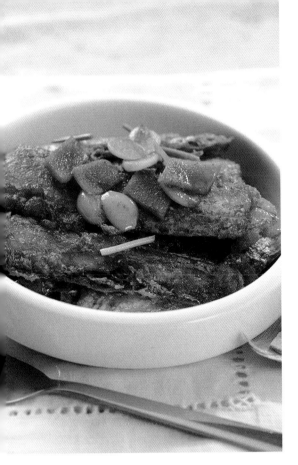

糖醋带鱼

【材料】带鱼500克，鸡蛋1个，葱段、姜片、蒜片各10克。

【调料】料酒30克，大料1个，干淀粉20克，白糖25克，醋20克，生抽15克，盐少许。

【做法】

1.将带鱼洗净剁头尾，切成段，用少许盐、15克料酒腌30分钟，放入用鸡蛋、干淀粉调成的蛋糊中上浆。

2.油烧至八成热，将上浆的带鱼下锅炸，炸至两面金黄，捞出控油。

3.锅内留底油，放入大料、葱段、姜片、蒜片爆出香味后，烹入醋，加白糖、料酒、生抽及清水煮开，将炸好的带鱼放进锅里，煮至汤汁剩下1/3时，翻拌均匀即可。

火腿烩鲫鱼

【材料】鲫鱼1尾，火腿片30克，笋片20克，姜丝、葱丝各5克。

【调料】料酒、盐、胡椒粉各适量。

【做法】

1.鲫鱼洗净，鱼背两侧剖一字花刀。

2.锅中放油烧热，投入姜丝、葱丝煸香，放入鲫鱼，两面略煎，烹入料酒、清水，大火烧沸，转中火煮至鱼眼凸出，倒入火腿片、笋片煮至汤色乳白，加盐、胡椒粉调味。

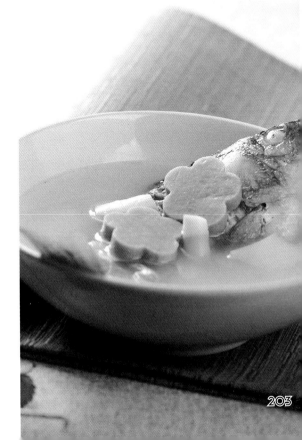

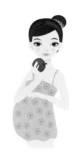

第 179~180 天
孕期健康烹调蔬菜的学问

✳先洗再切，留住营养

为了有效保留蔬菜中的营养成分，要注意清洗后再切，而且不要切得太碎，因为切得太碎容易使营养素接触空气而氧化，并且在烹饪的过程中，营养素也容易流失。

✳少去皮

蔬菜去皮越少，营养成分损失得越少，这是因为蔬菜的营养素集中在外皮，因此在烹调蔬菜时能不去皮则不去皮。

✳避免热油爆香

在人们的习惯中，最常见的蔬菜烹饪方式就是大火快炒，通常会先放一些油，等油热以后放入大蒜、葱等，再放入蔬菜拌炒，最后放入调料。虽然这种方式炒出的菜很可口，但是缺点也很多。首先，油脂放入锅中高温快炒时，容易因加热过度而发生劣变反应，产生的劣变物质虽然不至于多到危害身体，但若能避免摄食这些油脂过氧化物，对身体是非常有利的。其次，因为热油的温度高于滚水，蔬菜在热油中炒拌后许多营养素会被破坏，所以应减少蔬菜在热油中的炒拌时间。

✳蔬菜做汤烹煮时间不宜太久

蔬菜长时间煮易使维生素流失，所以要掌握烹煮时间，不宜长时间煮制，以免营养流失过多。对于青绿色易熟的蔬菜，只要待水开后放进去烫熟就可以了。这些方法既能避免营养流失，也能使蔬菜熟透，且煮出美味佳肴。

✳烧好菜"等会儿吃"不好

有人为了节省时间，喜欢提前把菜烧好，然后在锅里温着，等一会儿再吃或下顿热着吃。其实在烧好后温热的过程中，蔬菜中的维生素B_1会损失25%。烧好的白菜若温热15分钟，会损失20%的维生素C，保温30分钟会再损失25%，如果再在火上温热15分钟，会再损失20%，共计65%，这样从青菜中得到的维生素C就所剩无几了。

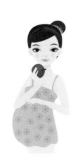

健康零食为职场准妈妈补充营养

爱吃零食是女人的天性，未怀孕时随身带着的包包里总会有各种各样的零食，常吃常换。由于身体的需要，这种习惯在孕期需要继续保持。只是上班不比待在家里，要得到足够营养的零食，需要下点儿工夫。

✲进食零食原则

少食多餐：在办公桌抽屉里准备一些矿泉水、无糖果汁、奶粉，在手提袋里放上麦片饼干、苏打饼干、坚果、新鲜水果。所有的东西都应该封口保存，一日三餐不如少食多餐。

选对时间：午餐和晚餐之间是吃零食的最佳时刻，因为这样既补充了营养，又没有耽误正常的午餐、晚餐。但要特别注意，晚间吃零食不要选择睡前的半小时内，否则会影响健康，给身体带来伤害。

✲零食挑选原则

健康第一：可以选择一些以纤维素为主要成分的零食，纤维素没有糖分，没有脂肪，也没有热量，反过来又能促进肠蠕动，帮助排毒。

美颜至上：美容食品中的重要成分是维生素，所以零食中有没有维生素就成为很重要的选择标准了。

营养均衡：选择富含营养的零食，补充钙质、蛋白质等，满足准妈妈和胎儿的营养需求。工作压力大，作息时间不稳定，有时不能保证按时吃饭，所以在选择零食方面，要保证营养均衡。

新鲜度：注意各种零食的保鲜情况，接近有效期、过期的食品不要吃。开封后的食品要按说明在规定的时间内食用。

抛弃可疑分子：对准妈妈来说，食品安全第一。那些异形、异味的食品都不予考虑，而未曾尝试过的新鲜食品更要远离，避免过敏等情况发生。

找个营养师：除了正常的围产检查，最好与营养师也保持密切联系，随时进行营养指导，这样可以吃得更放心。

第27周
能够记住听到的声音

本周，胎宝宝的身体已经大得快要碰到子宫壁了。现在，他的眼睛已经可以睁开和闭合了，也有了比较原始的睡眠周期，此时他对昼夜的分辨是靠激素来完成的。由于有了睡眠周期，他很可能已经会做梦了。

✻ 胎宝宝对声音有了记忆

这一周，胎宝宝的听觉得到了进一步的发展，到下个月他的听觉几乎会完全形成。现在，胎宝宝已经开始记住听到的声音了，准妈妈的心跳声是最先被他记忆储存的声音。

另外，准妈妈的腹壁变得更薄，外界的各种声音都可以传送到胎宝宝的耳朵里，等到出生时，他其实对这个世界的声音并不陌生了。

胎宝宝既然有了记忆能力，坚持胎教就显得更为重要，不妨多和胎儿交流，传递良好、积极、健康的信息，并适时穿插一些早教知识，可最大限度地开发胎宝宝的学习潜能。

✻ 准妈妈要关注胎动

由于这时的胎宝宝会频繁且强有力地踢准妈妈的肚子，在里面不停地活动，所以准妈妈对胎动的感觉会越来越强烈，并且还可以感觉到胎动的

次数更多了。如果准妈妈发现胎动次数异常减少，要及时咨询医生。准妈妈这个时期血压会有所上升，不过不用过于担心，这种现象一般都属正常。

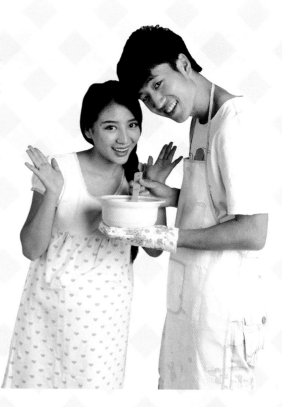

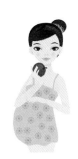
降血压，多吃芹菜

芹菜中含丰富的钾，是治疗高血压病及其并发症的首选食疗之品。芹菜的叶、茎含有挥发性物质，别具芳香，能增强人的食欲。

✳降压、降血脂、防癌的芹菜

芹菜含有机酸、芹菜素、芹菜苷，还含有挥发油。芹菜汁具有明显的降压、降血糖作用。而且，芹菜素对于乳腺癌等有抑制癌细胞生长、诱导癌细胞死亡、抑制肿瘤形成等作用。因此，芹菜特别适合患有妊娠高血压综合征的准妈妈食用。

✳不要丢弃芹菜叶

很多人吃芹菜时只吃茎而扔掉叶子，其实，从营养的角度来说，芹菜叶比茎的营养要高出许多倍，而且还有抑制肿瘤的作用。研究显示，芹菜叶的营养成分中，有10项指标超过了茎。其中，芹菜叶中胡萝卜素含量是茎的88倍，维生素C含量是茎的13倍，维生素B_1含量是茎的17倍，蛋白质含量是茎的11倍，钙的含量则超过茎2倍。此外，经有关研究实验发现，芹菜叶对癌症还具有一定的抑制作用，所以，芹菜叶营养胜过芹菜茎，那种只吃芹菜茎不吃芹菜叶的习惯应该改掉。

芹菜叶粉丝汤

【材料】嫩芹菜叶200克，粉丝40克，香菇2朵，葱花、姜末各3克。

【调料】盐、香油各少许。

【做法】

1.嫩芹菜叶洗净；粉丝用温水泡至回软；香菇水发后去蒂，切小块。

2.锅中放油烧至五成热，爆香葱花、姜末，放入香菇块翻炒后盛出，锅中注入适量清水煮开，放入粉丝，煮软，加入芹菜叶，煮沸后下盐、淋入香油即可。

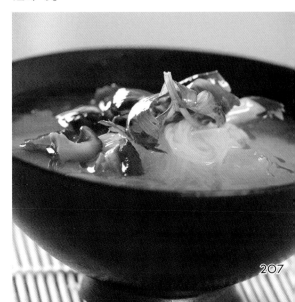

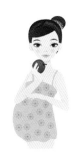

警惕妊娠高血压综合征

准妈妈患妊娠高血压综合征（简称"妊高征"），容易导致胎盘毛细血管变化，导致胎盘血管病变，进而影响胎盘功能，严重时还会造成胎宝宝发育迟缓等问题。因此，准妈妈在孕晚期要密切监测体重变化，血压应维持在140/90毫米汞柱以下，且注意是否有蛋白尿等情况发生。同时，加强营养是预防和缓解妊娠高血压综合征的重要措施。

❋ 妊娠高血压综合征的病因与膳食不平衡密切相关

凡高龄初产、身材矮胖、血压偏高、曾患肾脏疾病及整日紧张疲劳的准妈妈都易患妊娠高血压综合征。妊高征有三大代表性症状：水肿、蛋白尿和高血压，严重时可导致全身抽搐，甚至伴有昏迷，医学上称为"子痫"。

膳食不平衡与妊娠高血压综合征的发病密切相关，也就是说，营养缺乏的准妈妈患妊娠高血压综合征的概率高。膳食调查发现，准妈妈中的妊娠高血压综合征患者，其热量、蛋白质、碳水化合物摄入量与正常准妈妈相近，脂肪摄入量较多，钙、铁、维生素A、B族维生素、维生素C等摄入量较少。故肥胖型准妈妈妊娠高血压综合征的发病率明显高于正常的准妈妈。

血液钙水平检测发现，妊娠高血压综合征的准妈妈血钙低于正常的准妈妈，并在孕早、晚期明显降低。血钙越低，将来发生妊娠高血压综合征越严重。钙摄入量低，平均血压高，这说明孕早期钙补充得是否足够与发生妊娠高血压综合征有一定关系，因此准妈妈一定要注意钙的补充。

❋ 对母婴的影响

重度妊高征可导致胎盘缺血，影响胎宝宝发育，胎宝宝体重较轻；胎盘逐渐发生退行性变或自溶，由母体进入胎宝宝体内的营养不足，使胎宝宝有缺氧、窒息的危险；胎盘供血不足、胎盘功能减退，可使胎宝宝发育迟缓、死胎、死产或新生儿死亡发生率增加。

准妈妈容易出现水肿蔓延、头晕、失眠；发展到严重阶段可发生子痫（抽搐昏迷）或合并心力衰竭、肾功能衰竭、全身性出血，导致死亡；重度妊高征使准妈妈较长时间处于全身小动脉痉挛状态，病程拖延时间越长，遗留高血压后遗症如慢性高血压、视物模糊的概率越高；血压越高，越易造成产后虚脱、胎盘早期剥离、产后情况差，甚至可以造成终生高血压。

✳准妈妈患妊娠高血压综合征后的食物选择

为缓解和改善妊娠高血压综合征症状，准妈妈在食物的选择上应该始终遵循有利于消肿、降压、增加蛋白质和通便这几个原则。

宜选用的主食：大米、面粉、麦片、通心粉、面包等。

宜选用的动物性食品：禽肉、牛肉、河鱼、河虾、牛奶、鸡蛋及猪瘦肉等。

宜选用的蔬菜类食品：芹菜、茄子、扁豆、白菜、土豆、南瓜、番茄、胡萝卜、黄瓜、菜花、芥菜等。

宜选用的水果类食品：各种时令鲜果。

宜适当限制的食品：盐、酱油、咸菜、咸肉、咸鱼、腐乳、碱发面制成的馒头等。

宜多吃蛋白质丰富的食物：要多吃禽肉、鱼类和大豆类食物，提高蛋白质的质量，补充由于妊娠和妊娠高血压综合征所致的血清蛋白质下降，保证胎宝宝的正常发育。禽肉、

鱼类蛋白质中含有丰富的蛋氨酸和牛磺酸，能通过影响血压的调节机制，使尿钠排出量增加，从而抑制钠盐对血压的影响；大豆蛋白质能降低胆固醇，对心血管具有保护作用。这些食物中还含有多种不饱和脂肪酸和必需脂肪酸，有益于脂质的代谢。

✳相关宜忌

膳食脂肪提供的热量不超过总热量的30%，要少吃动物性脂肪，而是用植物油代替。植物油脂不仅可提供胎宝宝生长发育所需的脂肪酸，而且还具有协助清除体内多余脂肪的作用。

对准妈妈来说，最好的预防方法就是维持良好的营养状况。尽量做到每日食用牛奶、大豆及其制品、海产品等含钙丰富的食品。多吃鱼肉、牛羊肉、禽类、蛋类，还有水果和蔬菜。

控制钠盐的摄入量：烹调时少用食盐或生抽，每日摄入食盐2克～5克或生抽不超过10毫升。不吃腌成的肉和菜，如咸肉、火腿、咸鸡(鸭)蛋、咸鱼、腌菜、榨菜、雪里蕻、酱菜等含盐量高的食品，以减少水钠滞留；不吃碱或苏打制作的食物。

注意不吃或少吃高热量的食物：减少含脂肪多的食物，如油炸食品、猪肉、动物油、黄油糕点等；适当控制过高蛋白质的摄入。患妊娠高血压综合征同时肾功能较差的准妈妈，必须适当控制蛋白质的摄入量，否则会增加肾脏的负担。

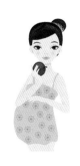

第 187~189 天
预防和缓解妊娠高血压综合征的饮食调理

＊热量摄入要适当

肥胖型准妈妈妊娠高血压综合征的发病率为正常准妈妈的3.4倍，整个孕期准妈妈体重增加超过15千克者妊娠高血压综合征的发生率高。而热量摄入过多可使孕期体重过高，也会增加妊娠高血压的发病率。因此，准妈妈要注意控制体重增长，热量的摄入要适中。

＊蛋白质摄取要充分

妊娠高血压综合征患者的低蛋白症状明显，可能也与其尿中蛋白质含量增高或体内氮代谢障碍有关。可通过瘦肉、蛋类、豆类及豆制品等食物补充。

控制脂肪总摄入量与饱和脂肪量。准妈妈脂肪热比应在25%以内，饱和脂肪热比应小于10%，故在脂类的摄入上，应以菜油、豆油、玉米油、花生油等植物油为主。另外，鱼肝油也有改善血管壁脂质沉积的作用，对防治妊娠高血压综合征有益。

多吃鱼

鲫鱼、鳝鱼等淡水鱼含有的EPA对改善准妈妈机体代谢、改善微血管循环和抑制血小板聚集都有所帮助。

多吃谷类和新鲜蔬菜

谷类和新鲜蔬菜不仅可增加膳食纤维的摄入量，对防止准妈妈便秘、降低血脂也有益，还可补充多种维生素和无机盐，有利于预防妊娠高血压综合征。

保证铁质摄入量充足

贫血准妈妈并发妊娠高血压综合征的概率明显高于无贫血症状的准妈妈，因为准妈妈怀孕中期患妊娠贫血，会导致孕晚期妊娠贫血，胎盘缺血缺氧而发生妊娠高血压综合征，所以补铁可降低妊娠高血压综合征的发病率。

增加钙质的补充

准妈妈应增加乳制品、鱼类和海产品的摄入量，以增加钙的摄入，避免因钙摄入不足而导致低血钙及妊娠高血压综合征。

灵芝花菇煲土鸡

【材料】土鸡半只，花菇1朵，灵芝2片，枸杞10克，花生仁20克，姜10克。

【调料】盐适量。

【做法】

1.土鸡收拾干净，切块，放入冷水中大火煮沸，盛出冲水备用。

2.花菇用温水浸软，洗净；灵芝、枸杞分别洗净，花生仁洗净。

3.砂锅中放入适量水，放入鸡块、花菇、灵芝、枸杞子、花生仁、姜片，大火煮沸后小火煲1小时，最后放入盐调味。

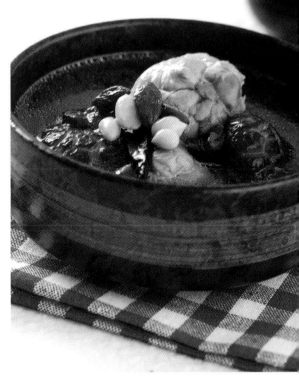

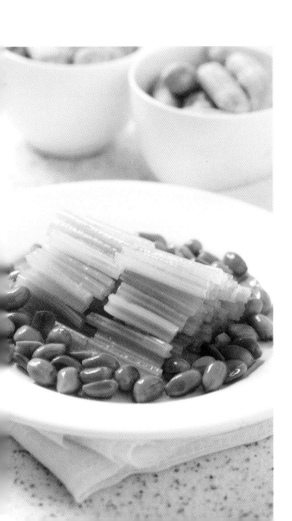

芹菜拌花生仁

【材料】花生仁100克，芹菜200克。

【调料】盐、白糖、醋、花椒油各适量。

【做法】

1.锅中放入油烧加热，放入花生仁炸酥捞出，去皮；芹菜洗净，切段，放沸水锅中焯一下捞出，用凉开水过凉，控净水分。

2.将芹菜段均匀地码在盘中央，花生仁堆放在芹菜周围，将盐、白糖、醋、花椒油放在小碗中调好，食用时浇在芹菜上拌匀即可。

第 28 周
胎动开始减弱

本周，胎宝宝几乎占据了整个子宫。随着活动空间越来越小，胎动也在减弱。胎宝宝大脑活动在27周时非常活跃，大脑皮层表面开始出现特有的沟回，脑组织快速地增长。除此之外，胎宝宝在这时已经长出了头发。

✺ 内脏形状和功能与成人相似

现在，胎宝宝的内脏发育已经比较完善，通过B超检查心脏时，可以看到4个腔室；观察肺部时，可以看到横隔膜移动的样子，这是胎儿正在练习做一呼一吸的类似呼吸运动。这一周，他的眼睛已经可以开合自如了，脂肪层在继续积累。另外，胎宝宝现在有痛感了。

✺ 胎动可以反映胎宝宝的性格

胎宝宝的性格在此时已有所显现，我们可以通过胎动来了解胎宝宝的性格。不同的准妈妈对胎动的感受不尽相同，如果感觉胎动特别有规律，那么胎宝宝可能比较文静；如果感觉胎动频繁且没有什么规律，胎宝宝可能相对活泼好动，有的甚至非常淘气、调皮。

胎宝宝已具备多种令人惊异的感觉能力，比如味觉、听觉等，具有意识的初步形态，这些都是胎宝宝人格形成的基础。

✺ 准妈妈的体重增长是否正常

怀孕28周后体重大约每周增长500克，如果连续数周不增，表明胎宝宝生长发育缓慢，可能是准妈妈的不良饮食习惯所造成；如果体重增长过快，就要留心准妈妈是否患上了妊娠糖尿病、妊娠高血压综合征或羊水急性增多等疾病。

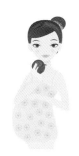

第 190 天

适合孕7月的滋补粥

生滚鱼片粥

【材料】粳米 100克，新鲜草鱼肉100克，干香菇3朵，芹菜50克，姜丝10克。

【调料】盐、香油各适量。

【做法】

1.干香菇用温水泡软后洗净，去蒂切细丝；芹菜去叶，洗净切碎；草鱼肉切成薄片；粳米淘洗干净，泡水2小时。

2.锅中加入适量清水，用大火烧开后，倒入粳米，沸腾后改用小火熬至软烂；之后改大火，放入鱼片、香菇丝和姜丝滚煮4分钟关火。

3.加入芹菜碎、盐和香油调味即可。

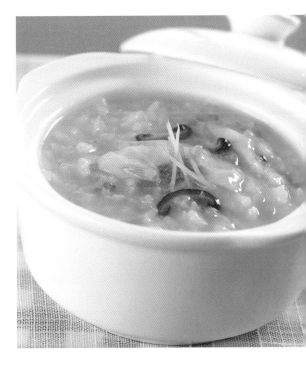

莲藕百合枇杷粥

【材料】莲藕100克，鲜百合、枇杷各30克，小米80克。

【做法】

1.将莲藕、百合、枇杷洗净，莲藕去皮，切片；枇杷去皮，除核，切块。

2.锅置火上，加入适量清水，放入藕片，加入小米同煮，待米熟时，加入百合、枇杷块一起煮沸，转小火煮至黏稠即可。

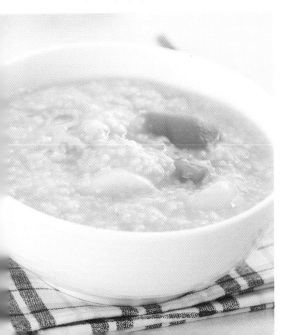

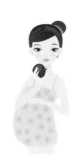

适合孕7月的美味汤

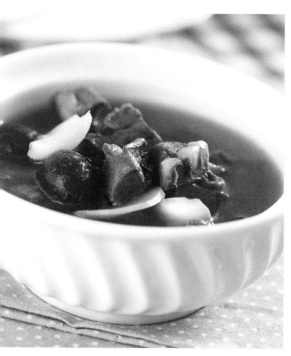

百合芝麻猪心汤

【材料】猪心1个，干百合10克，黑芝麻15克，红枣5颗，姜片10克。

【调料】盐少许。

【做法】

1.百合、黑芝麻、红枣分别洗净，红枣去核。

2.猪心洗净，切块。

3.将所有材料放入砂锅，加适量水，大火煮沸后改小火炖2小时，加盐调味即可。

牛肉菜花汤

【材料】牛肉150克，菜花、土豆、胡萝卜各50克，芹菜、洋葱各30克。

【调料】生抽、糖、盐各适量。

【做法】

1.洋葱洗净切丝；芹菜洗净切段；胡萝卜洗净切条；菜花洗净，切成小朵；土豆洗净切块；牛肉切片备用。

2.油锅烧热，下洋葱炒香，放入牛肉炒至变色，放入生抽、糖炒匀，再放入胡萝卜条、土豆块、芹菜段、菜花朵翻炒，倒入适量水煮沸，改中火煮10分钟，下盐调味即可。

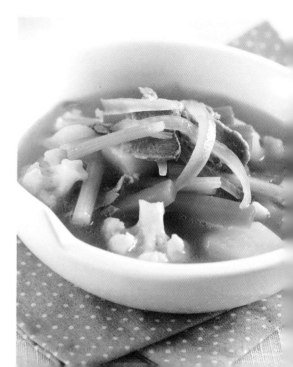

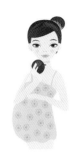

适合孕7月的花样主食

煲仔饭

【材料】大米200克，广东香肠5根，腊肉1块，姜丝20克。

【调料】生抽3汤匙，老抽1/2茶匙，盐、糖、香油各少许。

【做法】

1.大米洗净放入电饭锅，加入适量水按下开关，煮至饭熟，显示"保温"。

2.将香肠和腊肉都切成薄片，与姜丝一起均匀地放入米饭的表面，盖上盖子，继续焖10分钟。

3.将生抽、老抽、盐、糖、香油和少许水调成料汁，淋入饭中，拌匀即可。

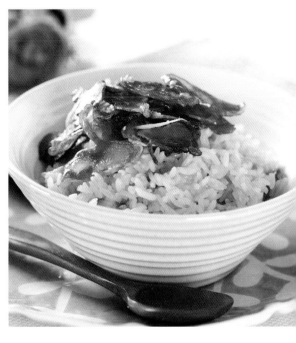

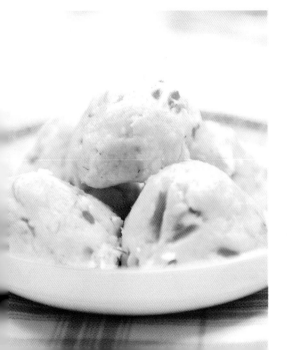

菜窝头

【材料】玉米面300克，胡萝卜100克，茴香150克。

【调料】白糖2茶匙，盐少许。

【做法】

1.胡萝卜洗净，去皮，擦丝；茴香洗净，切碎。

2.玉米面中加白糖，加250毫升70℃水搅拌成散团状，加入胡萝卜丝、茴香碎、盐，揉成面团，盖湿布饧30分钟。饧好的面团揉好后，做成若干个窝头。放入蒸锅，大火蒸15分钟。

第　　　　　天

适合孕7月的营养热炒

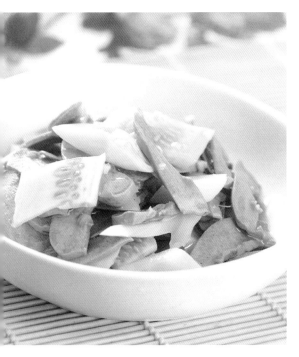

爆炒腰片

【材料】鲜猪腰300克，黄瓜100克，冬笋50克，姜末5克。

【调料】料酒1汤匙，花椒5粒，盐少许。

【做法】

1.将猪腰去筋膜，洗净，切片，焯熟，沥干；冬笋洗净，切象眼片，焯水，沥干；黄瓜洗净，切象眼片，备用。

2.锅置火上，倒油烧热，放入花椒，炸至花椒变色出香味，捞出不用，放入姜末炒香，将猪腰片、冬笋片放入锅中快炒，淋料酒，放入黄瓜片快炒几下，下盐调味即可。

香椿炒蛋

【材料】香椿200克，鸡蛋2个。

【调料】盐少许。

【做法】

1.鸡蛋打散，备用；香椿洗净，焯水沥干，切碎。

2.将切好的香椿放入蛋液中，搅拌均匀。

3.锅中放适量油，烧热，倒入调好的蛋液，待底部凝固后翻炒均匀，最后下盐调味。

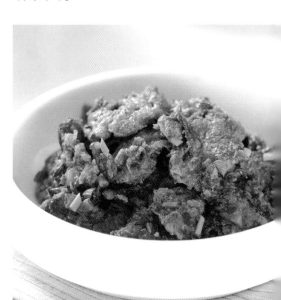

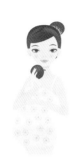

第　　　　天

适合孕7月的爽口凉菜

双椒拌海带

【材料】海带丝50克，青椒、红椒各20克，熟白芝麻10克，姜末1茶匙。

【调料】生抽、白糖各1茶匙，醋2茶匙，盐、香油各少许。

【做法】

1.海带丝水发好洗净；将青椒、红椒去蒂及子，洗净，切成块，将以上食材分别放入开水中焯一下，捞出过凉，沥干水分。

2.取一小盘，倒入海带丝，青、红椒块，放入姜末、盐、生抽、醋、白糖、香油搅拌均匀，撒入熟白芝麻即可。

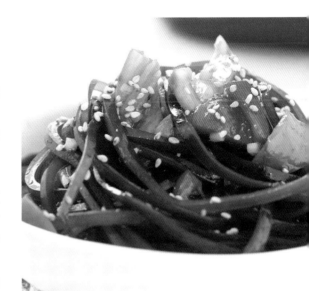

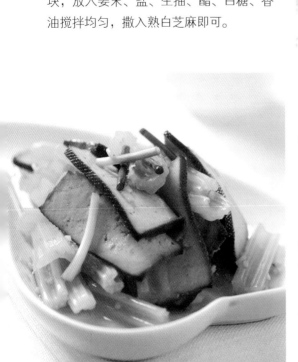

芹菜拌豆干

【材料】芹菜100克，豆干80克，葱丝、姜末各5克。

【调料】盐、香油各少许。

【做法】

1.芹菜洗净，切段；豆干切片。

2.锅中加入适量水，放入少许盐，煮沸，先把芹菜段放入氽烫，盛出冲水沥干，再放入豆干氽烫，盛出冲水沥干。

3.将芹菜段和豆干片放入容器中，加入葱丝、姜末、盐、香油拌匀即可。

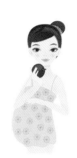

适合孕7月的健康饮品

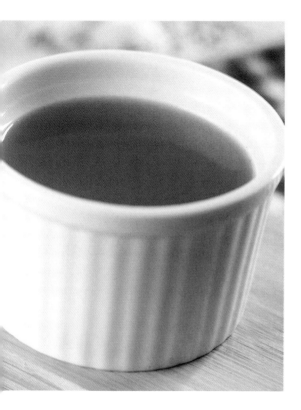

蜂蜜萝卜汁

【材料】白萝卜500克，蜂蜜15克。

【做法】将白萝卜洗净，切小块，放入榨汁机中，倒入适量白开水，榨汁后调入蜂蜜拌匀饮用。

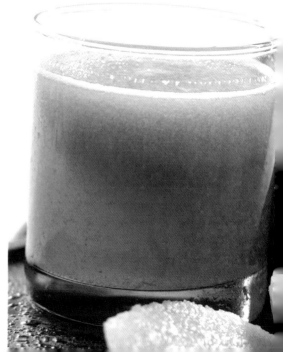

雪梨汁

【材料】雪梨2个，柠檬半个。

【做法】雪梨洗净，切小块，放入榨汁机榨汁后，挤入几滴柠檬汁饮用。

牛奶花生核桃豆浆

【材料】黄豆55克，花生仁10克，核桃仁10克，牛奶250毫升，白糖15克。

【做法】

1.黄豆用清水浸泡8～12小时，洗净；花生仁挑净杂质，洗净；核桃仁洗净。

2.把花生仁、核桃仁和浸泡好的黄豆一同倒入全自动豆浆机中，加水至上、下水位线之间，按下"豆浆"键，煮至豆浆机提示豆浆做好，依个人口味加白糖调味，待豆浆凉至温热，倒入牛奶搅拌均匀后饮用即可。

怀孕怎么吃每日一读

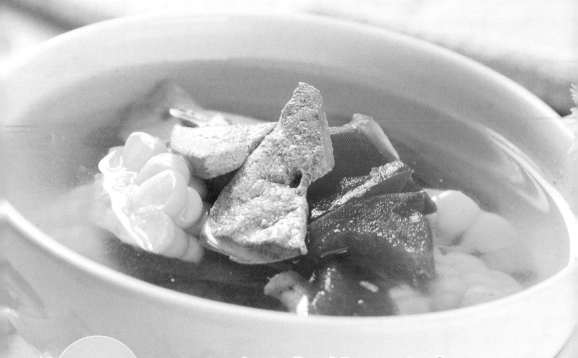

孕**8**月 预防消化不良，
稳定体重

第 29 周
可以独立存活的胎宝宝

这一周，胎宝宝的肌肉和肺部正在趋向成熟，皮下脂肪也初步形成，看上去圆润多了，已经不再像个皱巴巴的小老头了。胎宝宝已经有了一定的生存能力，他的身体已经可以在良好的条件下独立存活。

❋ 头部继续增大

胎宝宝现在对外界的刺激反应更为明显，头部随着大脑的发育还在增大，他的大脑中正在生成数十亿神经元，相对全身其他部位，头部也比较重。

❋ 各器官发育趋向成熟

胎宝宝皮肤的触觉已发育完全，有冷热感；能觉察明暗变化，对外界的刺激会做出不同的反应，眼睛可以在眼眶里转动；肺部、肾、胃等重要器官已发育完成，但各脏器的功能还不健全。

❋ 好动的胎宝宝

现在胎宝宝的活动空间越来越小，但他还是比较好动，能够在子宫里不停地变换体位，有时头朝上，有时头朝下。

由于对声音已具有分辨能力，胎宝宝对不同的声音会产生不同的反应，并引起心率的变化，这时，胎动是判断胎宝宝健康状况的重要标志。

❋ 准妈妈要注意孕晚期不适

准妈妈的内脏被增大的子宫挤压，同时由于胎宝宝体积的增大，准妈妈可以注意到胎宝宝更细微的动作。准妈妈便秘、背部不适、腿肿及呼吸不畅的状况可能会更严重。正确的姿势、良好的营养及适当的锻炼和休息将会改善这些状况。

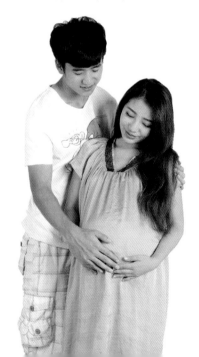

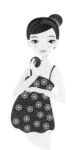

明星食材：鲤鱼

鲤鱼的营养价值很高，特别是含有极为丰富的蛋白质，而且容易被人体吸收，利用率高达98%，可为准妈妈提供人体必需的氨基酸。

鲤鱼的脂肪多为不饱和脂肪酸，能很好地降低胆固醇，降低血脂，经常食用可以避免准妈妈体重过度增长。

鲤鱼的视黄醇含量、维生素A含量都很高，这对准妈妈保护视力非常有益；鱼头中含丰富的卵磷脂，对准妈妈维护大脑营养、增强记忆颇有好处。

从中医角度说，鲤鱼性平、味甘，具有健脾养胃、利水消肿、通乳安胎、止咳平喘等作用。特别适合脾胃虚弱、食少乏力、脾虚水肿的准妈妈食用。

红豆炖鲤鱼

【材料】鲤鱼200克，红豆50克，葱花少许。

【调料】盐少许。

【做法】

1.将鲤鱼收拾干净，切大块，用油煎至两面金黄；红豆洗净。

2.锅中放入红豆，加适量水，煮开后小火煮40分钟，放入鱼块，再煮20分钟，加盐调味盛出，撒上葱花即可。

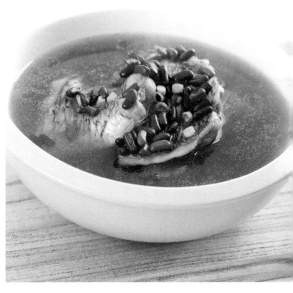

鲤鱼冬瓜汤

【材料】鲤鱼1条，冬瓜200克，葱段、姜片各5克。

【调料】料酒、盐各少许。

【做法】

1.鲤鱼去鳞、鳃、鳍、内脏，洗净，下锅略煎至浅黄色；冬瓜去皮、瓤、子，洗净切片。

2.锅中放清水，放入鱼煮至汤色发白，再放入冬瓜片、料酒、葱段、姜片，煮至冬瓜熟软，下盐调味即可。

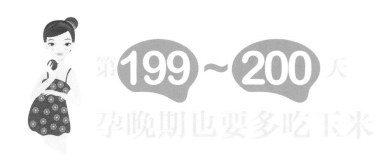

第199~200天
孕晚期也要多吃玉米

营养最丰富的粗粮

营养学家一致认为，在人类常吃的主食中，玉米的营养价值和保健作用是较高的。在提倡孕期多吃粗粮的今天，玉米无疑是准妈妈的理想选择。

特有的玉米胚芽，完善胎儿神经系统

玉米胚芽所含的营养物质有增强人体新陈代谢、调节胎宝宝神经系统的功能，对胎宝宝的发育极其有利，还能使皮肤细腻、光滑，帮助准妈妈缓解皱纹的产生。

缓解准妈妈眼睛干涩

鲜玉米的胡萝卜素可为准妈妈防治干眼症、气管炎、皮肤干燥及神经麻痹。

玉米中的维生素E还可以延缓细胞衰老，降低血清胆固醇，让准妈妈保持健康、漂亮。

富含膳食纤维，防止血脂异常

鲜玉米中丰富的膳食纤维，能防止胆结石的形成，降低血中胆固醇的浓度，避免血脂异常，还可减少胃肠疾病的发生。

防止准妈妈便秘、预防肠炎

玉米中的维生素B_6、烟酸等成分，有刺激肠胃蠕动、加速排泄的作用，可以解决准妈妈的便秘之苦，同时预防肠炎的发生。

坚固牙龈

吃新鲜玉米可使牙齿得到锻炼，促进唾液分泌，为准妈妈坚固齿龈。

最佳食用方法

吃玉米时应把玉米粒中的胚尖全部吃掉，因为玉米的许多营养都集中在这里。

烹调使玉米获得了营养价值很高的活性抗氧化剂，所以玉米熟吃营养更佳。食用量以每餐100克为宜。新鲜玉米上市的时候，准妈妈可以每天吃1根。

白萝卜菜团子

【材料】玉米面250克，白面80克，发酵粉1茶匙，白萝卜300克，鸡蛋1个，葱末、姜末各5克。

【调料】盐、香油各适量。

【做法】

1.把玉米面、白面、发酵粉加适量的水和成面团（稍软些），发酵至面团中有均匀的气泡即可。

2.白萝卜洗净，去皮，擦丝，挤干。

3.鸡蛋炒熟后弄成小块，加盐、香油、葱末、姜末和白萝卜丝，拌成馅。

4.拿一块面放在手心放上馅，两只手慢慢团成圆形，把包好的菜团子放入蒸锅蒸20分钟即可。

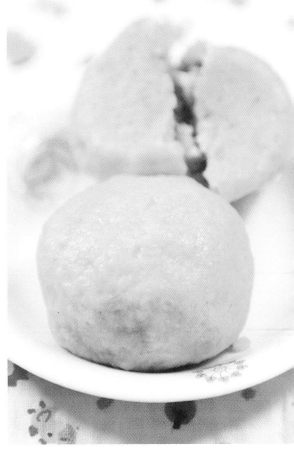

番茄玉米猪肝汤

【材料】猪肝150克，番茄1个，玉米1个，姜丝5克 。

【调料】白醋1汤匙，淀粉、料酒各1茶匙，香油、盐各少许。

【做法】

1.猪肝洗净切薄片，用白醋和水浸泡20分钟后再用料酒和淀粉腌10分钟。

2.番茄洗净，切小块；玉米洗净，切大块。

3.锅中放入玉米块、姜丝、番茄块，倒入适量水，大火煮开后转小火煮10 分钟，改成大火，放入猪肝片煮沸，至猪肝片变色即可关火，撒上盐、淋入香油搅匀即可。

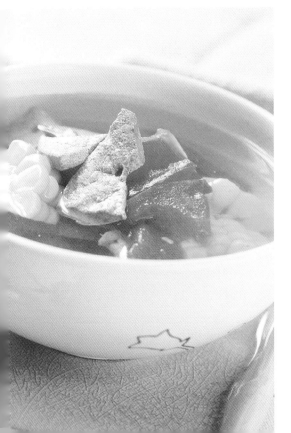

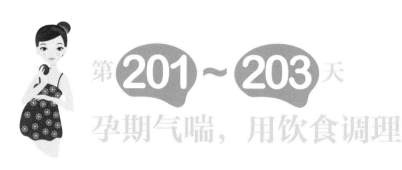

妊娠末期，很多准妈妈在做事甚至讲话时都会产生气短、喘不过气的感觉。在临床上，这是一种孕期正常反应。随着孕周的增加，准妈妈的肚子越来越大，隆起的腹部向上顶到肋骨和肺脏，导致有效的呼吸空间变小，妨碍准妈妈自由地呼吸，造成孕妇时而呼吸短促，甚至有窒息感。母体为了适应这种生理上的改变，会采用浅而短的呼吸，以增加呼吸时肺部的氧气量，这种情况下，准妈妈常会感到呼吸困难。

贫血也会引起气喘。孕晚期的准妈妈已经慢慢适应了怀孕的过程，身体的激素、循环系统也有所改变。准妈妈食量增大，体重也慢慢增加。怀孕后血液总量及红细胞都会增加，但血液总量的增加程度（主要是血浆量增加）却比红细胞量大，因此造成血液稀释，使得怀孕后的血红蛋白比孕前下降，产生生理性的贫血。准妈妈有贫血症状时体力都不太好，容易有呼吸困难的现象。这种情况一般会在怀孕7~8个月时发生。

到了孕9月时，当胎宝宝的头部逐渐下降到盆腔后，准妈妈的肚子会略微下降，这会让准妈妈感到轻松，呼吸较为顺畅，气喘常可缓解。这个奇妙的变化，可以让准妈妈保持体力迎接分娩。

妊娠晚期的气喘一般无须治疗，为了减轻症状，需要尽可能多休息，减少体力负担，睡觉时多加一个枕头。如果呼吸困难，严重影响正常生活，应去医院就诊。

❀给准妈妈的饮食建议

增加蛋白质的摄取量：人过胖往往会导致气喘。一般来说，整个孕期体重以增加12千克为宜，如果体重增加过多，会带给准妈妈带来气喘等多种不适。所以，建议准妈妈减少脂肪、糖分的摄取，增加蛋白质的摄取，这样不会因虚胖而气喘。

一次进食不宜过多：越来越大的腹部使准妈妈心慌气喘、胃部胀满，所以要注意一次进食不宜过多，而应少食多餐，两餐之间吃些水果、酸奶。

多吃补肺益肾的食物：呼吸困难

与肾有密切关系，肾主纳气，呼吸功能虽在肺，而根源则在于肾。当肾气虚弱或肺气不足、气不归肾时，就会呼吸困难，发生喘促。这种情况大都要采用温肾纳气或肺肾两补的方法调理，以滋补肺肾之阴。可用沙参、山药、天冬、麦冬、玉竹、百合、生地黄、熟地黄、女贞子、枸杞子、旱莲草、冬虫夏草、龟板等药物调理。

沙参玉竹煲老鸭

【材料】沙参30克，玉竹30克，老鸭1只，葱段、姜片各10克。

【调料】盐少许。

【做法】

1. 鸭子收拾干净；沙参、玉竹洗净。

2. 砂锅中放入适量水，放入鸭子、葱段、姜片、沙参、玉竹，大火煮沸，转小火煲2小时，下盐调味即可。

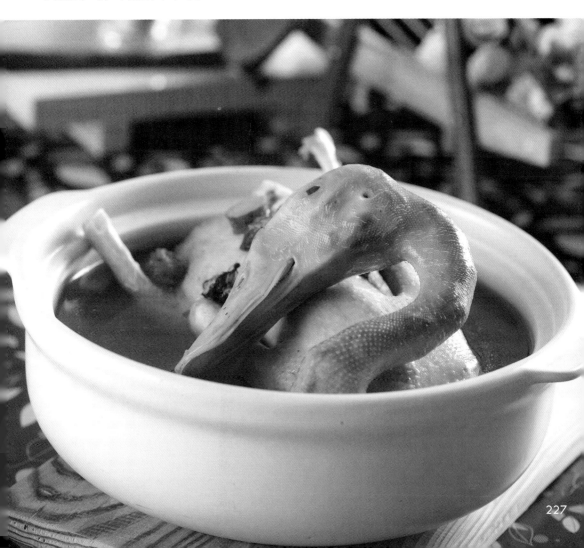

第 30 周
胎宝宝听力已很发达

✽ 羊水开始减少

本周，胎宝宝皮下脂肪继续增长。由于胎儿体型变大，子宫空间显得越来越小，羊水也有所减少。胎儿头部还在增大，发育的大脑向颅骨外推，同时也折叠形成更多的沟回。

✽ 感觉器官正稳定地发挥作用

胎宝宝能记住来自感官的信息，并且感觉器官正准备处理这些信息。他的眼睛开始开合自如，大概能够看到子宫中的景象；虹膜开始对光线的亮度有所反应，在模糊的光线环境中睁开眼睛，在明亮的光线环境下闭上眼睛，这就是瞳孔反射。

这时，胎宝宝的听觉器官已经大致发育完成，经过过去几个月的训练，他应该已经非常熟悉准爸爸准妈妈的声音了。另外，由于子宫里不呼吸空气，所以胎儿的嗅觉器官要到出生后才能发挥作用。

✽ 主要器官初步发育完成

胎宝宝的位置已相对较固定了，不像以前一直自由转动。胎儿的主要器官已初步发育完毕，胃、肠、肾等的功能已达到出生后的水平，覆盖在皮肤上的细绒毛已消失，被胎脂取代，眼球表面的薄膜被眼睛吸收。

✽ 准妈妈要关注胎位

本周要注意的首要问题就是"胎位"。孕晚期胎儿在子宫内的正常姿势应该是头部朝下，臀部朝上，以使分娩时头部先娩出。胎位正常与否十分重要，它关系到分娩能否顺利进行。孕28周前胎宝宝尚小，羊水相对较多，即使胎位不正大多也能自行转正；但若在孕30周后仍胎位不正，就要在医生指导下进行自我矫正。

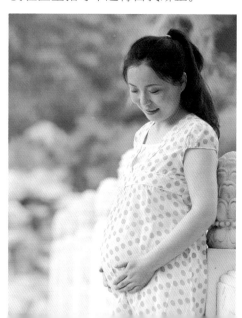

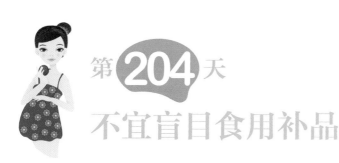

不宜盲目食用补品

✳莫滥用滋补品

由于准妈妈需要为腹中胎宝宝提供生长发育所需的营养物质，于是，有些准妈妈买回很多滋补药品，如人参、蜂王浆、鹿茸、鹿胎胶、鹿角胶、胡桃肉、洋参丸、蜂乳、参茸丸、复合维生素和鱼肝油丸等，长期服用，希望自己的身体由弱变强，保证胎宝宝顺利生长发育。然而，准妈妈滥用补药弊多利少，常常会造成事与愿违的不良后果。

✳为什么不宜用滋补品

滋补品有副作用，损害准妈妈的健康。各种滋补品都要在人体内分解、代谢，并有一定副作用，包括毒性作用和过敏反应。没有一种药物对人体是绝对安全的，用之不当，即使是滋补性药品，也会对人体产生不良影响，给准妈妈和腹中胎宝宝带来种种损害。大量服用蜂王浆、洋参丸和蜂乳等可引起中毒或其他不良后果。

母体摄入的药物都会通过胎盘进入胎宝宝的血液循环，直接影响胎宝宝的正常发育。妊娠期间，母体内的酶系统会发生某些变化，影响一些药物在体内的代谢过程，使其不易分解或不易排泄，因而比平常人更易引起蓄积性中毒，对母体和胎儿都有害，特别是对胎宝宝危害更大。准妈妈如果发生鱼肝油中毒，可引起胎宝宝发育不良或畸形。有些药物还能引起流产或死胎。

✳应以食补为主

胎宝宝生长发育需要供给的是蛋白质、脂肪、糖、矿物质和多种维生素，这些物质广泛地存在于各种营养丰富的食物中。准妈妈应该在吃得好、吃得全、吃得香上下工夫，这才是体弱准妈妈滋补身体的最佳选择。

✳不宜滥用人参

人参属大补元气之品，准妈妈久服或用量过大，就会使气盛阴耗，阴虚则火旺，容易出现兴奋激动、烦躁失眠、咽喉干痛和血压升高等不良反应。此外，服用人参过多可产生抗利尿作用，容易引起水肿。孕期滥用人参，容易加重妊娠呕吐、水肿和高血压等现象，也可促使阴道出血而导致流产。所以，准妈妈一定要慎用人参。

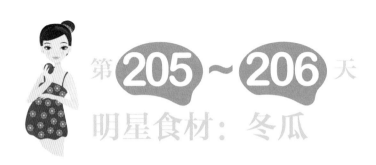

第 **205~206** 天

明星食材：冬瓜

消肿：冬瓜含维生素C较多，且钾含量高、高血压、肾脏病、水肿病等患者食之，可达到消肿而不伤正气的作用。

减肥：冬瓜中所含的丙醇二酸，能有效地抑制糖类转化为脂肪，加之冬瓜本身不含脂肪，热量不高，对于防止人体发胖具有重要作用，可以促进体形健美。

清热解暑：冬瓜性寒味甘，清热生津，解暑除烦，在夏日服食尤为适宜。

番茄烧冬瓜

【材料】番茄1个，冬瓜150克，葱花5克。

【调料】盐少许。

【做法】

1.将番茄洗净，切片；冬瓜去皮，去瓤，洗净，切片。

2.油锅烧热，放入冬瓜略炒至透明状时，放入番茄和水略煮至熟。

3.最后加盐调味，出锅时撒入葱花即成。

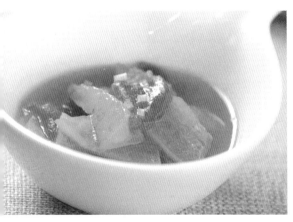

冬瓜汆丸子

【材料】冬瓜150克，肉馅250克，葱末10克，姜末10克，鸡蛋1个，姜片5克，香菜段少许。

【调料】盐、生抽、香油各适量。

【做法】

1.将肉馅中加入葱末、姜末、盐、生抽、蛋清，搅拌均匀，搅打上劲儿。

2.锅中倒入清水，放入姜片，大火加热煮沸，将肉馅团放入手中，挤成丸子放入水中，撇去锅中的浮沫。

3.倒入冬瓜片，煮3分钟后，调入盐、香油搅拌均匀，盛入碗中撒上香菜段。

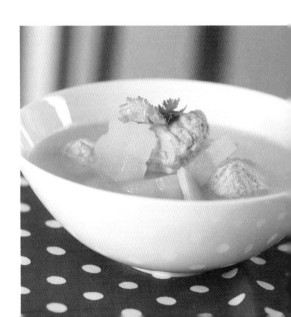

鲜虾冬瓜粥

【材料】冬瓜100克，虾仁50克，粳米80克，鲜香菇2朵。

【调料】盐、胡椒粉各适量。

【做法】

冬瓜洗净，去瓤和子，保留瓜皮，切丁；粳米淘洗干净，用水浸泡30分钟；香菇洗净，切粒。

2.虾仁去肠线，洗净，入沸水锅中汆烫1分钟，盛出备用。

3.锅中加适量水和鸡汤煮沸，放入粳米，烧开后转小火熬煮20 分钟，加入冬瓜丁、香菇粒煮10分钟，放入虾仁、胡椒粉、盐再煮5分钟即可。

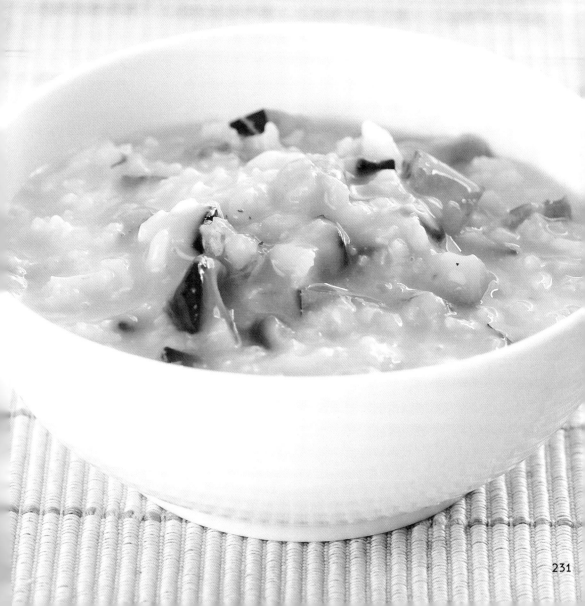

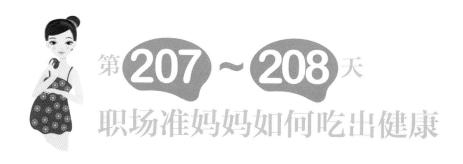

✿职场准妈妈如何选择在外就餐

对于职场准妈妈来说，每日三餐都要自行烹调毕竟有难度，选择在外就餐也就不可避免。在家里就餐，淀粉类食物与蔬菜的比例能够安排得比较适宜。而在外就餐时，淀粉类、蛋白质和蔬菜较难摄取平衡。这样，不仅容易造成营养摄取不平衡，影响胎宝宝的生长发育，而且一不留神就会使自己胖起来。食堂的菜不好吃怎么办？工作餐营养不均衡怎么解决……注重营养的职场准妈妈，常会遇到这样那样的烦恼。

解决这个问题其实并不难。为了弥补这种缺憾，最重要的就是要注意菜肴的搭配，最好每天都有变化，以保证摄取均衡的营养。另外，在外就餐时，蔬菜比例往往偏低，准妈妈在挑选时要注意不同类型的食物比例，增加蔬菜的摄取量，最好选择配菜种类较多的套餐，如一份套餐里米饭、鱼、肉、蔬菜都有，并且同类食物也要有好几种，这样的套餐营养才比较均衡。

口味过重也是在外就餐的准妈妈常见的问题，建议准妈妈尽量挑选口味较清淡的饮食，在酱料的使用上也要减少，甚至不用。通常，在外就餐时，汤类、面汤或菜里含盐较多，不宜多喝。

✿职场准妈妈最好从家里带饭菜

从家里带饭菜到单位吃，既方便又营养，也能按照自己的口味准备午餐，而不用勉强进食。如果不方便带饭菜到单位，准妈妈可以在办公室放一些健康的小零食，如坚果类、面包、水果等，工作间隙可以拿出来吃一点儿以补充体力。

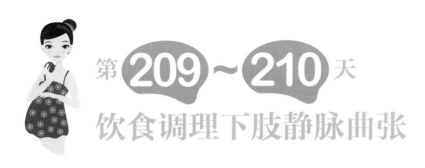

饮食调理下肢静脉曲张

孕晚期准妈妈由于内分泌改变、全身血量增多、胎宝宝压迫骨盆、体重增加等多项原因相互影响最易出现静脉曲张。由于受到增大的子宫刺激甚至压迫作用，子宫周围血流量是妊娠前的4～10倍，下肢静脉的静脉瓣就失去了本来的功能，不能阻止血液倒流，从而使血液淤滞在皮肤下面的静脉中。静脉曲张大多发生在大腿和躯干的连接处、膝盖内侧和后侧以及小腿等部位。通常，会在脚面、小腿上、大腿根及外阴处。出现了一根根状如蚯蚓并沿着皮下静脉蜿蜒而行的紫蓝色条索物，有时还可形成瘤或伴有疼痛。

✻ 对母婴的影响

静脉曲张其实就是血液循环发生障碍所引起的。轻度的静脉曲张只是使准妈妈的腿脚感到有些发胀、麻木和钝痛，有时会觉得皮肤瘙痒。

随着症状恶化，准妈妈将逐渐感觉腿部日渐沉重，且常抽筋、麻刺、肌肉痉挛、水肿、举步困难等，有时

甚至行动都有问题。如果形成静脉瘤，不仅出现酸痛感，步行困难，还容易在受到磕碰时造成出血和感染。不过，静脉瘤大多在分娩结束后随着子宫的自然回缩、静脉血液回流的顺畅会逐渐消失。

长时间地坐着会加重下肢静脉曲张，增加水肿程度，严重的还可能并发痔疮和促发心血管系统的疾病，并可能引起妊娠高血压。

✻ 推荐食材

杏仁、沙丁鱼、鳗鱼、萝卜叶、橄榄油、小麦胚芽、茼蒿、菠菜、芝麻。

草莓所含膳食纤维和果胶能润肠通便，可治疗便秘和痔疮、下肢静脉曲张，还可降低血压和胆固醇。

日常饮食缺乏纤维素、维生素C、维生素E时，也易产生血液凝块，阻碍血液循环。维生素E在提高血液循环的同时，还可以预防身体酸化，恢复细胞的功能，使肌肤不至于松懈、干燥和产生皱纹。

第 **31** 周
经历身体发育的高峰期

❋ 体重迅速增加

本周，胎宝宝皮下脂肪更加丰满，皮肤皱褶明显减少，看起来更像个婴儿了。现在，胎宝宝身长增速减慢，体重还在迅速增加，胎动减少。

❋ 身体发育经历一次高峰

这一周里，胎宝宝的身体即将经历一个发育的高峰，各个器官继续发育完善，肺部和消化系统已基本发育完成，有呼吸能力，可以分泌消化液。胎儿喝进羊水，形成的尿液经膀胱也排泄在羊水中，一天中羊水被吞进再经尿液排出，这样完成替换数次，为出生后的小便功能进行锻炼。

❋ 大脑仍然生长迅速

胎宝宝现在早已能够熟练地把头从一侧转向另一侧了，眼睛时开时闭，基本已经能够看到子宫里的景象，也能辨别明暗，甚至能跟踪光源。由于大脑生长迅速，头部的周长（即头围）到这周最后一天将增加约9.5毫米。

❋ 准妈妈体重继续增长

准妈妈本月体重增加了1300克～1800克，在最后的几周中，准妈妈的体重可能会增加很多，这是因为胎儿此时生长的速度很快。

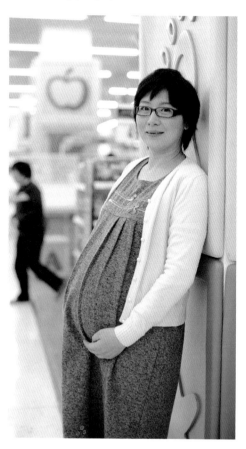

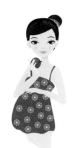

明星食材：健心防癌的芥蓝

芥蓝是甘蓝的一个变种，又叫不结球甘蓝、绿叶甘蓝、白花芥蓝等，属十字花科植物。

芥蓝是我国的特产蔬菜，其营养丰富，蛋白质含量占干重的25%～30%，维生素和无机盐的含量特别高，每100克食用部分中维生素C的含量为144毫克、钙176毫克、钾353毫克、磷56毫克、镁52毫克；还含有较多的铁和胡萝卜素。

准妈妈常食芥蓝对于降低血压、保护心脑血管都有良好的作用。还有实验证明，它能抑制癌细胞增长，所以常吃芥蓝对防治癌症有一定效果。

芥蓝质地脆嫩，风味别致，制成的各种菜肴都色、香、味俱佳，热炒、凉拌，和其他蔬菜、肉类搭配都很方便，准妈妈可以经常变换一下做法，调适口味，并补充营养。

芥蓝腰果炒香菇

【材料】芥蓝300克，腰果50克，香菇2朵，红椒、青椒各适量。

【调料】糖、水淀粉、盐各适量。

【做法】

1.芥蓝去叶，刮去外皮，洗净，切段；红椒、青椒洗净，去蒂、子，切丝；香菇泡软洗净切小块。

2.将芥蓝、香菇分别放入沸水锅中余烫1分钟，捞出过清水沥干。

3.锅中倒油烧热，将腰果炸熟，捞出沥油，备用。

4.锅留底油烧热，放入香菇煸炒，再放入腰果、青椒、红椒、芥蓝翻炒，加盐、白糖调味，用水淀粉勾芡即可。

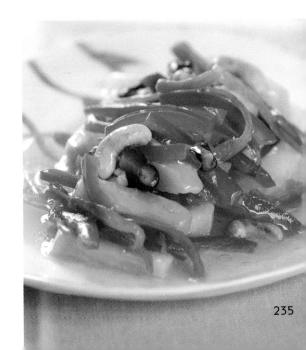

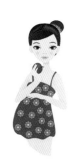

第 213 ～ 214 天
准妈妈如何缓解胃灼烧感

到了孕晚期，很多准妈妈在进食后，会觉得胃部有烧灼感，有时烧灼感逐渐加重而成为烧灼痛，尤其在晚上，这种胃灼热甚至会影响准妈妈的睡眠。

❋ 烧灼感的原因

孕晚期感到胃烧灼的主要原因是内分泌发生变化，胃酸反流，刺激食管下段的痛觉感受器，从而引起烧灼感。

孕晚期巨大的子宫和胎宝宝都会对胃部产生较大的压力，使胃排空速度减慢，胃液在胃内滞留时间较长，也容易使胃酸反流到食管下段，从而引起烧灼感。

❋ 解决方案

避免食用容易引起胃肠不适的饮料和食物，如碳酸饮料、咖啡因饮料、巧克力、酸性食物、肉类熟食、薄荷类食品，以及味重、辛辣、油炸或脂肪含量高的食品。

在轻松的环境中慢慢进食，避免每餐吃得过饱。不要在吃饭时大量喝水或饮料，以免胃胀。吃东西后嚼一块口香糖，可刺激唾液分泌，有助于中和胃酸。

白天尽量少食多餐，不要使胃部过度膨胀，以减少胃酸逆流。睡前两小时不宜进食，入睡时适当多用几个枕头，垫高头部，可避免胃液反流到食道。

饭后半小时内避免卧床，可适当散步。

多吃富含 β - 胡萝卜素的蔬菜，以及富含维生素C的水果。像胡萝卜、甘蓝、红椒、青椒、猕猴桃以及一些谷类食物和水产品都是不错的选择。

这种胃灼热通常在妊娠后期出现，分娩后消失。未经医生同意，准妈妈不要服用治疗消化不良的药物。

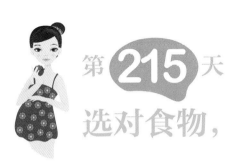

选对食物，缓解胃灼热感

草莓水果酸奶

【材料】草莓、小番茄、苹果各适量，酸奶一杯。

【做法】

1.将上述水果洗净，切小块。

2.将上述水果放入容器，倒入酸奶，拌匀即可。

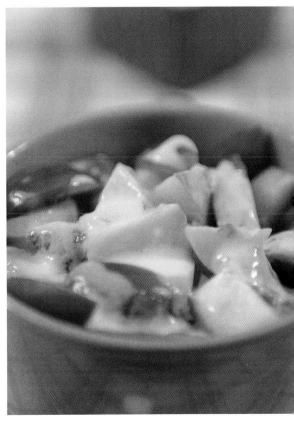

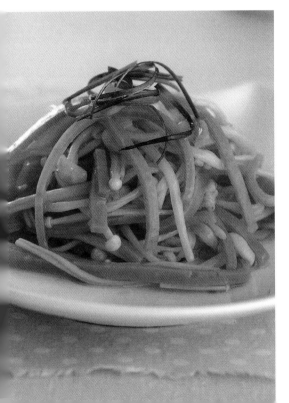

凉拌金针菇

【材料】金针菇150克，熟火腿丝30克，葱丝、姜丝各5克。

【调料】盐、香油各少许。

【做法】

1.金针菇去根洗净，切成两段；锅中适量水煮沸，将金针菇放入煮2分钟捞出，冲水沥干。

2.将金针菇、熟火腿丝、葱丝、姜丝放入盘中，下盐、香油拌匀即可。

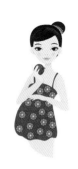

孕晚期多吃酸奶，预防便秘

酸奶能调整肠道菌群，抑制有害菌，促进消化吸收，改善胃肠道功能。

酸奶中的乳酸菌可以分泌出乳糖酶诱导人体肠道产生乳糖酶，帮助人体消化乳制品中的乳糖。准妈妈经常喝酸奶，可以提高对乳制品的消化能力，改变有些准妈妈不适应乳制品的现象。

❋ 饭后饮用最佳

一般来说，饭后30分钟到2小时之间饮用酸奶效果最佳。在通常情况下，胃液的pH值为1～3；空腹时，胃液呈现酸性，pH值在2以下，不适合酸奶中活性乳酸菌的生长。只有当胃部pH值比较高时，才能让酸奶中的乳酸菌充分生长，有利于健康。饭后两小时左右，人的胃液被稀释，pH值会上升到3～5，这时喝酸奶，对吸收其中的营养最有利。

晚上喝酸奶时一定要记得刷牙，因为酸奶中含有的某些菌种及酸性物质对牙齿有一定的损害。

❋ 酸奶的热量

营养学家普遍认为酸奶的热量较牛奶高些，一般来说，100克牛奶含热量57千卡，而同样重量的酸奶则有72千卡的热量。对于担心发胖的准妈妈，推荐选择标有脱脂和低热量字样的酸奶，虽然味道不是那么浓郁醇厚，但热量比牛奶还稍低一些，此外也推荐加果料的酸奶，它的热量大约只有65千卡。

❋ 如何选择酸奶

专家建议，准妈妈选购酸奶产品时，应选择规模较大、产品质量有保证和服务质量较好的知名企业的产品。在选购酸奶时，要仔细看产品包装上的标签标识，特别是要看配料表和产品成分表，以便于区分产品是纯酸牛奶还是调味酸牛奶，或是果料酸牛奶。

酸奶应具有纯乳酸发酵剂制成的酸牛奶特有的气味，无酒精发酵味、霉味和其他不良气味；由于酸牛奶产品保质期较短，一般为1周，且需在2℃～6℃下保存，因此选购酸奶时应少量多次，不宜一次购买过多。

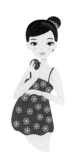

酸奶这样吃更美味

杂果大杏仁酸奶沙拉

【材料】火龙果、圣女果、猕猴桃等时令水果各适量，酸奶250毫升。

【做法】

1.将所有水果，洗净。

2.将果肉切适口大小，放入容器中，淋入酸奶拌匀即可。

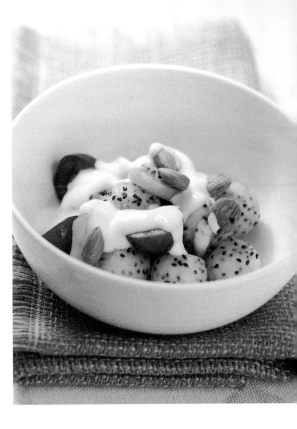

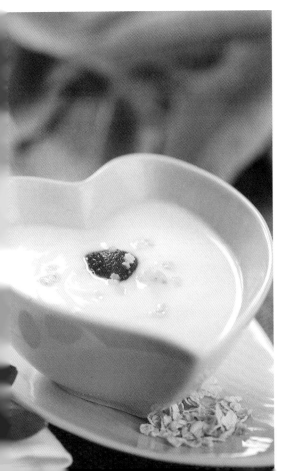

麦片酸奶

【材料】即食麦片100克，酸奶250毫升，草莓2个。

【做法】

1.草莓洗净，切小块。

2.即食麦片放入容器，将切好的草莓放入，淋上酸奶拌匀即可。

239

第 **32** 周
脑神经通路完全接通

✿子宫空间变得拥挤，胎动减少

现在，胎宝宝体重继续增长，为出生做准备。如果这时早产，存活的可能性很大。胎宝宝的身体几乎将子宫的空间占满，手脚有点儿活动不开，只有在处于一个很不舒服的位置时，他才会勉强扭动一下。不过不用担心，只要能感觉到胎儿在蠕动，就说明他很好。胎宝宝的体位现在大多为头向下，正在为娩出做准备。

✿脑神经通路完全接通

这一周，胎宝宝神经系统变化最大，脑部长得更大，脑神经通路完全接通，开始活动。另外，神经纤维周围形成有保护作用的脂质鞘，因此，神经冲动能够较快地传递。他逐渐能够进行复杂的学习和运动，并且意识越来越清楚，能感觉外界的刺激并做出反应。

✿蓝眼睛的胎儿

胎宝宝的眼睛在活跃时睁开，睡觉时闭上，并能区分黑夜和白昼。不管他的眼睛最终会变成什么颜色，现在通常都是蓝色的，因为改变眼睛颜色的色素还没有发育完全，当他出生后好几周眼睛色素才会最终形成。

✿准妈妈要保持适量运动

这时准妈妈体重每周增加约250克，感觉尿意频繁，这是由于胎宝宝头部下降、压迫膀胱的缘故。沉重的腹部会让准妈妈不愿意走动，并且感到疲惫，这些都是正常的现象，但是为了在分娩的时候更加轻松些，准妈妈还是要适当地活动。

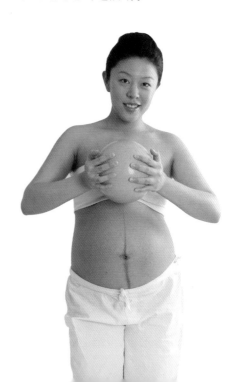

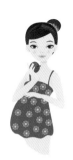

适合孕8月的滋补粥

黄鳝胡萝卜粥

【材料】黄鳝250克，胡萝卜150克，粳米100克，姜丝10克。

【调料】香油、盐各适量。

【做法】

1.黄鳝收拾干净切段；胡萝卜洗净、切丝；粳米淘洗干净，泡水备用。

2.锅中加水大火烧开后，加入粳米煮开，再加入黄鳝段、胡萝卜丝和姜丝，转小火慢熬成粥，下盐、淋香油即可。

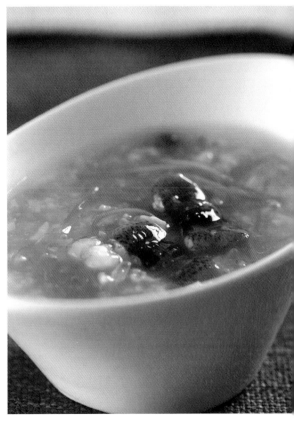

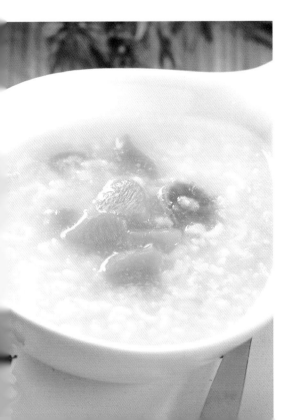

南瓜栗子粥

【材料】南瓜100克，去皮栗子10个，粳米80克。

【做法】

1.南瓜洗净去瓤，切小块；去皮的栗子洗净；粳米淘洗干净。

2.锅中加入足量清水，煮沸后放入粳米和栗子，水再次烧开后转小火（保持锅内翻滚），煮约20分钟至米粒软烂时放南瓜块，再煮15分钟关火。

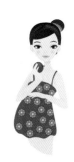

适合孕8月的美味汤

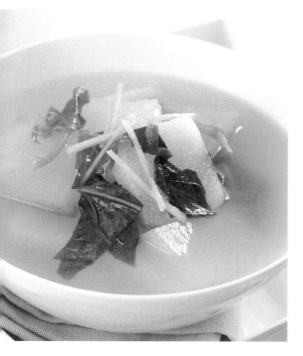

冬瓜山药菠菜汤

【材料】冬瓜150克，山药100克，菠菜50克，姜丝少许。

【调料】香油、盐各适量。

【做法】

1.将山药去皮，洗净切片；冬瓜去皮、瓤，洗净，切成厚片；菠菜择洗干净。

2.锅中加入适量水，放入姜丝烧开，放入山药片、冬瓜片，小火煮20分钟，倒入菠菜煮沸，下盐、香油调味即可。

黑芝麻桃仁猪肝汤

【材料】猪肝100克，黑芝麻50克，枸杞子5克，核桃仁10克，姜丝、葱段各适量。

【调料】盐少许，干淀粉2茶匙。

【做法】

1.将猪肝洗净，切片，撒上干淀粉抓匀，备用。

2.锅置火上，放入适量水，放入黑芝麻、枸杞子、核桃仁，大火煮开后，改中火慢煮，20分钟后开大火煮沸；将猪肝片、姜丝、葱段放入锅中，大火煮开片刻，下盐调味即可。

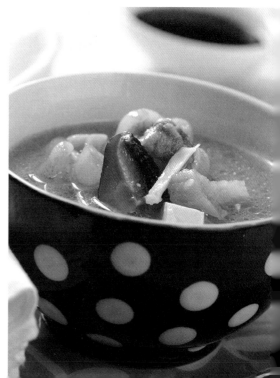

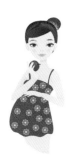

适合孕8月的花样主食

泡菜饼

【材料】韩式泡菜1袋，鸡蛋2个，中筋面粉100克，培根2条，香菜、小葱各10克，蒜2瓣。

【调料】油少许。

【做法】

1.培根、泡菜、香菜、小葱全部切成小丁，蒜切成末，全部混合备用。

2.在面粉中加入清水和步骤1中的材料搅拌至糊状；加入鸡蛋继续搅拌。

3.平底锅烧热，放入少许底油。舀一勺面糊放入锅中，晃动锅至面饼摊薄，把面饼摊至两面金黄即可。

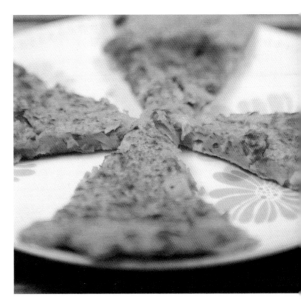

鸡丝汤面卧鸡蛋

【材料】挂面150克，鸡腿1只，鸡蛋2个，姜丝20克。

【调料】香油、生抽、料酒、盐各适量。

【做法】

1.鸡腿肉切丝加入料酒、生抽腌制5分钟。

2.将香油倒入炒锅中烧热，放入姜丝、鸡腿肉丝以中火炒约5分钟，下盐调味。

3.汤锅中加水煮沸，打入鸡蛋，下入面条，以小火煮约10分钟后倒入碗中，加入炒好的鸡丝即可。

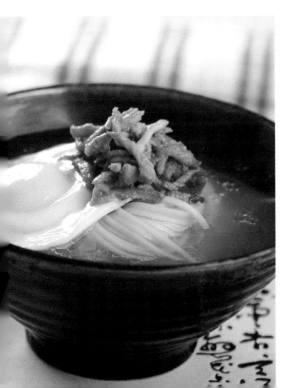

243

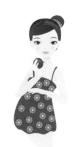

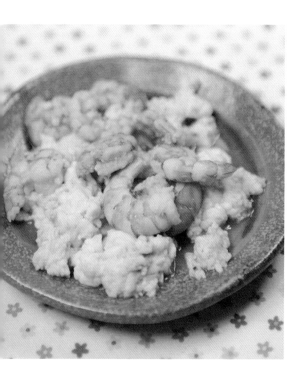

鲜虾炒蛋

【材料】鲜虾150克，鸡蛋2个。

【调料】盐、姜粉、白胡椒粉、料酒、淀粉各适量。

【做法】

1.鲜虾去头、去壳、去肠线后依次加入少许盐、料酒、姜粉、白胡椒粉、淀粉，拌匀，腌制5分钟。

2.鸡蛋打散，锅中放入适量油烧热，倒入蛋液炒散盛出。

3.锅中放入适量油，加热至六成，放入虾仁炒至变色，再加入鸡蛋翻炒，加入少许盐炒匀即可。

蚝油生菜

【材料】生菜200克，蒜片10克。

【调料】蚝油2汤匙，生抽、糖、料酒、水淀粉各1汤匙，香油少许。

【做法】

1.生菜洗净，入沸水锅余烫，冲凉水后沥干，放入盘中。

2.另起油锅，炒香蒜片，加蚝油、料酒、糖、生抽，煮沸后加水淀粉勾芡，淋香油，浇在生菜上即可。

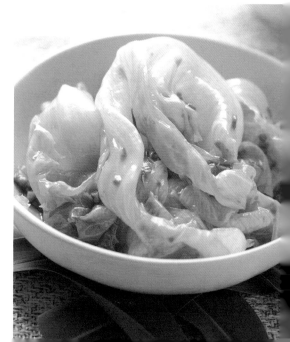

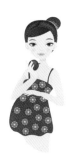

适合孕8月的爽口凉菜

杧果鲜虾三文鱼沙拉

【材料】鲜虾8只，三文鱼200克，大杧果1个，熟鸡蛋黄1个，黄瓜半根。

【调料】蛋黄酱10克，盐、黑胡椒粉各少许，柠檬汁1汤匙。

【做法】

1.将鲜虾去头去皮，挑出虾线洗净；三文鱼切片，淋入少许柠檬汁腌制5分钟；黄瓜去皮切片。

2.锅中倒入清水大火烧开，放入虾仁汆烫至变色后盛出，过冷水冲净沥干。

3.杧果去皮，切小块；将熟鸡蛋黄过筛，碾碎，放入蛋黄酱中搅拌均匀。

4.将杧果、黄瓜、鲜虾、三文鱼装入容器，放入蛋黄酱、盐、黑胡椒粉，淋入柠檬汁拌匀。

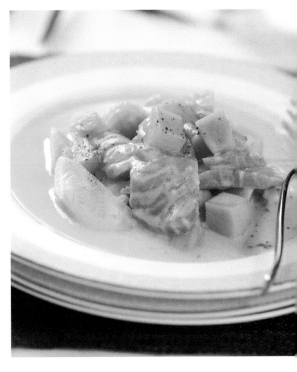

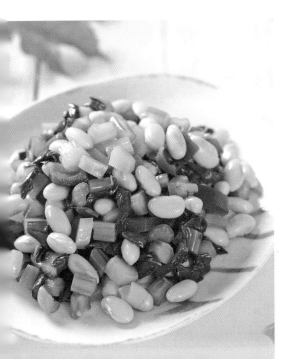

芥蓝黄豆

【材料】芥蓝150克，黄豆20克，红椒碎10克，姜丝5克。

【调料】盐、香油各少许。

【做法】

1.芥蓝洗净，汆烫后切小粒；黄豆提前泡水，煮熟。

2.将切好的芥蓝和熟黄豆放入盘中，放入盐、香油、姜丝、红椒碎拌匀即可。

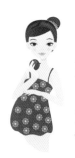

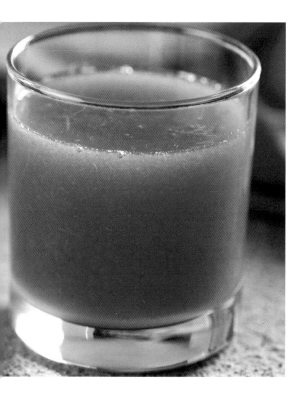

芹菜雪梨汁

【材料】芹菜1棵，雪梨1个。

【做法】

1.将芹菜洗净，切段；雪梨去皮洗净，切块。

2.将芹菜段、雪梨块放入榨汁机，加入适量纯净水，榨汁饮用。

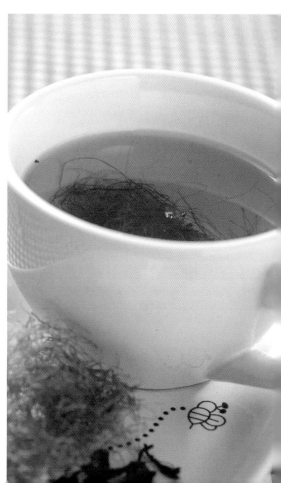

玉米须茶

【材料】玉米须60克，绿茶末30克。

【做法】

将玉米须、绿茶末一起放入适量清水中，煎茶饮用即可。

芹菜阳桃葡萄汁

【材料】芹菜30克，阳桃50克，葡萄100克，纯净水100毫升。

【做法】

1. 芹菜洗净，切成小段；阳桃洗净，切小块；葡萄洗净，对切，去子。
2. 将上述所有材料倒入榨汁机中榨汁饮用。

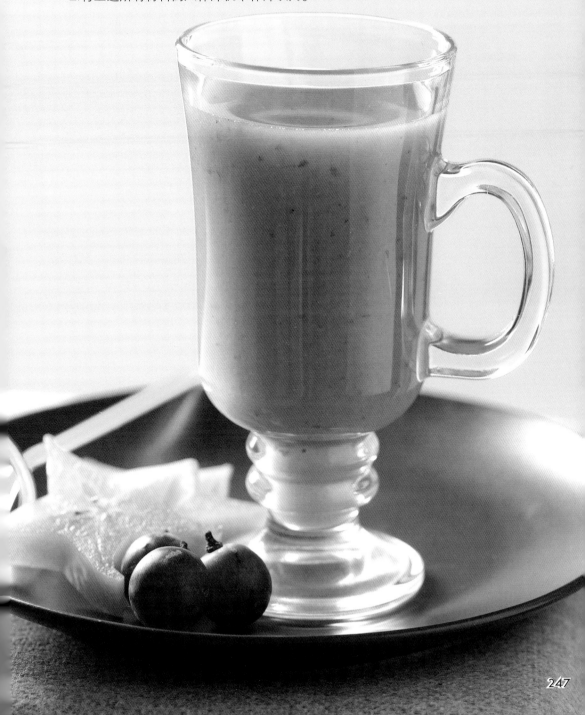

怀孕怎么吃每日一读

继续补钙补铁

第 33 周
骨骼慢慢变硬

✳胎头正准备入盆

本周，胎宝宝皮下脂肪还在增加，皮肤不再红红的、皱皱的。胎宝宝正在为入盆做准备，有的胎宝宝头部现在已经开始降入骨盆。

✳身体骨骼变得结实

胎宝宝软软的骨头都在变硬，除头部外，身体其他部分的骨骼已经变得很结实，不过颅骨还是软软的，也没有完全闭合。这种结构是为分娩过程中胎宝宝的头部能够顺利通过产道而做的准备。

✳虹膜能缩放了

这一周，胎宝宝眼睛的虹膜已能放大和缩小，对亮光有收缩反应，还能够聚焦，出生以后这种功能就可以得到发挥了。

✳准妈妈身体沉重，腹部变硬、变紧

准妈妈这时的体重大约增长250克，主要是因为胎宝宝在出生前的最后7~8周内体重猛增。准妈妈现在会感到尿意频繁，这是由于胎头下降、压迫膀胱而引起的。准妈妈还会感到骨盆和耻骨联合处酸疼不适，这些都标志着胎宝宝在逐渐下降。准妈妈的胃和心脏受压迫感更为明显，会感觉到心慌、气喘或胃胀，没有食欲。同时，沉重的腹部使准妈妈更加懒于行动，更易疲惫，但还是要适当活动。

不仅是宝宝在为出生做准备，准妈妈的身体也在为迎接分娩做准备，全身关节和韧带逐渐松弛，可能会感到关节胀痛，腰痛加重，腹部经常阵发性地变硬变紧。虽然身体的不适和内心的不安都有所加重，但要记住，坚持就是胜利。

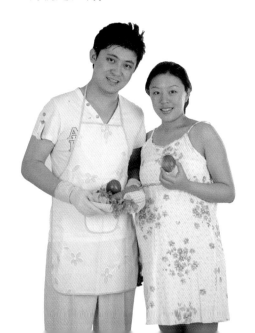

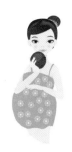

第 225 天
迅速发育期的营养需求与饮食原则

❋第二个脑发育高峰的营养需求

胎宝宝脑部的发育有两个高峰，第一个高峰是在孕26周左右，第二个高峰在接近预产期时，这两次高峰也是胎宝宝脑组织中神经和神经胶质分化速度最快的时期。

❋摄取充足的热量和蛋白质

这时如果准妈妈摄入热量、蛋白质不足，将使胎宝宝脑细胞分化缓慢，最终使脑细胞总数变少。另外，胎盘在孕33～36周时滋养层上皮细胞最多，以后不再增多，如果此时准妈妈摄入热量和蛋白质不足，胎盘滋养层上皮细胞数量就会减少，主要是游离绒毛数减少，使绒毛间隙的总面积减少，会妨碍对胎宝宝氧和营养的供应。热量和蛋白质的来源以动物性食物和大豆类食物为佳。

❋多多补充亚油酸

丰富的亚油酸可满足大脑发育所需，可以通过植物油进行补充，玉米、花生、芝麻等也含亚油酸。准妈妈可以吃一些营养丰富的海洋动物食品，因为海洋动物食品被营养学家称为高价营养品，它们富含脂肪、胆固醇、蛋白质、维生素A和维生素D，有利于眼睛、皮肤、牙齿和骨骼的正常发育。

❋维生素、微量元素为母子健康护航

孕晚期是胎宝宝生长的最后阶段，也是非常重要的阶段，为了保证胎宝宝的生长和母体的健康，准妈妈必须补充足够的铁、钙和充足的水溶性维生素。胎宝宝体内的钙一半以上是在孕晚期储存的，此时准妈妈应每日摄入1200毫克的钙，同时补充适量的维生素D。胎宝宝的肝脏在孕晚期以每天5毫克的速度储存铁，直至出生时可达到300毫克～400毫克的铁质，所以准妈妈应每天摄入28毫克铁。在所有维生素中，准妈妈此时应特别注意摄入维生素B_1，维生素B_1缺乏很容易引起呕吐、倦怠等症状，并导致分娩时子宫收缩乏力，延缓产程。粗粮中含有丰富的维生素B_1，准妈妈可适当多吃些粗粮。

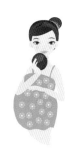

明星营养素：锌

锌是人体必需的重要微量元素，被科学家称为"生命之素"，对人体的许多正常生理功能的完成起着极为重要的作用。锌对生殖腺功能也有着重要的影响，如果准妈妈在怀孕期间摄取足量的锌，有利于分娩，同时对新生儿的健康也有良好的促进作用。在正常情况下，准妈妈对锌的需求量比一般人多，这时除准妈妈自身需要锌外，还得供给发育中的胎宝宝需要。产妇分娩时主要靠子宫收缩，而子宫肌肉细胞内ATP酶的活性，取决于产妇的血锌水平。准妈妈发生缺锌的概率高达30%。如果在怀孕期间尤其在产前注意补锌，就会使体内有一定量的锌储备。

❋ 缺锌的影响

如果妊娠早期缺锌，会干扰胎宝宝中枢神经系统的发育，严重的可造成中枢神经系统畸形；妊娠晚期缺锌，可使神经系统的发育异常。妊娠期间，锌摄入不足会造成胎宝宝生长发育迟缓，影响胎宝宝大脑的发育、体重减轻，甚至导致先天畸形。准妈妈严重缺锌可降低子宫肌的收缩能力，无法顺利推出胎宝宝，从而增加痛苦和出血量，增加分娩时妇产科疾病的并发症和分娩时母婴的危险性。临床显示，早产儿羊水中含锌低，重度妊高征准妈妈血清锌水平低于正常值。

❋ 锌的功效

锌对准妈妈分娩的影响主要是可增强子宫有关酶的活性，促进子宫肌收缩，把胎宝宝推出宫腔。含锌金属酶的成分，可参与核酸和蛋白质的代谢。锌在核酸、蛋白质的生物合成中起到重要作用。锌还参与碳水化合物和维生素A的代谢过程，维持胰腺、性腺、脑下垂体、消化系统和皮肤正常功能。锌是合成胰岛素的成分之一。

核桃糯米葡萄干粥

【材料】核桃仁30克，糯米50克，葡萄干30克，冰糖适量。

【做法】

1.糯米洗净泡水备用；核桃仁、葡萄干分别洗净。

2.锅中加入适量水煮沸，放入糯米大火煮沸后，放入核桃仁、葡萄干转小火煲至米烂粥稠，调入冰糖溶化即可。

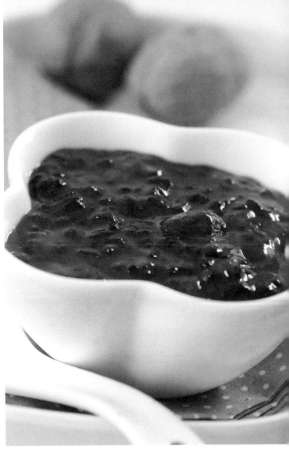

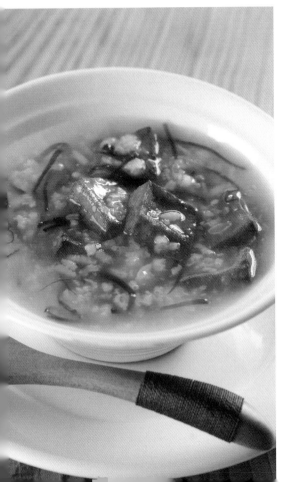

海带豆腐粥

【材料】干海带20克，豆腐100克，大米50克，姜丝5克。

【调料】盐、香油各适量。

【做法】

1.干海带泡水浸软，洗净，切丝；豆腐切小块；大米淘洗干净，泡水备用。

2.平底锅放少量油，小火把豆腐煎至两面金黄，盛出备用。

3.锅中放入适量水煮沸，放入大米煮沸，再放入海带丝、姜丝小火煮30分钟，放入炸好的豆腐块，继续煮10分钟，下盐、淋香油调味即可。

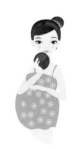

吃好睡好，准妈妈失眠的饮食调理

随着胎宝宝不断长大及预产期的临近，准妈妈总会遇到失眠的困扰，真是苦不堪言。

✱准妈妈失眠的负面影响

体力不支，无法应对分娩：对于准妈妈这个特殊人群而言，睡眠尤为重要。怀孕是对女性身心的重大挑战，睡眠是消除准妈妈身体疲倦的最有效途径之一。十月怀胎已经是个漫长的过程，如果没有良好的睡眠，持续的劳累难以得到恢复、修正，体力透支，不但无法顺利分娩，而且宝宝出生后也没有精力照顾宝宝。

生长激素下降，影响胎宝宝发育：睡眠可以促使准妈妈大脑中产生更多的生长激素，这种激素恰恰是胎宝宝生长发育不可或缺的，它可以帮助胎宝宝在子宫里长得更快。而准妈妈睡眠的缺乏和睡眠质量的下降，则会影响胎宝宝的发育。

✱给准妈妈的饮食建议

◆准妈妈除了要选择正确的睡姿外、还要学会放松心情并适当运动，以促进睡眠。另外，通过饮食的调整，可以改善睡眠质量，减轻失眠症状。

◆准妈妈可以在医生指导下服用补钙制剂，日常生活中应多吃富含钙质的食物，如牛奶和奶制品、鱼类、虾类、海藻类、豆类食品等，多食绿叶蔬菜以保证钙的吸收。

◆少吃精淀粉类食物，如白面包、白米饭、甜食等，这些食物易造成血液酸碱度不平衡，影响睡眠。

◆准妈妈在日常饮食中还要控制盐分的摄入，晚饭后不要过多饮水。

◆晚间不要喝太多的汤，每天早饭和午饭多吃点儿，也可少食多餐，不能不吃晚饭，否则不利于睡眠。

◆睡前喝牛奶或小米粥，可以促进睡眠。

◆建议准妈妈每天晚上10点前就寝，睡前2小时内不要吃零食。

黄花菜猪心汤

【材料】干黄花菜20克、猪心100克、青菜适量。

【调料】盐适量。

【做法】

1.猪心洗净，入热水中氽烫，捞起入水中用手挤压去血水，反复换水。

2.猪心加水煮，大火开后转小火煮约15分钟，取出切薄片；青菜洗净。

3.锅中入水，加黄花菜煮，开后将上述材料放入，加盐调味即可。

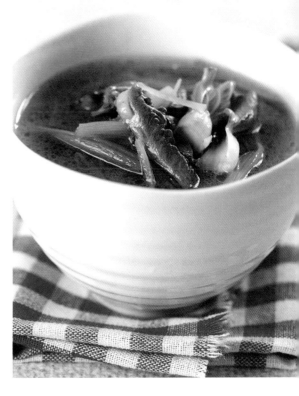

土鸡汤

【材料】土鸡半只，香菇2朵，黄豆、枸杞子、桂圆肉各10克，红枣5颗，葱段、姜片各适量。

【调料】盐少许。

【做法】

1.将土鸡洗净，切块；香菇用温水浸软，备用；将黄豆、枸杞子、红枣和桂圆肉洗净后用温水浸泡备用。

2.将鸡块放入砂锅中，一次性倒入足量清水没过食材，大火加热后，撇去浮沫。

3.将香菇、黄豆、枸杞子、桂圆肉、红枣、葱段和姜片放入锅中，转文火煲2小时，最后调入适量盐即可。

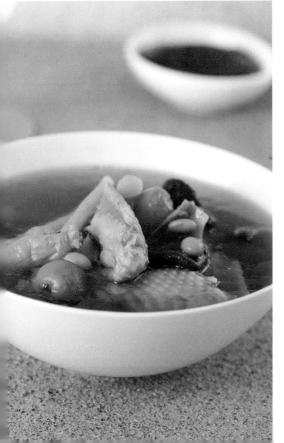

准妈妈睡前吃夜宵坏处多

很多准妈妈除了三餐丰富的饮食之外，可能还会加点心与夜宵。对准妈妈而言，吃夜宵不但会影响睡眠质量，还会导致体重增加过多。那么准妈妈晚上怎样加餐才科学呢？

✴吃夜宵的危害

按照我们人体的生理变化，夜晚是身体休息的时间，吃夜宵之后，容易增加胃肠道的负担，让胃肠道在夜间无法得到充分的休息。许多准妈妈到了怀孕末期，容易产生睡眠的问题，如果此时再吃夜宵，可能会影响自身的睡眠质量。

✴对胎宝宝吸收营养无益

准妈妈认为要多吃，才能给胎宝宝更充足的营养。调查发现，事实上并不是这样的，因为在怀孕末期有高达85%的准妈妈过胖，却有94%的胎宝宝体重没有相对增加。

✴易导致肥胖

准妈妈身体的代谢率在夜间会下降，热量消耗也最少，因此容易将多余的热量转化为脂肪堆积起来，造成母子体重均过重的问题。还可能会导致产后恢复能力变差，无法回复到怀孕前的正常体重。

✴睡前2～3小时吃完夜宵

当准妈妈们吃夜宵的时候，最好要搞清楚：自己是因为肚子饿还是只是一种无意识的习惯？比如，有的准妈妈喜欢边吃边看电视，还有的准爸爸或其他家人出于疼惜与爱心，将夜宵端到了准妈妈的面前。如果准妈妈纯粹因为肚子饿想吃夜宵，建议最好在睡前2～3小时吃完，且避免高油脂、高热量的食物，像油炸食物、比萨、薯片、蛋糕等。因为油腻的食物会使消化变慢，加重肠胃负荷，甚至可能影响到隔天的食欲，如果准妈妈肚子并不饿，最好不要吃。

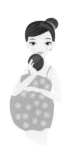

准妈妈夜宵餐点推荐

芝麻花生糊

【材料】黑芝麻、花生仁（连衣）各100克，冰糖适量。

【做法】

1.将黑芝麻、花生仁分别洗净，沥干，放入炒锅中炒熟，研成粉末。

2.每次各取15克，加入热开水120毫升~150毫升，调成糊状。

3.加入冰糖调味即可。

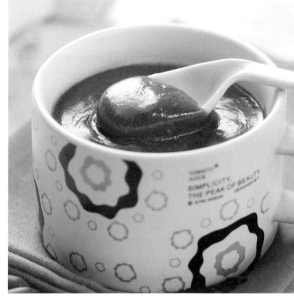

苹果小圆子甜汤

【材料】糯米粉100克，温水80毫升，苹果1个，酒酿1小碗，枸杞子适量，冰糖15克。

【做法】

1.糯米粉加温水揉成团，再分搓成细条，分成一个个小剂子，在掌心揉搓成小丸子，盖上湿布备用；苹果去皮去核，切成小块。

2.汤锅中加水，大火煮开后放入小丸子，改中火煮3~5分钟，不时轻轻搅拌以免粘连；等小丸子浮起来后，放入冰糖、苹果块和枸杞子继续煮至冰糖溶化；最后加入酒酿即可关火出锅（酒酿不能煮太久，否则酒味会挥发掉，而且容易发酸）。

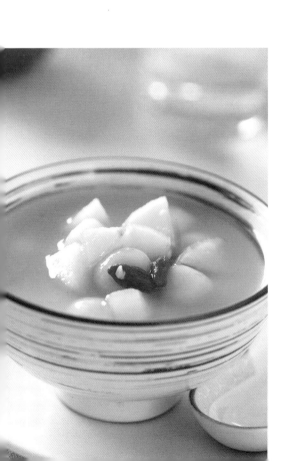

第 34 周
中枢神经系统发育更完善

✳头部开始入骨盆

本周，胎宝宝已经为分娩做好了准备，将身体转为头位，即头朝下的姿势，完全倒立了，头部开始进入准妈妈的骨盆，紧压在准妈妈的子宫颈口。

✳中枢神经系统仍然在完善

这一周，胎宝宝的中枢神经系统仍然在发育。胎宝宝对声音更加敏感了。经过一段时间的练习，他现在可以更自如地眨眼，而且还会自动转向光源，这是"向光反应"，能使他更多地了解周围的环境。

✳一个丰满的小宝宝

胎宝宝的皮下脂肪层还在继续变厚，看上去更丰满了，开始有点圆圆胖胖的感觉，这个脂肪层将在宝宝出生后帮助他保持体温。另外，他的肺部已经发育得很成熟了。

✳有适应外界环境的能力了

胎宝宝各器官均已充分发育，随时可能临产。如果宝宝此时出生，他已经能适应子宫外面的世界了。

胎宝宝现在是躺在子宫壁上，而不是浮在充满液体的空间里，当然他还是浸泡在羊水里。在接下来的几周内，准妈妈的免疫力会传给胎宝宝，以帮助他出生后抵抗感染。

✳准妈妈要少食多餐

由于子宫膨大，压迫了胃，使胃的容量变小，吃一点儿就感觉饱了。准妈妈应改变饮食习惯，少食多餐。可以一天吃6顿，3次正餐3次加餐。

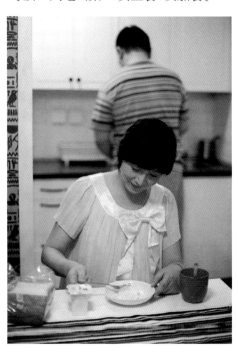

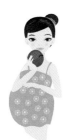

第 **232** 天

准妈妈节日进餐悠着点

节日里，到处都是美食的诱惑，准妈妈在这个时候，应怎样吃才能保证自己和胎宝宝的健康呢？建议准妈妈注意以下饮食要点。

饮料：女性怀孕后，饮用任何含有酒精的饮料都可能通过胎盘进入胎宝宝的血液并造成损害。所以，即使是在节日里大家举杯之际，准妈妈也不应饮用含酒精的饮料。准妈妈可以选择一杯鲜榨的果汁，喝起来又解渴又健康。节日期间也不要忘了喝些牛奶或酸奶，对于胎宝宝的发育状况和准妈妈的身体健康都有益处。

主餐：节日期间，各种大鱼大肉摆上饭桌，如何调配才能既让食物美味可口，又有利于准妈妈和胎宝宝的健康呢？首先，要口味清淡，遵循低盐、低油、低糖的原则，尽量以氽烫、清蒸、炖煮的方式取代油炸、红烧、糖醋、盐煎等烹饪方式。其次，注意摄入优质蛋白，可多选用低脂鱼类、瘦肉类、鸡蛋或豆制品等的优质蛋白质作为蛋白质来源。最后，要遵守营养均衡摄取原则，适量摄取六大类食物，包括五谷根茎类、奶类、蛋豆鱼肉类、蔬菜类、水果类、油脂类等。此外，饮食最好定时定量，让营养平均分配于各餐中，以达到最大的吸收利用率。

规律饮食：由于人们在节日期间常常每天只吃午餐、晚餐，而且吃饭的时间也不像平时那样准时，这对胎宝宝其实很不利。准妈妈应该规律饮食，就像平时一样吃好一日三餐。

黄瓜柠檬汁

【材料】黄瓜200克，纯净水50毫升，牛奶150毫升，柠檬1/2个。

【做法】

1.黄瓜去皮，切小块；柠檬洗净去子，切一半榨成汁，另一半切细丝。

2.将黄瓜块放入榨汁机榨出汁，倒入杯中，加柠檬汁、牛奶和水调匀，再撒上柠檬丝即可。

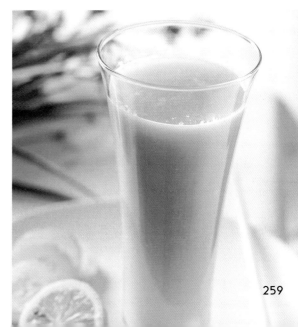

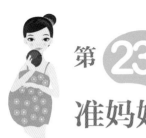

准妈妈节日这样吃

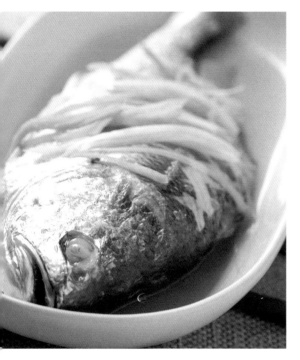

清蒸黄花鱼

【材料】黄花鱼1条，葱丝、姜丝各20克。

【调料】蒸鱼豉油1汤匙，盐适量。

【做法】

1.黄花鱼收拾干净，把鱼腹和鱼身抹上盐，腌10分钟后冲水沥干，淋上蒸鱼豉油，鱼腹中放入一半的葱丝、姜丝，上笼蒸8分钟。

2.将葱丝、姜丝取出不要，放上剩余的葱丝、姜丝，将烧热的油淋在上面即可。

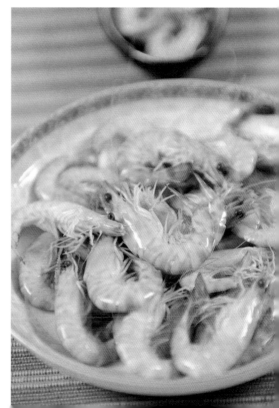

白灼基围虾

【材料】活基围虾500克，姜末10克。

【调料】生抽、醋各适量。

【做法】

1.锅中放入适量水煮沸，放入基围虾，大火煮3分钟盛出。

2.碗中倒入适量生抽、醋，放入姜末调成蘸汁，蘸食即可。

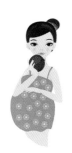

准妈妈羊水异常的饮食调理

羊水异常是指羊水过多或过少。正常足月妊娠的准妈妈羊水量约1000毫升，如果超过2000毫升为羊水过多，少于300毫升为羊水过少。一旦羊水的产生与消退失去平衡，就会引起羊水过多或过少等羊水异常现象。

❋羊水异常的表现及危害

急性羊水过多较少见，中医认为主要是由于脾阳素虚，妊娠期间，阴血聚以养胎，有碍脾阳运化，以致水湿不行，留积胞中而致。现代医学认为此病病因复杂，羊膜分泌力强，回吸力减少是主要原因。临床常可因无脑儿、脊柱裂等畸形儿、双胎以及妊娠期糖尿病、肾功能不全等引起。表现为腹大异常，胎位不清，胎心遥远。兼有胸膈满闷、心悸气短、呼吸迫促、神疲乏力等症状。

羊水过多症可引起早产或死产（因脐带脱垂、胎位异常所致）。分娩时亦可引起宫缩无力、胎盘早剥，或产后大出血等，故临产需高度谨慎。

羊水在数日内急剧增多，产生一系列压迫症状：腹腔脏器向上推移，横膈上举，准妈妈出现呼吸困难；腹壁皮肤因张力过大而出现疼痛，严重者皮肤变薄，可见皮下静脉；进食减少，发生便秘；下腔静脉受压，下肢及外阴部水肿或静脉曲张，行走不便。急性羊水过多时常并发妊娠高血压综合征，极易发生早产、胎膜破裂等现象。

慢性羊水过多较多见，多发生在妊娠晚期。慢性羊水过多的症状不明显，数周内羊水缓慢增多，准妈妈多无明显不适，有时可能会感到心悸、气喘、无法平卧，还可能出现外阴及下肢水肿、静脉曲张等症状。

孕晚期羊水过少，会导致准妈妈腹形较小，胎宝宝回转困难，胎动时腹痛明显。如发生在临产时，则宫缩痛较重，但宫颈扩张缓慢，致使产程延长，胎宝宝死亡率升高，分娩后则可能出现宝宝发育不良、皮肤干燥、缺乏皮下脂肪等症状。

导致羊水过少的具体原因不明，很可能与胎宝宝畸形或妊娠期糖尿病、双胞胎、胎宝宝过大、母婴血型不合等因素有关。

羊水过少如发生在孕中期，常预示着可能伴有胎宝宝发育异常，尤其是胎宝宝泌尿系统的异常、合并宫内感染或染色体畸形等。如发生在孕晚期，可能预示着胎盘功能降低，胎宝宝宫内缺氧。

✳给准妈妈的饮食建议

当羊水量只是偏多时，可通过多注意休息、防止过度劳累、低盐饮食等加以调理。食疗原则主要是健脾利湿，以达到减少羊水的目的。常用的食疗方为"鲤鱼汤"。鲤鱼1条，白术、茯苓各15克，陈皮、姜各6克，当归、白芍各12克。煎浓汤，去除药材，

饮汤吃鱼。因鲤鱼具有补脾健胃、利水消肿的功能，而白术、茯苓、姜、陈皮等具有健脾理气的功用，配合当归、白芍养血安胎，可达到去水而不伤胎的双重功效。

羊水过少则是由于气虚虚弱、阴虚，以致胎水匮乏、胎萎不长。其调理重在养气血、补脾胃及滋阴，使准妈妈精血充足，胎有所养，常用的食疗方是"胎元饮"加生地和麦冬，具体用法为：用人参、白术、白芍、生地黄、熟地黄、麦冬各15克，炙甘草、陈皮各6克，当归10克，杜仲20克一起煎煮。此方有助于补气、养血，能够增加羊水量。需要注意的是，准妈妈选用食疗方应在医生的指导下进行。

鱼头豆腐

【材料】鲤鱼头1个，豆腐150克，青菜、枸杞子、姜片、香菜碎各适量。

【调料】料酒、盐各适量。

【做法】

1.鲤鱼头收拾干净；青菜洗净，切段；豆腐切片。

2.锅中加入适量水，加入料酒、盐煮沸，放入鲤鱼头，取出备用。

3.汆烫鱼头的水倒掉，另放入适量清水，将鲤鱼头、豆腐、姜片、枸杞子放入锅中，大火煮沸转小火煲40分钟，最后放入青菜、盐搅拌均匀，撒香菜碎即可。

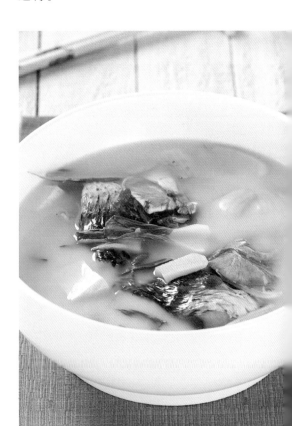

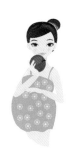

孕晚期要多吃十字花科蔬菜

十字花科蔬菜包括白菜类、甘蓝类、芥菜类、萝卜等，具体而言，我们常吃的胡萝卜、西蓝花、芥蓝、卷心菜、甘蓝、菜花等都是十字花科蔬菜。

✿萝卜、白菜，各有所爱

白菜、萝卜等是我们日常生活中餐桌上的常客，在孕早期准妈妈的食谱中也占据着举足轻重的作用。

萝卜的品种很多，常见的有胡萝卜、青萝卜、白萝卜、水萝卜和心里美等。萝卜的维生素C含量是梨的8~10倍；萝卜中的B族维生素和钾、镁等无机盐可促进肠蠕动，有助于准妈妈体内废物的排出及血管的软化，增强食欲，预防妊娠高血压综合征和孕期食欲不振等。

胡萝卜含有丰富的维生素A，可说是蔬菜中的冠军。准妈妈经常吃些胡萝卜，对自身的视力和胎儿的视力发育都很有帮助，而且还能使皮肤光滑水嫩。

有些准妈妈不喜欢胡萝卜的味道，可以搭配苹果、橙子榨成汁饮用，或者搭配排骨、羊肉煲汤都可以。

大白菜、小白菜、卷心菜、油菜、娃娃菜等都是十字花科蔬菜。在孕早期，准妈妈吃白菜既可补充大量的维生素，又可清热除烦、解渴利尿、通利肠胃。这类菜还含大量吲哚类衍生物，可起到一定的抗癌作用。

冬菇炒白菜

【材料】白菜200克，冬菇5朵，姜丝5克。

【调料】盐少许。

【做法】

1.冬菇温水泡软，洗净，去蒂，切片；白菜洗净切段。

2.锅中放入油烧热，爆香姜丝，放入白菜、冬菇翻炒，加少许水焖熟后下盐调味即可。

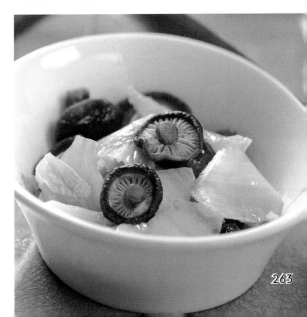

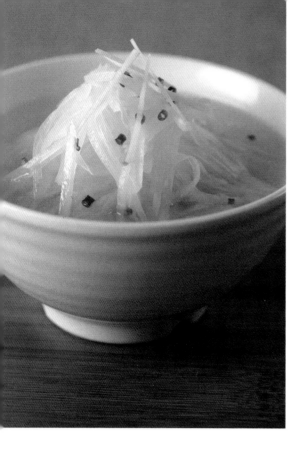

萝卜丝汤

【材料】白萝卜200克，葱末、姜末各5克。

【调料】盐、香油各少许。

【做法】

1.白萝卜洗净，先切片再切丝。

2.锅中放入少许油烧热，爆香姜丝，放入萝卜丝翻炒1分钟，锅内加适量清水煮沸，撇去浮沫，煮至萝卜丝熟透时放盐调味，撒入葱末，淋香油即成。

胡萝卜瘦肉汤

【材料】胡萝卜200克，瘦猪肉200克。

【调料】香油、盐、生姜各少许。

【做法】

1.瘦猪肉切块，放入滚水中氽烫，捞出备用。

2.胡萝卜去皮切成滚刀块，生姜切片备用。

3.锅中放入烫过的瘦肉块，加姜片，大火煮开，然后改中火煮30分钟，最后加入胡萝卜继续煮至熟烂，加盐、香油调味即可。

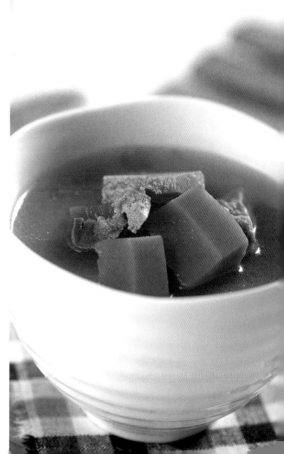

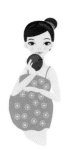

第 238 天

每周吃两次海带

专家建议，准妈妈在孕期应保证每周吃1～2次海带。海带富含碘、钙、磷、硒等多种人体必需的矿物质，其中钙含量较高。海带不仅是准妈妈最理想的补碘食物，而且是促进胎宝宝大脑发育的好食物。孕晚期经常食用海带还能防止便秘，降低血脂。海带的食用方法很多，可以凉拌、热炒，还可以和其他食材搭配煲汤，准妈妈可以变换花样，每周保证吃1～2次海带。

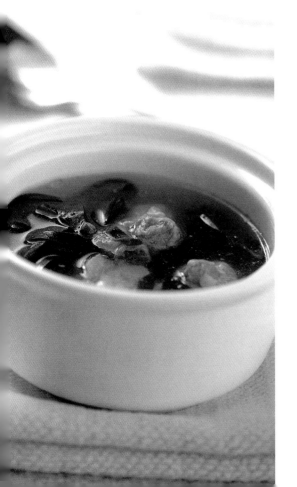

海带排骨汤

【材料】猪排骨400克，干海带50克，姜片、葱段各10克。

【调料】盐、香油各少许，料酒1汤匙。

【做法】

1.将干海带浸软后，切成丝；猪排骨洗净，剁小段，入沸水锅中煮一下，捞出用温水冲洗干净。

2.锅内加入清水，放入猪排骨、葱段、姜片、料酒，用旺火烧沸，撇去浮沫，放入海带，煮沸后再用中火煲40分钟，最后拣去姜片、葱段，加盐调味，淋入香油即成。

第 35 周
听力已经充分发育

✴完成大部分的身体发育

本周，胎宝宝的肾脏已经完全发育，肝脏也能代谢一些废物了，大部分身体发育都已完成，除了不会哭，他现在基本具备新生儿所有的行为能力。

✴听力已充分发育

这一周，胎宝宝继续为分娩做着准备，将头转向下方，头部进入骨盆。现在胎宝宝的听力已充分发育，准妈妈要记得坚持跟他说话。胎宝宝这时的睡眠时间很长，不过在他醒着时，多处于安静的警觉状态。

✴发育减慢，趋于稳定

此时，胎宝宝头围与腹围几乎相等，从现在开始，他的发育减慢并趋于稳定，体重还会继续增加一些。由于更多的脂肪沉积，胎宝宝的手和脚变得又圆又胖；由于血管接近皮肤表面，皮肤呈现出粉红色。

✴准妈妈胃灼热要适当调理

孕晚期胃灼热的主要原因是内分泌发生变化，胃酸反流，刺激食管下段的痛觉感受器，引起灼热感。此外，妊娠时巨大的子宫、胎宝宝对胃有较大的压力，胃排空速度减慢，胃液在胃内滞留时间较长，也容易使胃酸反流到食管下段。

准妈妈要知道，这种胃灼热在分娩后会自行消失；未经医生同意不要随便服用治疗消化不良的药物；平时应在轻松的环境中慢慢进食，每次避免吃得过饱；吃完饭后，慢慢地做直立的姿势将会缓解胃灼热；饭后适当散步，临睡前喝一杯热牛奶，也有很好的效果。

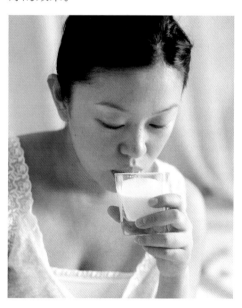

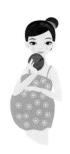

临近预产期要继续补充营养

✻继续补锌

补锌的最佳途径是食补，所以准妈妈要多进食一些含锌丰富的食物，如肉类中的猪肝、猪肾、瘦肉等；海产品中的鱼、紫菜、虾皮、牡蛎、蛤蜊等；豆类食品中的黄豆、绿豆、蚕豆等；另外，芝麻酱、花生、核桃、栗子及苹果等都是锌含量较高的食物。特别是牡蛎，含锌量最高，每100克含锌为100毫克，居诸品之冠，堪称锌元素宝库。锌在动物食品中，特别是动物内脏和海产品中含量丰富；植物中含有锌，但因纤维素、植物酸的存在而不易被人体吸收。

专家建议摄取量：一般成年女性每日摄取7.5毫克，准妈妈加2毫克，哺乳期妈妈加4.5毫克。

✻继续补钙补铁

多吃含钙丰富的食物，如豆制品、奶制品等。

多吃含铁丰富的食物，如动物肝脏、绿叶蔬菜等。

✻不克制饮食，多摄取膳食纤维

多吃富含膳食纤维的食物，如芹菜、苹果、桃子、全谷类及其制品，摄取足够的水分，多吃含水分多的蔬菜、水果，以预防和缓解便秘。孕晚期如果发生便秘，会影响准妈妈的情绪，也会给即将到来的分娩带来不良影响。

✻不宜大量饮水

由于准妈妈胃部容纳食物的空间不多，所以不要一次性地大量饮水，以免影响进食。同时，还要继续控制盐的摄入量，以减轻水肿症状。

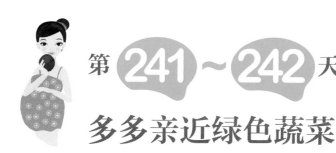
临近预产期，很多准妈妈都会感到焦虑不安。因为失眠、腰背疼痛带来的不适也会影响准妈妈的食欲。此时建议准妈妈多吃绿色蔬菜，一方面绿色蔬菜营养丰富，口感清爽；另一方面能提高准妈妈的食欲。

西蓝花是孕期备受推崇的绿色蔬菜之一。西蓝花的维生素C含量高于番茄、辣椒等，此外，西蓝花中的维生素种类非常齐全，这也是它营养价值高于一般蔬菜的一个重要原因。

西蓝花所含的叶黄素及槲皮素是保护心血管的重要物质，能阻止低密度脂蛋白胆固醇氧化后黏附在血管壁，还能抑制血小板的凝集，使血管更通畅，能促进准妈妈心血管的健康。

西蓝花含有高量的叶黄素，可阻挡阳光对眼睛的伤害，对准妈妈的视力有保护作用。

西蓝花要颜色越青翠越好，不要购买已泛黄的，茎部以不空心为佳，用手掂量一下，有重量的感觉较好。西蓝花不宜久放，买回来后应尽快烹调，不要放在冰箱中太久。

西蓝花在食用前，最好氽烫一下，氽烫的水中加入少许盐和食用油，能最大限度地保存西蓝花中的营养物质，氽烫后用冷水冲一下，颜色会越发青翠。

西蓝花的食用方法比较简单，可以凉拌、清炒或蒜蓉炒，这样可以保存其本身特有的香味。

腌西蓝花

【材料】西蓝花200克，芹菜50克，蒜片10克。

【调料】柠檬汁2茶匙，盐、白糖1茶匙，香叶2片。

【做法】

1.将西蓝花掰成小朵，洗净，锅内放水烧开，将西蓝花投入开水中氽烫约2分钟捞出，放入冷开水中，浸泡过凉；芹菜洗净切段。

2.锅置火上，加适量清水旺火烧开，下入芹菜段、蒜片、香叶、盐、白糖、柠檬汁煮约10分钟，制成腌菜汁，倒入容器中放凉。

3.将西蓝花放入腌菜汁中，腌渍一夜，隔天早晨即可食用。

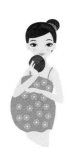

第 243 天
妊娠期肝内胆汁淤积症的饮食调理

✻ 妊娠期肝内胆汁淤积症的表现

皮肤瘙痒：瘙痒往往是最初的症状，一般发生在怀孕28周以后，也有在怀孕12周就发生的病例。开始时是手脚心发痒，逐步发展到四肢、胸腹部和全身，但没有皮疹和皮肤的损害。

黄疸：患有妊娠期肝内胆汁淤积症的准妈妈约有20%会出现轻度黄疸，一般发生在皮肤瘙痒后两周。

实验室检查：大多数患者有转氨酶升高现象；胆汁酸升高，可达正常准妈妈的100倍左右；胆红素升高。

✻ 导致妊娠期肝内胆汁淤积症的原因

目前，妊娠期肝内胆汁淤积症的发病原因尚不明确，但可能与下列因素有关。比如：准妈妈血中雄激素水平过高，或准妈妈为过敏性体质；胆红素代谢所需的酶类受抑制，使胆汁及胆酶排泄受阻；遗传、种族、环境因素以及口服避孕药的影响；还可能与免疫以及微量元素硒等有关。

✻ 预防妊娠期肝内胆汁淤积症的饮食对策

妊娠期肝内胆汁淤积症的治疗原则是降低准妈妈胆汁酸的水平，改善准妈妈的症状，防止胎宝宝发生意外，应采用低脂、高维生素、无刺激性的清淡饮食，保证大便通畅。

枸杞拌蚕豆

【材料】鲜蚕豆200克，枸杞子20克。
【调料】生抽、醋、盐各适量。
【做法】
1.鲜蚕豆洗净，与枸杞子一同放入锅中，加盐煮熟盛出。
2.锅中倒入少许油，放入生抽、醋调匀，出锅浇在蚕豆、枸杞子上拌匀。

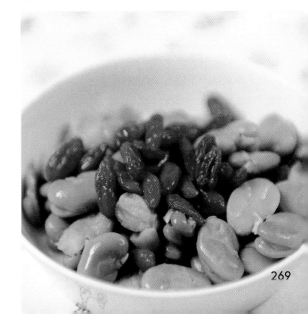

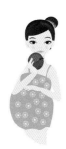

第 244～245 天

最适合准妈妈的6种零食

很多人认为，零食都是些没有营养的食物，能不吃尽量不吃，其实，只要懂得选择，配合分量适中的正餐，零食也可以是均衡饮食的一部分。为了自己和胎宝宝的健康着想，准妈妈要少去吃那些高糖分、高脂肪、高热量的零食及含有很多添加剂的食品。

新鲜水果

苹果、香蕉、橙子等新鲜水果富含维生素和膳食纤维，并且属碱性食物，能使血液保持中性或弱碱性，对维护机体健康很有好处。

准妈妈要保证每天都吃适量的水果，可以在两餐之间食用，种类可以经常变换一下，以保证能摄取到各种营养。水果是正餐之外孕妇不可缺少的绝佳食品。不过，水果中也含有很多糖分，准妈妈不可吃得过量；患妊娠糖尿病的孕妇要遵医嘱食用水果。

全麦面包、苏打饼干、高纤饼干

怀孕中期以后，准妈妈需要适当增加食物的摄入量，饿了就要及时吃，准妈妈可以选择无馅面包和饼干。准妈妈尽量不要选择高糖和高脂肪的甜面包和奶油夹心饼干，以免摄入过多热量和糖分，对身体健康不利。

另外，在怀孕后期，由于日渐长大的胎宝宝压迫肠胃消化道，使得胃肠蠕动变慢，加上缺乏运动，准妈妈很容易有便秘的问题，适当吃些全麦食品和粗粮能够增加体内的膳食纤维，还能补充更全面的营养，是加餐时的好选择。

坚果和种仁

各类坚果，如葵花籽、开心果、核桃、榛子、松子、花生、南瓜子、杏仁、板栗等也是准妈妈解馋的好选择。坚果是植物的精华部分，一般都营养丰富，含蛋白质、油脂、矿物质、维生素较高，对人体生长发育、增强体质、预防疾病有极好的功效。坚果虽然好吃，准妈妈也不要一次吃太多，因为其热量较高，一般每天吃三四个核桃或一把葵花籽就可以了。

葡萄干

葡萄干中的铁和钙含量很丰富，还含有大量葡萄糖及多种矿物质、维生素和氨基酸。铁质是造血所必需的物质，铁质不足，会导致贫血，胎儿发育也会受到影响。所以准妈妈嘴馋时不妨抓一把葡萄干来解馋。

西梅干

西梅含有丰富的维生素和纤维素，还含有丰富的铁质，其味道酸甜可口，可促进食欲，一直是备受女性喜爱的零食。西梅制成西梅干以后，含糖量大增，准妈妈吃时要注意控制量。最好选择低糖的果干来吃。

海苔

海苔浓缩了紫菜中的各种B族维生素，特别是核黄素和烟酸的含量十分丰富，还有不少维生素A和维生素E，以及少量的维生素C。海苔中含有15%左右的矿物质，其中有维持正常生理功能所必需的钾、钙、镁、磷、铁、锌、铜、锰等，其中含硒和碘尤其丰富。海苔含有各种微量元素与大量的矿物质，有助于维持人体内的酸碱平衡，而且热量很低，纤维含量很高，对准妈妈来说是不错的零食。海苔应选择低钠盐类的，尤其在怀孕期间有高血压或水肿的准妈妈，更应该严格限制钠的摄取。

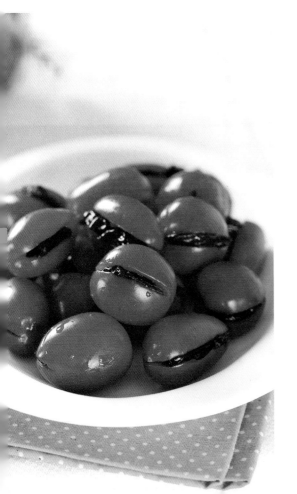

番茄西梅干

【材料】小番茄（圣女果）、西梅干各适量。

【做法】

1.将小番茄（圣女果）洗净。

2.小番茄对半切开，不要切断，加入适量西梅干即可。

271

第 36 周
已经是个足月儿了

❋ 体重又增加了不少

本周，胎宝宝体重还在继续增加，一天增加28克左右，增加的主要是肌肉和脂肪。现在通过B超和触诊就可以估计出胎儿的体重，但在后面的4周内胎儿的体重可能还会增加不少。

❋ 所有器官几乎发育成熟

现在，准妈妈的子宫壁和腹壁变得很薄，胎宝宝的手肘、小脚和头部可能会更清楚地在准妈妈的腹部突显出来。他现在头朝下，脾脏发育完成，并可以分泌胰岛素了，所有器官几乎都已发育成熟，能够倾听、感觉，甚至可能看得见周围模糊的轮廓了。过了这一周，胎宝宝就是足月儿了（在37～42周出生就是足月宝宝）。

❋ 胎脂开始脱落

这一周，覆盖胎宝宝身体的绒毛和胎脂开始脱落。胎宝宝现在还会吞咽这些脱落的物质和其他分泌物，它们将积聚在胎宝宝的肠道内直到胎宝宝出生，这就是胎粪，它将成为胎宝宝出生后的第一团粪便。

现在，胎宝宝身体的脂肪比例将稳定在15%左右，四肢、手肘和膝盖处开始凹进去，在手腕和颈部四周形成褶皱，全身浑圆。这些脂肪不仅有助于胎儿保持均衡的体温，还能转化为能量，若此时出生，存活率较高。

❋ 准妈妈出现无效宫缩

到了孕晚期，无效宫缩会经常出现，且频率越来越高。出现无效宫缩的情况时，准妈妈一定要禁止服用药物，应注意休息，不要刺激腹部。如果痛感特别强烈，工作、生活受到影响，需要去医院进行检查诊断。

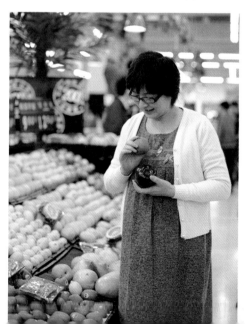

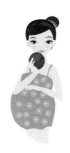

适合孕9月的滋补粥

腐竹鲜贝粥

【材料】大米50克，鲜贝80克，腐竹30克，姜丝3克，香葱花10克。

【调料】淀粉2茶匙，盐、白胡椒粉各少许。

【做法】

1.大米淘洗干净，泡水备用；鲜贝洗净，切成小块，用淀粉抓匀备用；腐竹用温水泡软，洗净，切丝。

2.锅中放入适量水煮沸，倒入大米煮沸后改用小火熬煮30分钟。

3.改大火放入腐竹丝煮3分钟，再倒入鲜贝块、姜丝煮滚，加入盐、香葱花、白胡椒粉调味即可。

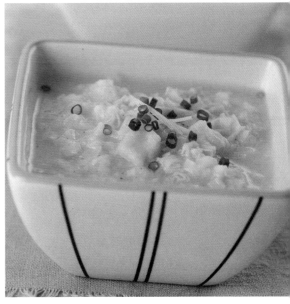

鸡丝粥

【材料】大米50克，鸡胸肉100克，胡萝卜20克，油条半根，香菜碎10克。

【调料】生抽1茶匙，盐、香油各少许。

【做法】

1.大米淘洗干净，泡水备用；胡萝卜洗净，切丝；油条切丝；鸡胸肉洗净，切丝，放入生抽腌制10分钟后氽烫取出备用。

2.锅中加入清水，用大火烧开后，倒入大米，沸腾后加入胡萝卜丝改用小火熬制30分钟。

3.放入氽烫过的鸡肉丝，中火煮5分钟关火，加入盐和香油调味。

4.吃时撒上油条丝和香菜碎即可。

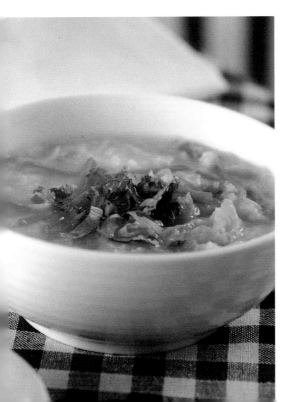

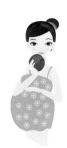

适合孕9月的美味汤

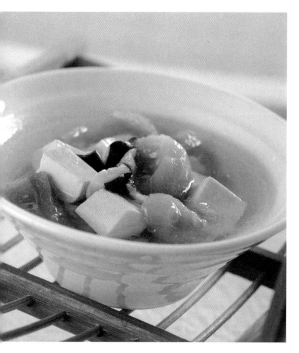

丝瓜豆腐汤

【材料】

丝瓜1根，豆腐100克，香菇2朵。

【调料】盐1/2茶匙，食用油适量。

【做法】

1.丝瓜去皮，洗净，切成滚刀块；香菇提前泡发，切成小块；豆腐切块，氽烫备用。

2.锅置火上，倒入食用油烧至五成热，放丝瓜块煸炒，再放香菇块翻炒，加水煮沸后放豆腐块，大火煮5分钟，加盐调味即可。

梨藕百合汤

【材料】

鲜百合1个，梨1个，莲藕50克，冰糖、枸杞子各适量。

【做法】

1.鲜百合洗净，剥片；莲藕洗净，去皮，切片；梨洗净，去皮，切片。

2.锅置火上，放入适量清水，放入莲藕片，加盖大火煮8分钟。

3.加入冰糖、鲜百合片、梨片，续煮8分钟，放入枸杞子，煮沸即可。

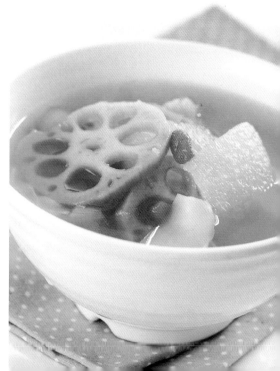

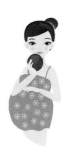

适合孕9月的花样主食

椰香杧果糯米饭

【材料】糯米200克，泰国香米100克，杧果300克。

【调料】椰浆（椰汁）300毫升，白糖30克。

【做法】

1.将糯米和泰国香米混合后洗净；将椰浆（椰汁）和白糖混合后搅拌均匀，倒入米中，浸泡2~4小时；放入电饭锅中煲熟。

2.将杧果洗净后，片下两大块果肉，用刀子或大勺掏出果肉，切条备用。

3.米饭稍凉后盛出，将杧果肉放在米饭上，再浇上些许椰浆（椰汁）增加风味。

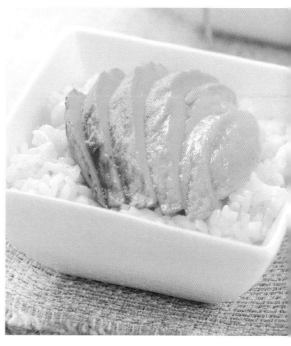

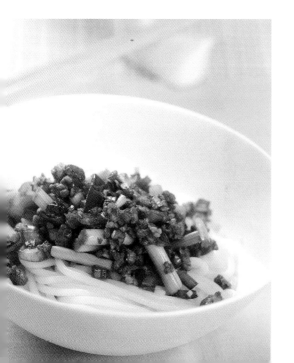

凉拌米粉

【材料】米粉100克，肉末200克，洋葱1个，蒜苗200克。

【调料】酱油、盐各适量。

【做法】

1.米粉放入水中煮至没有硬心，捞出过凉水备用，洋葱洗净切粒，蒜苗洗净切段。

2.炒锅烧热放油，把肉末炒至变色盛出。

3.锅中烧油，炒香洋葱粒，再下蒜苗段炒匀，把炒好的肉末放入，放酱油、盐炒拌均匀后盛出，拌在煮好的米粉上。

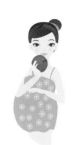

第 249 天

适合孕9月的营养热炒

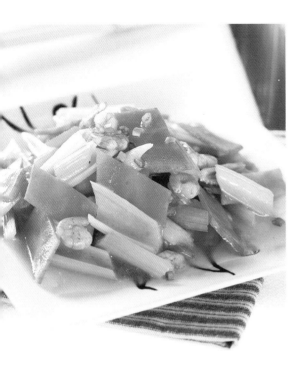

西芹虾仁

【材料】虾仁150克，西芹200克，胡萝卜100克，葱末、姜末各10克。

【调料】料酒、干淀粉、盐各适量。

【做法】

1.虾仁去虾线洗净后用厨房纸吸干水分，加入姜末、料酒、干淀粉和盐，用手捏几下上浆，放入冰箱冷藏至少半小时。

2.西芹洗净，切段；胡萝卜洗净切片，入沸水汆半分钟，捞出沥干。

3.热锅入油，油温后下虾仁，煸炒半分钟；放入西芹段和胡萝卜片翻炒均匀，下盐，撒入葱末，炒匀即可。

尖椒炒鸡蛋

【材料】尖椒150克，鸡蛋2个，姜丝5克。

【调料】料酒2茶匙，盐少许。

【做法】

1.尖椒洗净，去子，去白筋，切小粒。

2.鸡蛋打散，加入料酒、盐，搅拌均匀，放入切碎的尖椒粒，拌匀。

3.锅中油烧热，放入姜丝爆香，把调好的蛋液倒入锅中，翻炒均匀即可。

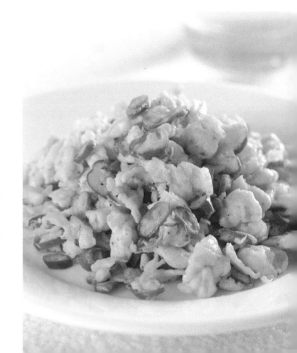

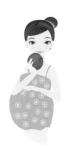

适合孕9月的爽口凉菜

金钩芹菜

【材料】海米25克，芹菜150克，水发海带50克，熟火腿25克。

【调料】盐、白糖、香油、料酒各适量。

【做法】

1.将海米用温水泡发；芹菜去老叶，洗净，切成长段；水发海带洗净，切丝；熟火腿切细丝。

2.锅内放适量水和盐，用旺火烧沸，分别汆烫芹菜段、海带丝。

3.将芹菜段、火腿丝、海带丝、海米装盘，放入盐、白糖、料酒、香油拌匀即可。

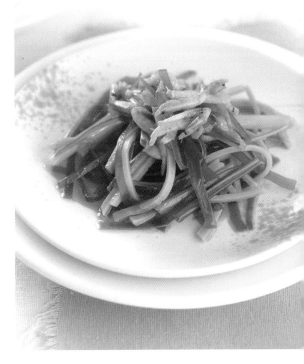

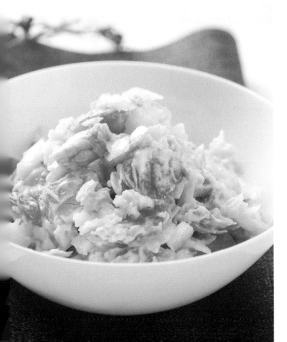

金枪鱼沙拉

【材料】金枪鱼（罐头）150克，生菜、黄瓜、胡萝卜、圣女果各50克。

【调料】沙拉酱适量。

【做法】

1.生菜、黄瓜、胡萝卜洗净，切丝；圣女果洗净，对半切开。

2.将生菜丝、黄瓜丝、胡萝卜丝、圣女果、金枪鱼放入盘中，淋上沙拉酱拌匀即可。

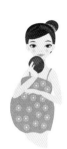

适合孕9月的健康饮品

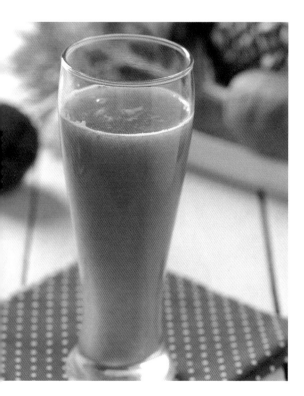

胡萝卜菠萝西红柿汁

【材料】胡萝卜1根，菠萝1/4个，西红柿1/2个，纯净水100克，冰块适量。

【做法】

1.胡萝卜、菠萝均去皮，洗净，切小丁；西红柿洗净，切小块。

2.将上述全部材料放入果汁机中，搅打均匀，榨汁饮用。

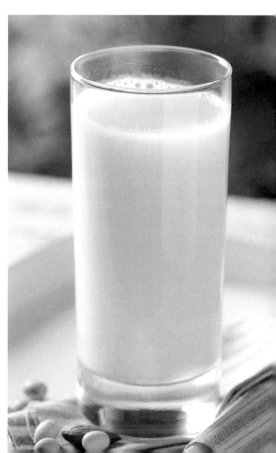

牛奶杏仁豆浆

【材料】黄豆60克，杏仁20克，牛奶250毫升，白糖15克。

【做法】

1.黄豆用清水浸泡8~12小时，洗净；杏仁挑出杂质，洗净。

2.将杏仁和浸泡好的黄豆一同倒入全自动豆浆机中，加水至上、下水位线之间，按下"豆浆"键，煮至豆浆机提示豆浆做好，依个人口味加白糖调味，待豆浆温热，倒入牛奶搅拌均匀后饮用即可。

香蕉木瓜酸奶汁

【材料】香蕉1根，木瓜1个，酸奶200毫升。

【做法】

1.将香蕉去皮，切块；木瓜去皮、子，切块。

2.将香蕉、木瓜倒入榨汁机榨汁，与酸奶拌匀即可。

怀孕怎么吃每日一读

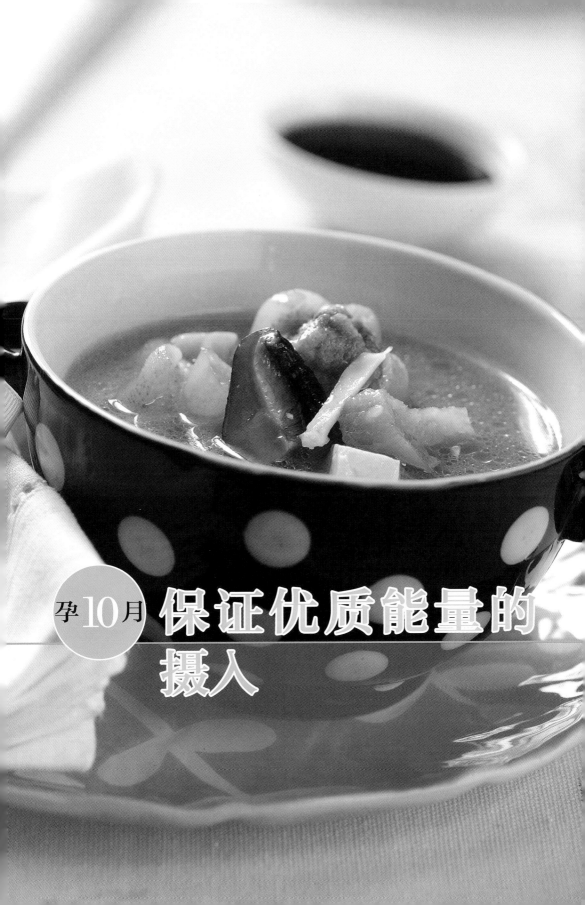

孕10月 保证优质能量的
摄入

第37周
头部浅入盆

✻头部浅入骨盆

这个时候，胎宝宝的身体发育基本完成，是个健康的小宝宝了！他的头部现在已经浅入骨盆，为出生做好准备。

✻头发又长又密

这时候，很多胎宝宝的头发已经长得又长又密了，但是准妈妈、准爸爸不必对他的头发颜色或疏密状况过多地担心，因为这个时候的头发情况并不决定出生后的情况，胎宝宝出生后随着营养的补充，头发会变得浓密、光亮。

✻脑细胞数目与成人基本相同

这一周，胎宝宝的脑细胞数目已基本发育完成，他的大脑中有130亿~180亿个脑细胞，数目已与成人基本相同。随着预产期的临近，胎宝宝变得越来越安静。

✻手脚肌肉发达

胎宝宝现在皮肤呈淡红色，皮下脂肪组织发育良好，无褶皱，胖而圆。

手、脚的肌肉已变得发达，骨骼已变硬。

✻准妈妈阴道出血，要警惕前置胎盘或胎盘早剥

准妈妈在孕晚期如果出现前置胎盘或胎盘早剥的现象，通常会突然出现阴道大量出血。此外，子宫颈长息肉或是癌症的发生，也会出现阴道流血现象，应及时就医。入院后，医生会检查胎儿的心跳是否仍然存在。如果心跳仍在，只是有所减弱，可能需要立即分娩。

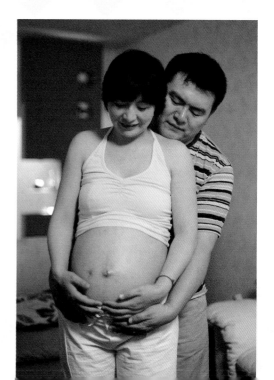

用色香味化解准妈妈焦虑不安

❊ 焦虑不安从何来

焦虑不安是一种以情绪异常为主的精神症状反应，表现为准妈妈从心理上怀疑自己的能力，夸大自己的失败，出现忧虑、紧张、失望、不安、依赖性强等诸多问题。准妈妈的不安是在不良情绪的基础上发展起来的，主要对产痛、难产、胎儿畸形等有一种固执的担心和害怕心理，也有的准妈妈因家中事情或生男生女而忧心忡忡。焦虑使准妈妈坐立不安，使消化和睡眠受到影响，长期的焦虑甚至会引起准妈妈产生某些疾病。

❊ 饮食化解不安

准妈妈如果感觉了焦虑不安，可以在日常饮食中多吃一些如下食物，可以帮助化解不安的情绪。

吃水果的时候，可以适当多吃一点儿葡萄，葡萄能健脑、强心、开胃、增加气力，所以准妈妈食用可以化解不安。家人为准妈妈准备日常的饭菜时，可以考虑适当多使用银耳、芝麻、莲子、糯米、小麦、百合、鹌鹑蛋等作为食材，这些食物也具有化解不安的功效。

桃胶银耳雪梨羹

【材料】桃胶15克，雪梨1个（300克），冰糖30克，干银耳5克，蔓越莓5克。

【做法】

1.将桃胶放入清水中浸泡一夜（12小时左右）至软涨，体积大概能涨大10倍。再洗净，掰成均匀的小块；银耳用清水泡软后，撕小朵；雪梨去皮切成小丁。

2.将桃胶块、银耳朵和水放入锅中，大火煮开后改小火继续煮30分钟，此时汤汁开始变得有些黏稠。

3.放入梨丁煮5分钟，再放入冰糖和蔓越莓，边搅拌边煮3分钟，至冰糖彻底溶化，汤汁浓稠即可。

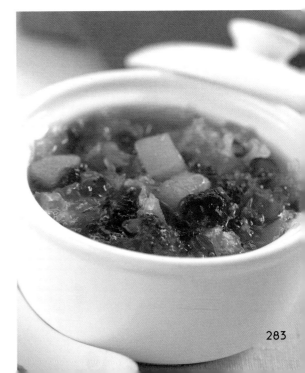

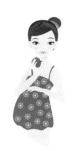

第 254～255 天

缩短产程、有助分娩的食疗

分娩相当于一次强体力劳动，整个产程耗时久，所需能量大，准妈妈必须有足够的能量供给，才能在分娩的时候具有足够的子宫收缩力将宝宝娩出。如果生产过程中准妈妈进食不当，很容易影响宫缩，使产程进展缓慢，甚至造成难产，还可能因体力消耗而出现酸中毒，造成胎宝宝宫内窘迫，因此在分娩期准妈妈应加强营养，为正常分娩做好充足准备。

准妈妈在产程中消化功能减弱，消耗却在增加，加之宫缩的影响，会出现食欲不振的状况，故应以少食多餐的方式进食，且宜摄取易消化、高热量、少脂肪、有丰富碳水化合物及蛋白质的流食或半流质食物，如稀饭、面条、牛奶、鸡蛋等，以增强体力，并注意补充足够的水分，以防止脱水。

在第一产程中，准妈妈应该在宫缩间歇期抓紧时间进食，把进食当作产程的加油站，同时要保持良好的情绪，做到能吃能睡，这样宫缩才能规律，有时即使难产也会因宫缩正常有力而变为顺产。如果准妈妈确实不能

进食，甚至出现恶心、呕吐等症状，为保证母婴安全，应及时静脉输液，补充营养及水分，并适当补充电解质，以免引起脱水、乏力、衰竭、电解质紊乱等。

在第二产程中，准妈妈体力消耗量大，即使在冬天也会大汗淋漓，加之此时的准妈妈胃口欠佳，因此要进食些高热量食物，如牛奶、巧克力、甜粥等来补充能量。

总之，分娩期的饮食有其特殊性，准妈妈在产程中应摄入足够的热量，以充沛的精力和体力来完成分娩。

初产的准妈妈若无高危妊娠因素，准备自然分娩，可准备易消化吸收、少渣、可口味鲜的食物，如面条、鸡蛋汤、鸡蛋羹、黑芝麻糊等食物，在子宫收缩间歇期吃一点儿。

红枣莲子鸡蛋甜汤

【材料】红枣5颗，莲子20克，鸡蛋1个，冰糖15克。

【做法】

1.红枣、莲子洗净，泡水备用。

2.锅中放入红枣、莲子和足量清水，烧沸后转小火炖煮40分钟。

2.将冰糖放入，待冰糖溶化后，打入鸡蛋，不要搅拌，小火煮约5分钟熄火即可。

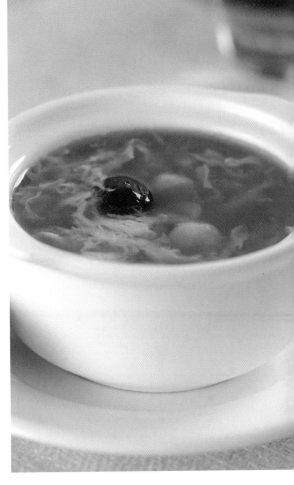

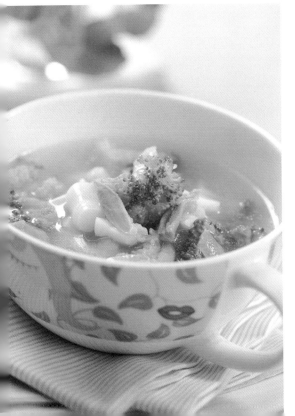

鲜笋鸡汤

【材料】鸡腿肉250克，春笋150克，西蓝花100克，姜片5克，盐少许。

【做法】

1.鸡腿肉去骨，洗净，切块；春笋去皮洗净切片，西蓝花掰成小朵焯水。

2.鸡块放入锅中，加水和姜片煮沸，改小火煲30分钟，再加入笋片和西蓝花，小火焖煮20分钟，下盐调味即可。

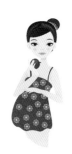

鲫鱼：最优质的催奶"高手"

鲫鱼肉味鲜美，肉质鲜嫩，营养全面，口感鲜甜，催乳效果极佳，是传统的产后滋补品。

✳帮新妈妈快速恢复体能，通乳催奶

鲫鱼含有丰富的蛋白质，产后食用鲫鱼汤，可补虚、补阴血，让新妈妈快速恢复体能，同时有通乳催奶的作用，让宝宝一出生就有足够的奶水吃。

✳增强准妈妈体质，为宝宝健康打造坚固盾牌

鲫鱼可以温中补虚、强身健体，它所含的优质蛋白质易于消化吸收，常食可增强准妈妈的抗病能力，利于胎宝宝的发育，为胎宝宝的健康打下良好的基础。

✳轻松去水肿

准妈妈在孕期易出现脾胃虚弱、水肿等症状，鲫鱼可以健脾利湿、温中下气，对此症状有很好的改善作用。鲫鱼对患有糖尿病的准妈妈也有补益功效。

✳最佳食用方法

鲫鱼肉嫩味鲜，可做粥、汤、菜等，尤其适于做汤。炖制鲫鱼时，可以先用油将鲫鱼两面煎黄，然后倒入凉水用小火慢炖，这样鱼肉中的鲜味就会溶解在汤中，使整个汤呈现乳白色，味道鲜美，可增强准妈妈食欲。

✳食用禁忌

鲫鱼虽然对准妈妈有补养作用，但是不宜每天吃，否则不利于营养均衡，还会造成便秘。此外，感冒、发热期间不宜吃，吃鲫鱼前后不要喝茶。

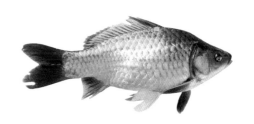

鲫鱼奶汤

【材料】鲜鲫鱼1条，白菜或香菜、胡萝卜各适量。

【调料】盐少许。

【做法】

1.鲜鲫鱼处理干净，微火煎至两面发黄，加水煮至汤成乳白色。

2.放入适量白菜或香菜、胡萝卜，加盐少许，煮开即可。

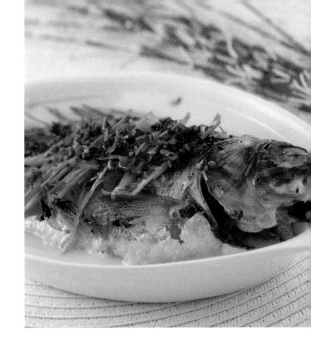

醋烹鲫鱼

【材料】鲫鱼1条，青椒、红椒各20克。

【调料】盐、白糖、酱油各适量，香醋2汤匙，料酒1汤匙。

【做法】

1.将鲫鱼洗净后切成块，放入碗内，加盐、白糖、酱油、料酒略腌；青椒、红椒洗净切小块，葱切段，姜切片。

2.锅中油烧至七成热，下入腌好的鱼块，炸至外酥里嫩时出锅，将青椒块、红椒块、葱段、姜片入油锅炒香，放入炸好的鲫鱼块，再加入盐、白糖，烹入香醋，装盘即可。

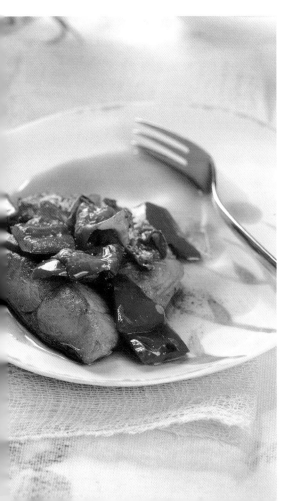

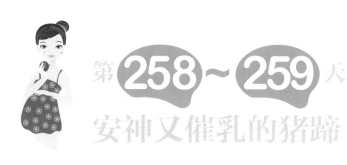

食用猪蹄有利于减轻中枢神经过度兴奋，对焦虑、神经衰弱、失眠等有改善作用。常喝猪蹄汤可缓解小腿抽筋或麻木痉挛现象。对孕产妇来说，猪蹄是一种营养健康的食品。

猪蹄含有大量胶原蛋白和少量脂肪、碳水化合物。经常食用，可有效地防治肌营养障碍，对消化道出血等失血性疾病也有一定疗效，还可改善全身的微循环，从而防治冠心病和缺血性脑病。

选择脂肪洁白、肉色红润、无异味的新鲜猪蹄，尽量选择前蹄，采用炖、红烧、焖、煲汤等烹调方法，每次食用约100克。

山药炖猪蹄

【材料】山药100克，猪蹄250克，花生仁30克，姜片5克。

【调料】盐少许。

【做法】

1.将山药洗净，去皮切块；猪蹄洗净，切块，入沸水中焯一下，捞出。

2.将山药、猪蹄、花生仁、姜片放入砂锅中，加适量水，中火炖至猪蹄烂熟，放入盐调味即成。

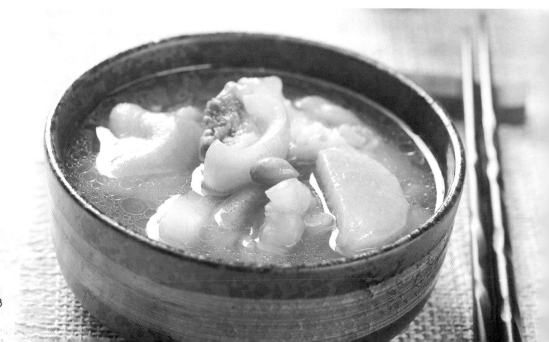

猪蹄炖丝瓜豆腐

【材料】丝瓜250克，香菇30克，猪蹄1只，豆腐100克，姜丝10克。

【调料】盐、料酒各适量。

【做法】

1. 猪蹄洗净，切块；丝瓜去皮，洗净，切滚刀块；豆腐切小块；香菇用水泡软，切小块。

2. 猪蹄汆烫去血水，洗净，放入砂锅中，加入适量水，放入姜丝、料酒、香菇块大火煮沸，再用小火煮50分钟。

3. 猪蹄软烂后放入豆腐块煮10分钟，最后放入丝瓜块大火煮5分钟，加盐即可。

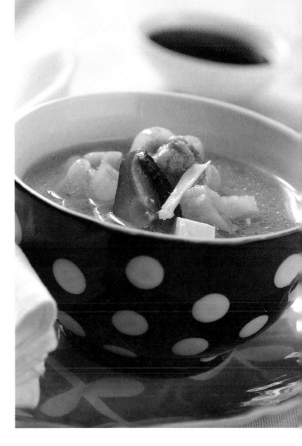

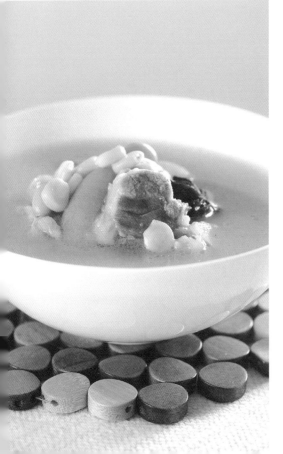

猪蹄黄豆汤

【材料】猪蹄1只，黄豆50克，玉米粒50克，姜片10克，大料1粒。

【调料】盐、料酒各适量。

【做法】

1. 黄豆提前洗净，泡水8~10小时；猪蹄洗净，剁成4块。

2. 将猪蹄块、黄豆、玉米粒、姜片、料酒放入锅中，大火煮沸，撇去浮沫。小火炖至猪蹄软烂，下盐调味即可。

第 **38** 周
皮肤光滑的小宝宝

✿ 头在骨盆内摇摆

本周，胎宝宝体重3200克左右，胎宝宝的头已完全入盆，被周围的骨盆保护着，头部能在骨盆内摇摆，同时他的身体也有更多的空间活动了。

✿ 各器官已各就各位

现在胎宝宝的各个器官发育完全并已各就各位，脑部开始工作了，肺部表面活化剂的产量开始增加，使肺泡张开，脑部和肺部会在出生后继续发育成熟。这个阶段，胎宝宝本身的免疫系统虽已建立，但还不十分成熟，为了补偿这种不足，胎宝宝可以通过胎盘接收来自母亲的抗体，从而抵御流感等病毒感染。

✿ 皮肤变得光滑

这一周，胎宝宝身上覆盖的一层细细的绒毛和大部分白色的胎脂还在逐渐脱落，并随着羊水被胎宝宝吸入肚子里，储存在他的肠道中，出生后随胎粪排出。胎宝宝的皮肤变得光滑，胎毛正在消失。皮肤也变得厚了一些，苍白一些。这个时期胎宝宝还很安静，很少剧烈活动。

✿ 选择适合自己的分娩方式

分娩方式有两种：经阴道分娩和剖宫产分娩。阴道分娩中又包括自然分娩和仪器助产分娩。

健康的准妈妈如果骨盆大小正常、胎位正常、胎儿大小适中，无各种不适宜分娩的并发症，无医疗上剖宫产的手术指征，医生会鼓励自然分娩。

剖宫产作为一种手术，尽管现在已是一种非常成熟的技术，但仍然像其他外科手术一样，会有一定的风险和并发症。所以，除非有医疗上的手术指征，否则医生不会建议准妈妈去做剖宫产手术。

与阴道分娩相比，剖宫产存在以下弊端：出血多、卧床时间长、住院时间长、增加住院费用、产妇恢复慢，以及一些外科手术伴有的并发症。

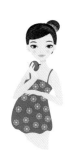

钙是准妈妈顺利分娩的"保护神"

对于准妈妈而言，钙有促进分娩的作用。

分娩时，准妈妈的子宫会从弱到强地一阵又一阵收缩，把胎宝宝和胎盘强力推出，其心血管系统循环加快，骨盆也为此承受巨大的张力。如果准妈妈缺钙，心脏的收缩舒张就不够有力，骨盆就不够强健，必定承受不住这种全力推挤，胎宝宝往往会被骨盆卡住而出现难产。

子宫的肌肉为平滑肌，促使平滑肌强烈收缩的"信使"就是钙，充足的钙离子进入平滑肌细胞后，"指令"子宫有力收缩，所以充足的钙摄入是顺产的有力保障。

以往，有专家建议准妈妈分娩时带些巧克力进产房，认为巧克力能使人体内产生内啡肽，这种成分可以让人兴奋、快乐，具有止痛作用。其实，还可以带一些不加维生素D就可吸收的钙片进去，和巧克力相隔半小时服用，效果也很好。

即便是分娩后，补钙的任务也并没有完成。有的新妈妈一生完宝宝就觉得大功告成，自动停止补钙。然而，母乳含钙虽然比牛奶和奶粉少，但更容易被新宝宝吸收。所以，准妈妈在分娩后，仍需补充大量的钙，以使得奶水中钙质充足，为宝宝提供钙，哺乳期新妈妈仍需比平时补足两倍的钙。

火龙果酸奶汁

【材料】火龙果1个，酸奶200毫升，柠檬1个。

【做法】

1.火龙果去皮切小块；柠檬去皮去子，榨成汁。

2.将火龙果块、酸奶、柠檬汁倒入料理机中，打匀即可。

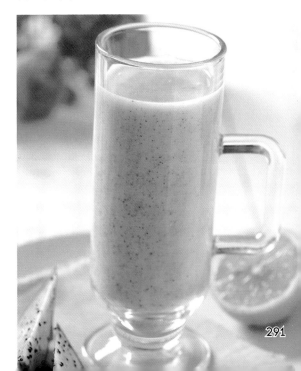

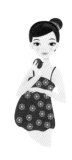

临产时宜吃高能量、易消化的食物

临产相当于一次重体力劳动，准妈妈必须有足够的能量供给，才能有良好的子宫收缩力，宫颈口全开才有体力顺利分娩。

因此，临产时准妈妈应进食高热量、易消化的食物。在分娩时，为了使产妇更好地消化吸收，一般都会选择碳水化合物来提供能量，糖水、果汁、巧克力这些平时基本不建议食用的食物，这时却因为能迅速提供能量而被用于急需体力支持的准妈妈。

✳ 给准妈妈的饮食建议

适量摄入高脂肪、高热量的食物： 奶油蛋糕、坚果、巧克力和糖果等食物热量较高，临产前可以吃一些，为分娩储备足够的体力和精力。机体需要的水分可由果汁、糖水及白开水补充，还可以喝一些具有抗疲劳和补充能量作用的功能饮料。

多吃高蛋白的食物： 可多准备牛肉、鱼类、牡蛎等高蛋白食物和新鲜的蔬菜、水果。体虚的准妈妈在饮食上要多吃高蛋白和维生素含量高的食物。

注意食用易消化的食物： 如牛奶、鸡蛋挂面、骨头汤、粥等。

临产食物的营养成分及功效

巧克力	备受营养师推崇，被称为"助产大力士"，并被誉为"分娩佳食"。巧克力含有大量的热量可供人体消耗。准妈妈可以在分娩时准备一些巧克力，以备关键时刻助一臂之力
红糖水	进入第二产程，准妈妈需屏气用力，耗能巨大，红糖的主要成分是蔗糖，进入体内可快速产生能量，此外，红糖水还可补充体液
藕粉	含有大量的淀粉，淀粉进入体内后就会转变为糖，产生能量
牛奶	可提供热量。准妈妈分娩期间喝点儿牛奶，能补充能量和水分
空心菜粥	清热，凉血，利尿。准妈妈临产时使用，能滑胎易产
苋菜粥	清热，滑胎，助顺产
各种坚果	含有大量脂肪和蛋白质，这两种营养成分都是孕期需要的。比如松子、花生、核桃等，能为机体组织提供丰富的营养成分，消除疲劳，有助于产程的顺利进行

产前准妈妈的饮食宜忌

即将分娩的准妈妈此时不要过于紧张，分娩时越紧张，越容易增加疼痛，延长分娩时间。准妈妈此时要放松心情，在待产期适当进食，消除产前的肌肉紧张。

❋ 要在待产期间适当进食

分娩过程一般要经历12~18小时，体力消耗大，所以必须注意饮食。这个时候的饮食要富有营养、易消化、清淡。可选择奶类、面条、馄饨、鸡汤等，也可以将巧克力等高热量的食物带进产房，以随时补充体力。

❋ 要在第一产程食用半流质食物

在第一产程中，由于时间比较长，为了确保有足够的精力完成分娩，食物以半流质或软烂的食物为主，如粥、挂面、蛋糕、面包等，趁机补充营养和水分。尽量吃些高热量的食物，如粥、牛奶、鸡蛋等，多饮汤水以保证有足够的精力来承担分娩重任。

❋ 要在第二产程食用流质食物

快进入第二产程时，由于子宫收缩频繁，疼痛加剧，消耗增加，此时应尽量在宫缩间歇摄入一些果汁、藕粉、红糖水等易消化食物，以补充体力，帮助胎宝宝娩出。

❋ 要在第三产程补充体力

第三产程应该选择能够快速消化、吸收的碳水化合物或淀粉类食物，如小米稀饭、玉米粥、全麦面包等，以快速补充体力。

❋ 不宜在剖宫产前吃东西

如果是有计划实施剖宫产，手术前要做一系列检查，以确定准妈妈和胎宝宝的健康状况。手术前一天，晚餐要清淡，午夜12点以后不要吃东西，以保证肠道清洁，减少术中感染。手术前6~8小时不要喝水，以免麻醉后呕吐，引起误吸。手术前注意保持身体健康，避免患上呼吸道感染等发热的疾病。

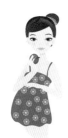

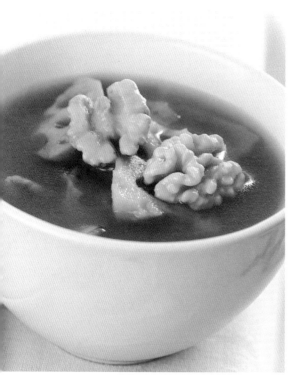

核桃仁莲藕汤

【材料】鲜核桃仁100克，莲藕100克，姜片10克。

【调料】盐适量。

【做法】

1. 鲜核桃仁洗净，掰成小块；莲藕洗净，去皮，切块。

2. 锅中放入适量水，放入姜片、莲藕块、核桃仁，大火煮沸后小火煲1小时，下盐调味即可。

黑芝麻鲫鱼汤

【材料】鲫鱼1条，红枣5颗，黑芝麻50克，姜片5克。

【调料】盐适量。

【做法】

1. 鲫鱼去内脏、去鳃，洗净，抹干水分，鱼肚里放入姜片，用油煎至两面金黄；黑芝麻洗净；红枣洗净去核。

2. 汤锅中倒入适量清水煮开，放入煎好的鲫鱼、黑芝麻和红枣，大火煮开，转小火煲半小时左右，最后加盐调味即可。

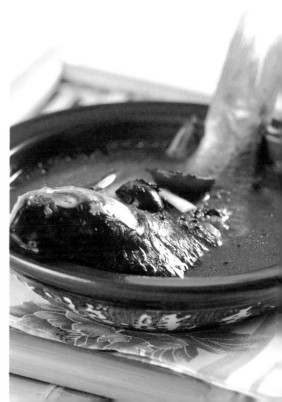

大米花生红枣米糊

【材料】大米30克，花生仁20克，绿豆15克，核桃仁10克，红枣2颗，红豆15克，枸杞子5克，熟黑芝麻5克。

【做法】

1.大米淘洗干净，浸泡2小时；红豆、绿豆分别淘洗干净，用清水浸泡4~6小时；红枣洗净，用温水浸泡半小时，去核；枸杞子洗净。

2.将全部材料倒入全自动豆浆机中，加水至上、下水位线之间，按下"米糊"键，煮至豆浆机提示米糊做好即可。

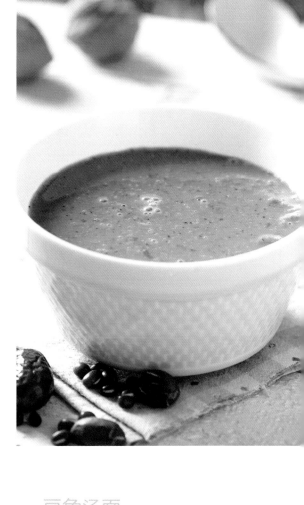

豆角汤面

【材料】豆角200克，面条150克，蒜10克，葱花5克。

【调料】花椒油、醋、蚝油、盐各适量。

【做法】

1.豆角洗净，切粒；蒜剁成蓉。

2.锅中放入油烧热，爆香蒜蓉，放入豆角粒翻炒，加水煮沸，放入面条煮熟。

3.准备一个碗，放入醋、花椒油、蚝油和盐，舀入面汤搅拌均匀，再把面条盛入碗中即可。

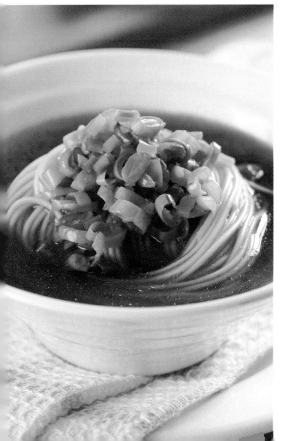

第 **39**~**40** 周
压迫子宫颈，准备降生

✽每天增重超过14克

胎宝宝现在还在继续长肉，他的脂肪正以平均每天14克的速度增长，大脑部分神经的髓磷脂才刚开始生长（出生后会继续生长）。

✽压迫子宫颈，准备降生

胎宝宝现在安静了很多，不太爱活动了，头部已固定在准妈妈的骨盆中，将会下降压迫子宫颈。随着头部的逐渐下降，他便会来到这个世界上。

✽白白胖胖的小宝宝

胎宝宝的皮肤开始从红色或粉红色变白，肤色的改变是由于皮下脂肪层厚度增加的缘故。出生时他的皮肤并非之前的粉红色，而是会逐渐变白。

胎宝宝的头颅骨还没有完全固化，头颅骨是由5大块分开的骨盘组成的，出生时骨盘会挤压在一起，出生后就会恢复正常。

✽鲜活的小生命即将降生

本周，胎宝宝身体内的所有器官和系统都已发育成熟，随时可以出生了。胎盘正在老化，传输营养物质的效率在逐渐降低，到宝宝出生时它的使命就完成了。同时，胎宝宝所处的羊水环境也有所变化，原来清澈透明的羊水变得浑浊，变成乳白色液体。

✽正在等待呼吸第一口空气

宝宝现在正在等待着呼吸第一口空气，当他出生后第一次呼吸时，会激发心脏和动脉的结构迅速产生变化，从而使血液输送到肺部。宝宝出生后的第一声啼哭通常没有眼泪，因为他的泪腺功能还没有开发，这种情况会持续到出生后2~3周。

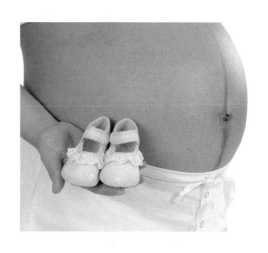

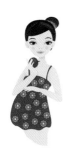

玫瑰粥

【材料】粳米100克，干玫瑰花15克，冰糖适量。

【做法】

1.粳米淘洗干净，浸泡30分钟。

2.锅中放入适量水煮沸，放入粳米，大火煮沸，再改小火煮20分钟。

3.干玫瑰花用凉水洗净，泡开，放入锅中继续煮10分钟，放入冰糖煮至溶化即可。

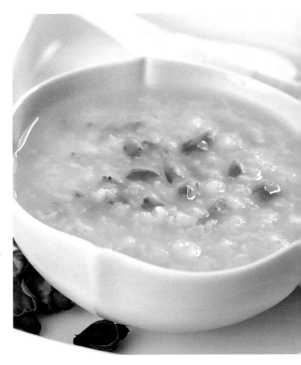

海参白果粥

【材料】胡萝卜100克，里脊肉200克，粳米100克，白果10颗，海参1只。

【调料】盐少许。

【做法】

1.白果去壳；海参泡发收拾干净，切段；胡萝卜洗净，切块；里脊肉洗净切丝。

2.粳米淘洗干净，放入锅中加适量水煮沸，转小火煮15分钟后，加入白果、海参段、胡萝卜块、里脊肉丝，中火煮15分钟，下入盐调味即可。

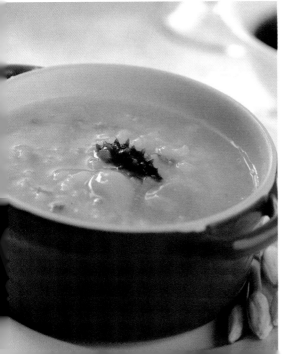

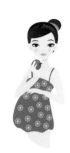

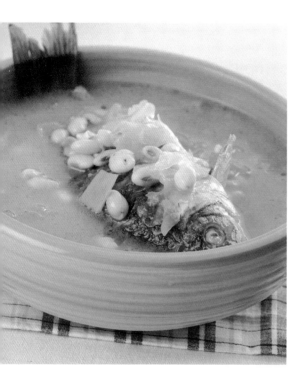

黄豆鲫鱼汤

【材料】黄豆80克，银耳1小朵，鲫鱼1条，姜10克。

【调料】盐适量。

【做法】

1.黄豆洗净；银耳用凉水浸软，冲洗干净，撕碎。

2.鲫鱼去鳞、内脏，清洗干净后沥干，用食用油略煎，盛出备用。

3.锅中放入适量水烧沸，下黄豆、撕好的银耳、鲫鱼和姜片，水沸后改小火煲1小时，下盐调味即成。

木瓜排骨汤

【材料】木瓜200克，排骨100克，葱段、姜片各10克。

【调料】料酒、盐各适量。

【做法】

1.木瓜去皮，去子，切块；排骨切块，氽烫备用。

2.锅中水煮滚，将排骨块、木瓜块、葱段、姜片、料酒放入，用小火炖煮1小时，下盐调味即可。

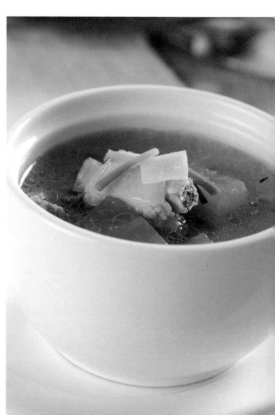

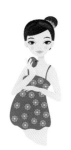

胡萝卜软饼

【材料】面粉100克，胡萝卜1根，鸡蛋2个。

【调料】盐少许。

【做法】

1. 将胡萝卜洗净，擦成丝；鸡蛋打散。

2. 在面粉中加入适量清水、盐、胡萝卜丝和蛋液，搅成稀糊状。

3. 平底锅中加少量油，舀入一勺面糊，将面糊摊成软饼，两面煎熟即成。

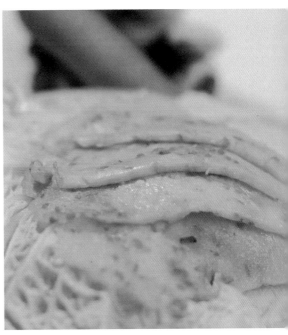

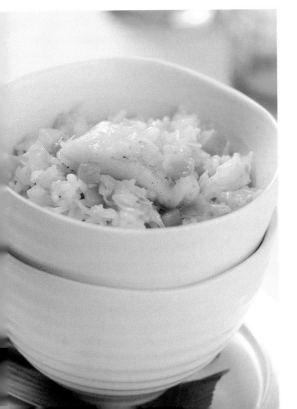

红薯鳕鱼饭

【材料】大米100克，红薯100克，鳕鱼肉100克，圆白菜100克。

【调料】盐、生抽少许。

【做法】

1. 红薯洗净，切丁；圆白菜洗净，氽烫后切碎。

2. 大米洗净，放入电饭锅中，加入适量水，放入红薯丁，按下开关键。

3. 鳕鱼肉切块，用生抽腌制20分钟，待饭熟后放入锅中，加入切好的圆白菜，撒入少许盐，继续焖10分钟，搅拌均匀即可。

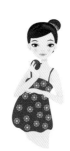

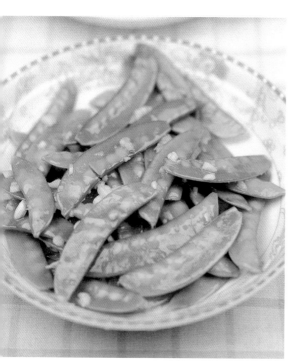

清炒荷兰豆

【材料】荷兰豆150克，大蒜20克。

【调料】盐少许。

【做法】

1.荷兰豆洗净，大蒜切蓉。

2.锅中放入适量水，加少许盐煮沸，放入荷兰豆汆烫1分钟，捞出冲凉备用。

3.锅中油烧热，放入荷兰豆爆炒，放入蒜蓉和盐，翻炒均匀即可。

鸡蛋炒苦瓜

【材料】苦瓜200克，鸡蛋2个，葱花、姜丝各5克。

【调料】盐、白糖各少许。

【做法】

1.将苦瓜去瓤、洗净，对剖成4瓣，切薄片；鸡蛋打散，搅拌均匀。

2.锅中下油烧热，倒入鸡蛋液炒成蛋花，盛出备用。

3.锅中留少许底油烧热，先下葱花、姜丝炒香，再放入苦瓜片、鸡蛋、盐、白糖，翻炒均匀即可。

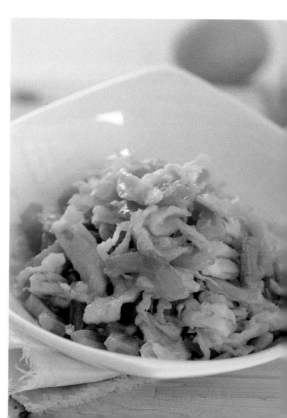

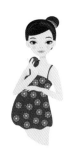

适合孕10月的爽口凉菜

海鲜火龙果沙拉

【材料】火龙果200克，鲜虾100克，西芹50克。

【调料】沙拉酱15克。

【做法】

1.火龙果对切成两半，挖出果肉，切丁；鲜虾用盐水洗净，煮熟。

2.把西芹切成小丁；将熟虾剥皮，同样切成小丁。

3.将火龙果丁、西芹丁、虾肉丁加入沙拉酱搅拌均匀，盛入盘中即可食用。

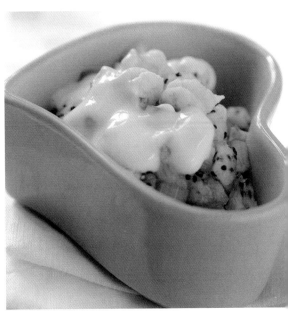

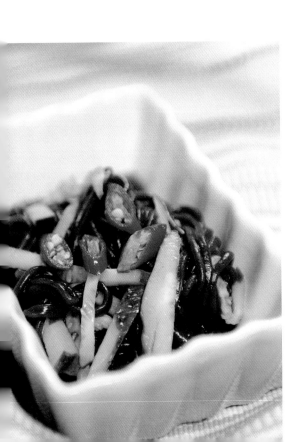

凉拌蕨根粉

【材料】蕨根粉300克，青红尖椒各2个，大蒜4瓣。

【调料】醋、生抽、盐各适量。

【做法】

1.蕨根粉放滚水内煮7分钟左右，注意搅拌，以免粘锅；青红尖椒切碎，蒜剁成蓉。

2.煮好的蕨根粉捞出，放入凉白开水中过水，沥干。

3.生抽、醋、盐、青红尖椒碎和蒜蓉拌匀，制成料汁。

4.蕨根粉捞出放入盘中，倒入调好的料汁，拌匀即可。

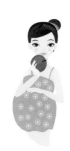
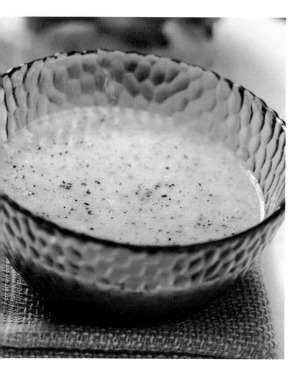

火龙果汁

【材料】火龙果1~2个。

【做法】

1.将火龙果洗净，去皮，果肉切小块。

2.将火龙果肉块放入榨汁机中加入适量纯净水，榨汁饮用。

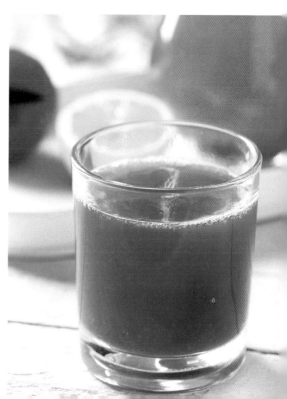

营养蔬菜汁

【材料】紫甘蓝80克，西红柿80克，胡萝卜60克，柠檬30克，白糖15克。

【做法】

1.紫甘蓝、胡萝卜分别洗净，切小块；西红柿洗净，去皮，切块；柠檬去皮、子，切小块。

2.将上述食材一同倒入全自动豆浆机中，加水至上、下水位线之间，按下"果蔬汁"键，搅打均匀后倒入杯中，加入白糖搅拌至溶化即可。

芹菜西红柿饮

【材料】西红柿2个，芹菜100克，柠檬1个。

【做法】

1.将西红柿洗净，切成小块；芹菜洗净，切小段；柠檬洗净，去皮去子，切片。

2.将全部材料放入榨汁机中榨汁饮用。

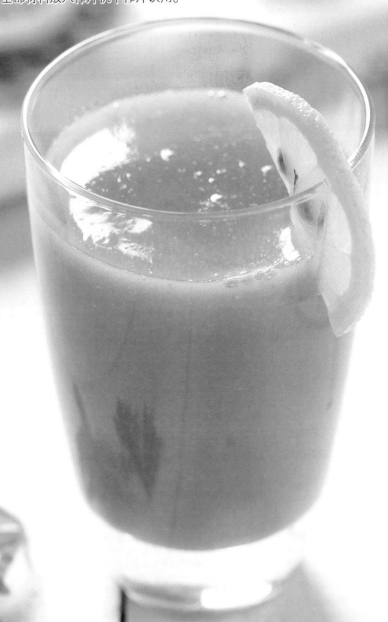

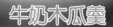

牛奶木瓜羹

【材料】牛奶250毫升，木瓜150克，白糖少许。

【做法】

1.木瓜洗净，去皮，切条。

2.牛奶倒入锅中，放入木瓜条，小火煮至木瓜条软烂，放入白糖调味即可。

自制酸奶

【材料】全脂牛奶500毫升，酸奶发酵菌粉半包。

【做法】

1. 将全脂牛奶倒入容器中，把半包酸奶发酵菌粉倒入牛奶中搅拌均匀。

2. 倒入酸奶杯中，倒八分满即可，然后盖上盖子。

3. 把装好的酸奶杯放入酸奶机中，按下酸奶键。

4. 酸奶做好后，取出稍微放凉后，放入冰箱冷藏12~24小时即可。

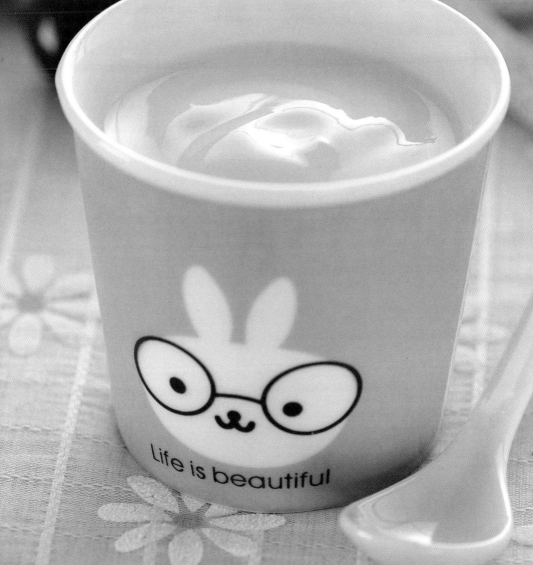

圆白菜火龙果汁

【材料】圆白菜200克，火龙果200克，纯净水适量。

【做法】

1.将圆白菜洗净，切小块，放入榨汁机中，加入适量纯净水榨汁，倒入杯中。

2.将火龙果果肉挖出，放入榨汁机中榨汁，倒入圆白菜汁中调匀即可。

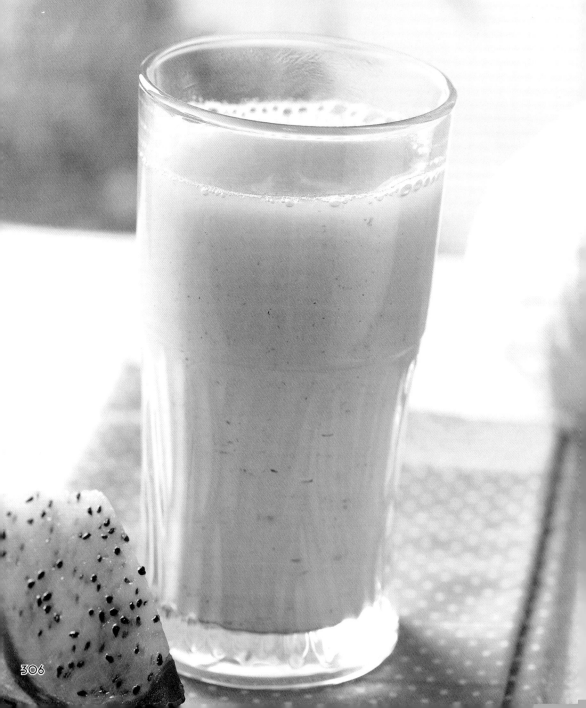